医学統計学シリーズ
丹後俊郎＝編集
4

新版
メタ・アナリシス入門
エビデンスの統合をめざす統計手法

丹後俊郎
［著］

朝倉書店

新版への序

　本書の初版が出版されてから，早くも13年が過ぎた．この間に，メタ・アナリシスのプログラム（S-Plus, R, STATA など）の普及，科学的根拠に基づく医療（Evidence Based Medicine, EBM）の進展により，エビデンスを構築する医学研究を遂行するにあたっては，メタ・アナリシスは避けることのできない必要不可欠な要素となった．例えば，ある治療法の効果に関する研究を始める場合，研究を開始する時点までに報告されている当該治療法の有効性に関するエビデンスを抽出・整理・統合することにより当該治療法に関する研究を始める必要性の有無を検討することが可能となり，無駄な研究の排除へとつながる．一方，メタ・アナリシスの方法論においては，メタ・アナリシスが初めて登場した頃は，「研究間の差」に偶然誤差（均質性）を仮定した母数モデル（fixed-effects model）が中心であったが，最近では，研究間差の無視できない異質性（heterogeneity）をモデル化した変量モデル（random-effects model），あるいは，Bayesian モデルが中心となってきている．また，多変量メタ・アナリシス，ネットワーク・メタ・アナリシスなどの新しい統計モデルが登場してきている．本書も，このような時代の変遷に対応するために，改訂版を刊行することになった．おもな改訂点は次に示すとおりである．

　1) メタボリックシンドロームや糖尿病，心疾患，がん，脳卒中などの生活習慣病の予防・治療では，薬物治療に頼るだけでなく食生活や運動，喫煙，飲酒，生活リズムなどのライフスタイルの改善をいかに効果的に行うかが鍵となる．1.12 節では，「科学的根拠に基づいた栄養指導」（Evidence Based Nutrition, EBN）という表題で，栄養指導を中心としたライフスタイル改善プログラムの実践と評価を新たに紹介した．

　2) メタ・アナリシスも通常の研究論文と同様に，「適切にデザインされ，適

切に実施され，適切に解析され，さらに適切に報告される」ことが重要である．しかし，現実には不適切なデザイン，実施，解析も少なくなく，かつ，不適切な報告も少なくない．これらの不適切さの連鎖によるバイアスのかかった報告は治療法に対する誤ったエビデンスを作り上げてしまう危険性が大きい．このような観点から，2.5 節では，「メタ・アナリシスの研究を実施する際には，少なくともこれだけの情報は記述するべきであるというミニマム・リクワイアメント」である PRISMA statement のチェックリストを新たに紹介した．

3) 第 3 章で解説している代表的な方法のアルゴリズムの中に，Higgins and Thompson (2002) が提案した，「異質性の尺度（measure of heterogeneity）$I^2(\%)$」を新たに追加した．

4) 7.4.2 項において，統合 ROC 曲線（summary ROC curve）の推定問題の具体的なイメージが理解でき，かつ，それぞれの研究の未知のカットオフ値が推定できる Bayesian モデルを新たに追加した．

5) 第 9 章では，複数のエンドポイント（結果変数）が存在する場合に，それぞれ独立にメタ・アナリシスを行うのではなく，変数間の相関を利用した多変量メタ・アナリシス（multivariate meta-analysis）を新たに紹介した．

6) 従来のメタ・アナリシスでは，2 種類の治療法を比較するのが主流であったが，最近では，3 種類以上の治療法を同時に比較するメタ・アナリシスが増えている．これらは，複数の治療法のメタ・アナリシス（multiple treatments meta-analysis, mixed treatments comparison），あるいは，ネットワーク・メタ・アナリシス（network meta-analysis）と呼ばれている．第 10 章では，ネットワーク・メタ・アナリシスを新たに紹介した．

新版における新たな展開が，読者の方々のメタ・アナリシスへの理解をさらに深め，メタ・アナリシスの正しい利用がさらに普及し，その結果として，科学的根拠に基づく医療，ならびに，科学的根拠に基づくライフスタイル改善がさらに進展することを期待したい．最後に，改訂版刊行にあたりご尽力いただいた朝倉書店編集部の皆様に心からの御礼を申し上げたい．

2016 年 1 月

丹 後 俊 郎

第1版の序

　目前の患者の治療法を検討している医師，新学期を迎えた学生に効果的な教育方法を検討している教師，ごみ焼却施設周辺の住民へのダイオキシン対策を検討している保健医療行政官……．これらの人々が最適な意思決定をするために必要な情報は，治療法，教育法，ダイオキシンの健康リスクなどに関する現在までにわかっているエビデンスである．つまり，何がどこまで，どの程度わかっているのか，に関する正しい情報である．これらの情報は世界中で実施されてきた調査研究の成果物（論文，報告書など）の中に眠っている．したがって，全世界に散乱している研究情報を収集し，質の良いもの悪いものを整理し，それぞれのエビデンスを抽出・整理・統合する必要がある．このための一連のプロセスがメタ・アナリシスである．

　すなわち，過去に独立して行われた研究を系統的に収集し，一緒にできるものできないものを整理し，一緒にできる情報を要約・統合して，介入の効果，曝露へのリスクなどを推定する方法である．このプロセス全体をシステマティック・レビュー，その統計解析の部分をメタ・アナリシスとする考え方もある．いずれにしても，研究テーマを明確に定義して，調査対象とする研究を網羅的に収集して実施されたメタ・アナリシスは，過去の研究結果を著者の興味ある研究だけに絞り，記述的に分類したり，単純な割合，平均値を計算するいわゆるレビューよりは，客観的でかつ正確に現在までに獲得されたエビデンスを整理・統合できると期待される．

　さて，その実施にあたっては，解析対象とする研究群をどう選ぶかが問題であり，通常の研究と同様に慎重な研究プロトコールを事前に作成する必要がある．少なくとも次の項目は詳細に検討する必要がある．(1) 選択基準（研究の質，研究デザイン，研究規模など）の明確化，(2) 公表バイアスをさけるため

の文献の網羅的探索のための工夫，(3) 効果・リスクの大きさを表す指標の選択．計量値であれば平均値の差，その標準偏差など，2値であればオッズ比，リスク比，リスク差など，(4) 統合可能性の検討，(5) 統計手法（母数モデル，変量モデル，Bayesianモデル）の選択．

しかし，過去に行われてしまった研究においては，そのデザイン，対象疾患，対象患者，治療法などが微妙に異なり，どのような選択基準でメタ・アナリシスを実施するか迷うことも少なくない．したがっていくつかの選択基準を用意しておき，基準を変えて計算を繰り返したときに結果がどの程度変わるか，という感度分析を行うことは極めて重要である．

本書は，あくまでメタ・アナリシスの入門書である．メタ・アナリシスとその関連する領域の歴史，メタ・アナリシスの基本的な考え方と具体的な計算の方法を理解していただくことを中心に据えて，最近の話題なども交えながら構成した．なお，統計理論に興味ある読者のために最後の第11章で理論を解説している．また，具体的事例の統計解析には主に統計ソフトS-Plusを利用して作成したプログラムを紹介した．S-Plusを利用した理由は，新しい方法論を創造するための試行錯誤の道具として，また，学会発表，論文発表用の図表を作成するためのソフトとして便利な道具であるからである．

本書によって，メタ・アナリシスに興味を持ち，正しく理解する読者が少しでも増えれば幸いである．

2002年3月

丹後俊郎

S-Plusについて

日本では，データの統計解析のためのソフトとしてSAS，SPSSなどが有名である．S-Plusにも他のソフトに優るとも劣らない統計解析機能が備わっているが，その特徴はなんといっても，統計手法・統計モデルを芸術的な感覚でvisualに創作できる便利なツールといえることにある．問い合わせは下記へ．

（株）数理システム［現（株）NTTデータ数理システム］，S-PLUSグループ

目　　次

1. **メタ・アナリシスの歴史と関連分野** ……………………………… 1
   - 1.1 歴　　史 ……………………………………………………… 1
   - 1.2 心筋梗塞後の2次予防への β ブロッカー ………………… 5
   - 1.3 早期乳がんの術後の adjuvant tamoxifen 治療 …………… 9
   - 1.4 Joseph Lau の累積メタ・アナリシス ……………………… 9
   - 1.5 RCT—無作為化比較試験 …………………………………… 14
   - 1.6 NNT—治療に必要な患者数 ………………………………… 19
   - 1.7 無作為割り付けができないリスク評価の疫学研究 ………… 21
   - 1.8 コクラン共同計画 …………………………………………… 26
   - 1.9 一人一人の患者データを利用するメタ・アナリシス ……… 29
   - 1.10 システマティック・レビュー ……………………………… 35
   - 1.11 Evidence-based medicine …………………………………… 37
   - 1.12 Evidence-based nutrition …………………………………… 41

2. **メタ・アナリシスの基礎** …………………………………………… 45
   - 2.1 データを統合するとは？ …………………………………… 45
   - 2.2 代表的な統計モデル ………………………………………… 51
   - 2.3 比較指標の選び方 …………………………………………… 52
   - 2.4 論文の検索と選択バイアス ………………………………… 55
     - 2.4.1 公表バイアス ……………………………………… 55
     - 2.4.2 サブ・グループ解析バイアス …………………… 57
     - 2.4.3 英語バイアス ……………………………………… 57

2.4.4　データベース・バイアス ・・・・・・・・・・・・・・・・・・・・・・・・・・・・・・ 58
　　2.4.5　引用バイアス ・・ 59
　　2.4.6　多重公表バイアス ・・・・・・・・・・・・・・・・・・・・・・・・・・・・・・・・・・・・ 60
　　2.4.7　Funnel plot—公表バイアスの検討 ・・・・・・・・・・・・・・・・・・・ 60
　2.5　メタ・アナリシスの論文の書き方 ・・・・・・・・・・・・・・・・・・・・・・・・・・・ 63

3. メタ・アナリシスの代表的な方法 ・・・・・・・・・・・・・・・・・・・・・・・・・・・・・ 67
　3.1　2×2 分割表 ・・ 67
　　3.1.1　Peto の方法—オッズ比 ・・・・・・・・・・・・・・・・・・・・・・・・・・・・・・・ 67
　　3.1.2　漸近分散法—オッズ比 ・・・・・・・・・・・・・・・・・・・・・・・・・・・・・・・ 71
　　3.1.3　Mantel-Haenszel の方法—オッズ比 ・・・・・・・・・・・・・・・・・ 74
　　3.1.4　DerSimonian-Laird の方法—オッズ比 ・・・・・・・・・・・・・・ 77
　　3.1.5　漸近分散法—リスク比 ・・・・・・・・・・・・・・・・・・・・・・・・・・・・・・・ 79
　　3.1.6　DerSimonian-Laird の方法—リスク比 ・・・・・・・・・・・・・・ 82
　　3.1.7　漸近分散法—リスク差 ・・・・・・・・・・・・・・・・・・・・・・・・・・・・・・・ 84
　　3.1.8　DerSimonian-Laird の方法—リスク差 ・・・・・・・・・・・・・・ 87
　3.2　平均値と標準偏差 ・・ 89
　　3.2.1　平均値の差—母数モデル ・・・・・・・・・・・・・・・・・・・・・・・・・・・・・ 89
　　3.2.2　DerSimonian-Laird の方法—平均値の差 ・・・・・・・・・・・・ 91
　　3.2.3　標準化された平均値の差—母数モデル ・・・・・・・・・・・・・・・ 94
　　3.2.4　DerSimonian-Laird の方法—標準化された平均値の差 ・・・・ 97
　　3.2.5　累積メタ・アナリシス ・・・・・・・・・・・・・・・・・・・・・・・・・・・・・・・ 99

4. メタ・アナリシスのその他の方法 ・・・・・・・・・・・・・・・・・・・・・・・・・・・・ 101
　4.1　生存時間 ・・・ 101
　4.2　相関係数 ・・・ 104
　4.3　信頼区間を利用する方法 ・・・・・・・・・・・・・・・・・・・・・・・・・・・・・・・・・・ 106
　　4.3.1　オッズ比, リスク比, ハザード比 ・・・・・・・・・・・・・・・・・・・・・ 107
　　4.3.2　リスク差, 平均値の差 ・・・・・・・・・・・・・・・・・・・・・・・・・・・・・・・ 107
　4.4　p 値を統合する方法 ・・・・・・・・・・・・・・・・・・・・・・・・・・・・・・・・・・・・・・ 108

4.4.1　逆正規法 ･････････････････････････････････････ 108
　　4.4.2　Fisher の方法 ･･･････････････････････････････ 108
　4.5　p 値から推定値を再現する方法 ････････････････････････ 109

5. Heterogeneity の検討 ･････････････････････････････････ 111
　5.1　より柔軟な変量モデル—制限付き最尤推定量 ･････････････ 111
　5.2　超パラメータも変量と考える Bayesian モデル ･･････････ 112
　5.3　変量モデルの解析例 ････････････････････････････････ 113
　　5.3.1　β ブロッカーの臨床試験—オッズ比 ･･･････････ 113
　　5.3.2　入院患者へのケアの効果—入院日数の平均値の差 ････ 117
　5.4　感度分析・メタ回帰分析 ･･････････････････････････････ 120
　　5.4.1　β ブロッカーの臨床試験 ････････････････････ 122
　　5.4.2　コレステロール低下試験 ････････････････････････ 123

6. Publication bias への挑戦 ････････････････････････････ 129
　6.1　公表バイアスの検出 ････････････････････････････････ 129
　6.2　File-drawer problem ････････････････････････････････ 133
　6.3　公表バイアスの調整—選択モデル ････････････････････ 136
　6.4　公表バイアスの調整—対称な funnel plot の再生 ････････ 136
　　6.4.1　未公表論文数の推定 ････････････････････････････ 137
　　6.4.2　Trim-fill アルゴリズム ････････････････････････ 141

7. トピックス：診断検査と ROC 曲線 ････････････････････････ 145
　7.1　カットオフ値と検査特性 ･･････････････････････････････ 145
　7.2　カットオフ値の推定 ････････････････････････････････ 148
　7.3　ROC 曲線 ･･･ 149
　7.4　統合 ROC 曲線の推定 ･･･････････････････････････････ 151
　　7.4.1　重み付き単回帰分析 ････････････････････････････ 151
　　7.4.2　Bayesian モデル ･･･････････････････････････････ 154

8. トピックス：外国臨床試験成績の日本への外挿——ブリッジング試験 · 160
- 8.1 内因性・外因性民族的要因 · 161
- 8.2 用量反応パターンの類似性 · 161
- 8.3 プロトコール · 162
  - 8.3.1 エンドポイントが平均値の場合 · 163
  - 8.3.2 エンドポイントが割合の場合 · 164
- 8.4 実　　例 · 166
  - 8.4.1 勃起不全治療薬：sildenafil · 166
  - 8.4.2 抗アレルギー薬：fexofenadine · 168

9. 多変量メタ・アナリシス · 170
- 9.1 多変量メタ・アナリシスのデータと考え方 · 171
- 9.2 統計ソフト STATA を利用した解析例 · 175
- 9.3 多変量メタ・アナリシスの問題点 · 178

10. ネットワーク・メタ・アナリシス · 181
- 10.1 間接比較と一致性 · 183
- 10.2 異質性と不一致性の統計モデル · 186
- 10.3 ロジスティック回帰モデル · 188
- 10.4 正規線形モデル · 190
- 10.5 多変量メタ・アナリシス · 191
  - 10.5.1 一致性を仮定したモデル · 191
  - 10.5.2 不一致性を表現したモデル · 200
- 10.6 Bayesian モデル · 207
  - 10.6.1 White *et al.* の一致性を仮定したモデル · 208
  - 10.6.2 White *et al.* の不一致性を表現したモデル · 213
  - 10.6.3 Lu-Ades の一致性を仮定したモデル · 218

11. メタ・アナリシスの統計理論 · 227
- 11.1 漸近的正規近似に基づく方法 · 227

11.1.1	母数モデル 228
11.1.2	変量モデル 230
11.1.3	異質性の尺度 231
11.1.4	Bayesian モデル 232
11.1.5	研究デザインと効果・リスク指標 233
11.2 エフィシェント・スコアを利用した方法 238
11.2.1	オ ッ ズ 比 239
11.3 最尤推定法 242
11.4 Mantel-Haenszel の方法 243
11.4.1	オ ッ ズ 比 243
11.4.2	割 合 の 比 245
11.4.3	割 合 の 差 246
11.4.4	率の差と比 247

付録：R, S-Plus プログラム 249

文　　献 251

索　　引 259

本書で使用する基本用語の概説

effect size：治療効果の大きさ，曝露リスクの大きさなど，ある作用の効果を計測するために「有効率の差，オッズ比，リスク比，平均値の差」などの指標を導入する．本書ではこれらの効果指標の大きさを「effect size」という呼び方で統一する．

heterogeneity, homogeneity：メタ・アナリシスの対象となるすべての研究で共通の effect size をもつと仮定できる場合，homogeneity（均質性）があると言い，そうでない場合を heterogeneity（異質性）があると言う．

均質性の検定：メタ・アナリシスの対象となるすべての研究で共通の effect size をもつという帰無仮説の検定．異質性の検定とも言う．

publication bias, 公表バイアス：実施された研究が理由のいかんにかかわらず公表されないことに起因するバイアス全体の総称．出版バイアスとも言う．

母数モデル：均質性を前提とするメタ・アナリシスの統計手法．母数効果モデルとも言う．

変量モデル：均質性を前提とせず，異質性をモデル化したメタ・アナリシスの統計手法．変量効果モデルとも言う．

統合：複数の異なった研究のデータを一緒にすることを英語では "combine, pool, synthesize" などと言い，メタ・アナリシスで推定された effect size の推定値を "combined, pooled, summary, overall (estimate of) odds ratio" などと言う．テキストによってはこれらの英語表現の日本語として「要約，併合，統合」などを使用しているが，本書では「統合」を用い，データを統合する，エビデンスを統合する，統合オッズ比などと表現する．

1

メタ・アナリシスの歴史と関連分野

　メタ・アナリシス（meta-analysis）を一言で言えば，過去に行われた複数の独立な研究結果を統合するための（統合できるか否かの検討も含めた）統計解析であると言える．Egger *et al.* (1997a) によれば "Meta" の意味は *something occurring later, more comprehensive, and is often used to name a new but related discipline designated to deal critically with the original one* とある．

1.1 歴　　　　史

　過去に行われた複数の独立な研究結果をまとめようとする努力はそんなに新しいことではないようである．1896 年，イギリスの Sir Wright は腸チフスに対するワクチンを開発し，その効果をいくつかのグループで検討した．この結果，ある程度の効果が認められたとして，このワクチンをイギリス軍の兵士の予防のためにルーチンで使用することを薦めたのである．その同じ年，統計学者 Karl Pearson (1904) はこのワクチンの採用に関してそれまでに試された効果のデータを再検討することを依頼されたのである．表 1.1 に示したのが Pearson が検討した六つの調査で，腸チフスによる死亡と予防接種の関連を検討したものである．彼は，ワクチンの効果を定量的に評価するために，それぞれの調査結果の**四分相関係数**（tetrachoric correlation）[*1)]を計算し，六つの相関係数の

[*1)] 通常の Pearson 相関係数ではない．二つの 2 値変数に潜在的な連続変数を仮定しかつ 2 変量正規分布を仮定した相関係数の推定値を意味する．ただ，観測できるデータは，それぞれの潜在変数ではなく，カットオフ値で分割された 2×2 分割表である．

表 1.1 腸チフスによる死亡と予防接種の関連を検討した六つの調査結果（Pearson, 1904）

	Inoculated	Non-inoculated	Totals
6. Hospital Staffs in South Africa			
Recovered	30	63	93
Died	2	12	14
Totals	32	75	107
7. Garrison of Ladysmith			
Recovered	27	1,160	1,187
Died	8	329	337
Totals	35	1,489	1,524
8. Single Regiments in South Africa			
Recovered	63	61	124
Died	9	21	30
Totals	72	82	154
9. Special Hospitals in South Africa			
Recoverd	1,088	4,453	5,541
Died	86	538	624
Totals	1,174	4,991	6,165
10. Various Military Hospitals of South Africa			
Recoverd	701	2,864	3,565
Died	63	510	573
Totals	764	3,374	4,138
11. Army in India, 1900-1.			
Recoverd	73	1,052	1,125
Died	11	423	434
Totals	84	1,475	1,559

平均値（$\pm SE$）を求めた．

6. Hospital Staffs	0.307 ± 0.128
7. Garrison of Ladysmith	-0.010 ± 0.081
8. Single Regiments	0.300 ± 0.093
9. Special Hospitals	0.119 ± 0.023
10. Various Military Hospitals	0.194 ± 0.022
11. Army in India	0.248 ± 0.050
Mean value	$= 0.193$

その主要な目的は「それぞれのサンプルが小さくて，それぞれの結果からでは明確なエビデンス（evidence）が得られない」からである．これは現在のメタ・ア

ナリシスを行う主要な動機である．彼は，表 1.1 のデータより腸チフスの予防接種の効果を表す指標として 2×2 分割表から計算できる相関係数の単純平均値を計算してエビデンスの統合を試みたのである（相関係数のより適切な統合の方法については 4.2 節参照）．この結果から，彼は「相関係数があまりにも低いのでワクチンを採用することは薦められない，むしろ，相関係数がより高くなるようにワクチンの改良研究をすべきだ」と結論したのである．メタ・アナリシスを実施した最初の研究者がこの Pearson であった．時代がすこし進んで，農業研究の盛んな時代になると，古典的な統計学のテキスト，例えば Tippet (1931) の *The Methods of Statistics*，または，Fisher (1932) の *Statistical Methods for Research Workers* の中に，同じテーマに関して独立に行われた複数の研究結果を統合する統計的方法の解説が初めて登場してくる．

一方，治療効果における最初の統合の試みはおそらく Beecher (1955) による偽薬，プラセボ（placebo）の効果であろう．その当時は，術後の傷の痛み，咳嗽，狭心症による痛み，頭痛など，様々な症状を緩和する目的として投与されていたプラセボ（agent と静脈注射，皮下注射，経口投与と投与方法は違うものの）の効果を評価したものである．表 1.2 に示すように，彼は 15 の試験を**無作為**（random）に選んで（実際にはもっと選択できたと述べている）有効率の平均（$\pm SE$）を計算してみると $35.2 \pm 2.2\%$ の患者に症状の緩和がみられたという結果であった．論文のタイトルも *The Powerful Placebo* であった．

もっとも，メタ・アナリシスという言葉の誕生とそれにともなう方法論の研究が盛んであったのは社会科学の世界，特に，教育学の研究においてである．その背景には，その当時，いろいろな教育法に関する数多くの研究が存在し，その要約を目的とした記述的なレビューでは文献の選択の方法とそれぞれの研究結果の評価の仕方が reviewer の興味，専門性などに強く依存し，極めて主観的となってしまうという危機感があったのである．心理学者 Glass (1976) が初めて meta-analysis という名称を提案した．この分野の集大成としてまとめられたものが Cooper and Hedges (1994) による *The Handbook of Research Synthesis* である．

臨床試験の世界に meta-analysis が持ち込まれたのはイギリスの巨人 Richard Peto の存在が大きい．Peto のデザインによる Yusuf *et al.* (1985) の心筋梗塞後

表 1.2 Beecher (1955) によるプラセボ（偽薬）の治療効果のメタ・アナリシス

Condition	Study	Placebo		Patients, No.	% Satisfactorily Relieved by a Placebo
		Agent	Route		
Severe postoperative wound pain	Keats, A.S. et al. (1950)	Saline	I.V.	118	21
	Beecher, H.K. et al. (1951)	Saline	S.C.	29	31
	Keats, A.S. et al. (1951)	Saline	I.V.	34	26
	Beecher, et al. (1953)	Lactose	P.O.	52	40
				36	26
				44	34
				40	32
	Lasagna, L. et al. (1954)	Saline	S.C.	14	50
				20	37
				15	53
				21	40
				15	40
				15	15
Cough	Gravenstein, J.S. et al. (1954)	Lactose	P.O.	22	36
				23	43
Drug-induced mood changes	Lasagna, L. et al. (1955)	Isotonic sodium chloride	S.C.	20	30
				30	30
Pain from angina pectoris	Evans, W. et al. (1933)	Sodium bicarbonate	P.O.	?	38
	Travell, J. et al. (1949)	"Placebo"	P.O.	19	26
	Greiner, T. et al. (1950)	Lactose	P.O.	27	38
Headache	Jellinek (1946)	Lactose	P.O.	199	52
Seasickness	Gay, et al. (1949)	Lactose	P.O.	33	58
Anxiety and tension	Wolf, et al. (1954)	Lactose	P.O.	31	30
Experimental cough	Hillis (1952)	Isotonic sodium chloride	S.C.	1	37
Common cold	Diehl, H.S. et al. (1933)	Lactose	P.O.	110	35
				48	35
				Total 1082	Average 35.2±2.2%

I.V., intravenous; S.C., subcutaneous; P.O., oral.

のβブロッカーの長期投与の2次予防効果のメタ・アナリシスはあまりにも有名である．これを契機に臨床試験の評価にメタ・アナリシスが急速に広がっていく．早期乳がん治療合同研究班（Early Breast Cancer Trialists' Collaborative Group, 1988）による早期乳がんのアジュバント化学療法，Chalmers を中心として行われた周産期領域における治療効果に関するメタ・アナリシス（Crowley

$et\ al.$, 1990) は代表的なものである.

1.2 心筋梗塞後の 2 次予防への β ブロッカー

表 1.3 は Yusuf $et\ al.$ (1985) の論文の Table 10 からの抜粋である.心筋梗塞の 2 次予防への β ブロッカーの 16 の長期投与の**無作為化比較試験**(RCT)の結果(死亡率リスク減少効果)を整理したものである(そのうち Ciba-Geigy 試験は論文をまとめた時点ではまだその結果は報告されていなかった).各試験毎の成績とメタ・アナリシスを **Peto の方法**で解析した結果がまとめられている.個々の試験の統計解析では,追跡患者数が多い二つの試験(Trial No. 5.7, 5.10)では有意に効いている(それぞれ $p = 0.0002,\ 0.004$)が,残りの 13 の試験では β ブロッカーの効果が有意ではない.Peto の方法によるメタ・アナリシスでは,統合されたオッズ比は 0.77 $(95\%CI : 0.70 - 0.85,\ p < 0.0001)$ であり,死亡オッズは死亡相対リスクに近似できるので $23\%\ (1 - 0.77 = 0.23)$

表 1.3 Yusuf $et\ al.$ (1985) による心筋梗塞後 2 次予防への β ブロッカーの長期投与の治療効果(死亡率リスク減少)に関する 15 の RCT のメタ・アナリシス

Trial	Basic Data from Trials (death/no. randomized)				Ratio of Percent	Observed Minus Expected O − E	Variance of O − E	p (two-sided)
	Allocated Beta Blocker		Allocated Control					
Late-Entry Trials								
5.1 Reynolds (1 y)	3/38	(8%)	3/39	(8%)	1	0	1.4	NS
5.2 Wilhelmsson (2 y)	7/114	(6%)	14/116	(12%)	0.5	−3.4	4.8	NS
5.3 Ahlmark (2 y)	5/69	(7%)	11/93	(12%)	0.6	−1.8	3.5	NS
5.4 Multicentre Int. + personal communication (1–3 y)	102/1533	(7%)	127/1520	(8%)	0.8	−13	53	0.08
5.5 Baber (3–9 mo)	28/355	(8%)	27/365	(7%)	1.1	0.9	12.7	NS
5.6 Rehnqvist + personal communication (1 y)	4/59	(7%)	6/52	(12%)	0.6	−1.3	2.3	NS
5.7 Norwegian Multicentre (1–3 y)	98/945	(10%)	152/939	(16%)	0.6	−27.4	54.2	0.0002
5.8 Taylor (mean 4 y)	60/632	(9%)	48/471	(10%)	0.9	−1.9	23.9	NS
5.9 Hansteen (1 y)	25/278	(9%)	37/282	(13%)	0.7	−5.8	13.8	NS
5.10 BHAT (median 2 y)	138/1916	(7%)	188/1921	(10%)	0.7	−24.8	74.6	0.004
5.11 Julian (1 y)	64/873	(7%)	52/583	(9%)	0.8	−5.6	25.6	NS
5.12 (Australian/Swedish (2 y)	45/263	(17%)	47/266	(18%)	1	−0.7	19	NS
5.13 Manger Cats (1 y)	9/291	(3%)	16/293	(5%)	0.6	−3.5	6	NS
5.14 EIS (1 y)	57/858	(7%)	45/883	(5%)	1.3	6.7	24	NS
5.15 Rehnqvist (3 y)	25/154	(16%)	31/147	(21%)	0.8	−3.7	11.4	NS
5.16 Ciba-Geigy	Trial closed (with 2400 patients): data not yet available, but should be included in March 1986 update							

の死亡リスク減少が期待できるという結果であった．

このデータにさらに二つの試験を加えて行った17の臨床試験のメタ・アナリシスの結果の典型的な図示表現である forest plot[*1] を図1.1に示す（Egger et al., 1997a）．最後の二つ，LIT（表1.3のTrial No. 5.16）とBoisselが新しく加わった試験である．試験毎に薬剤 β ブロッカーの死亡オッズ比の点推定値と95%信頼区間が示されている（薬剤の効果があれば死亡オッズ比が小さくなる）．信頼区間が1.0を含んでいればその試験での治療効果は有意でなかったことを示している．また，黒塗りの四角形の面積はメタ・アナリシスでの重みを意味し，それはだいたい，標本サイズに比例（信頼区間の幅に反比例）する．つまり，メタ・アナリシスにおいては規模の小さい研究結果の重みは小さいことを示している．しかし，統合されたオッズ比は（◇で示す）Yusuf et al. (1985) の15の試験の結果とほぼ同じで 0.78 (95%CI : 0.71 – 0.87) であった．この図から17すべての試験での信頼区間がこの統合オッズ比0.78（図の点線）を含んでいることがわかるので，17の試験の結果はかなり似ていることを示唆している．事実，統合可能性を検討するために17の試験で推定されたそれぞれのオッズ比がすべて等しいか否かを検定する**均質性の検定**（test for homogeneity），または，**異質性の検定**（test for heterogeneity）を計算してみるとその p 値 = 0.164 で均質性を否定できるほどの証拠はない．

オッズ比の forest plot で注意したいのは，図1.1に示しているように，対数目盛りでプロットすることである．なぜなら，二つの死亡オッズ比 $0.5 = 1/2.0$ と2.0は効果なしの1.0から方向は逆であるが同じ距離にあるからであり，1.0の軸の回りに左右対称に位置すべきであるからである．こうすることにより信頼区間も点推定の回りに対称となる．

さて，メタ・アナリシスはいくらプロトコールで選択条件を設定したといっても，過去に行われた研究を検討するのであるから，選択条件を変えて計算を繰り返したときに結果がどの程度変わるかを検討しておくことは極めて重要である．これを**感度分析**（sensitivity analysis）という．統計手法，試験の質（例：無作為割り付けの有無，エンドポイントの評価方法，解析方法の適切性など），

[*1] この図示表現をもって「メタ・アナリシス（の結果）」ということも多いので，必ずしも，forest plot と呼ぶ必要はない．

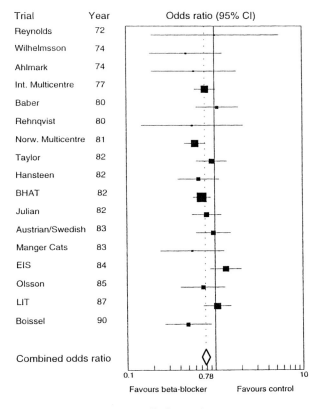

FIGURE 1. Total mortality from 17 placebo-controlled trials of β-blockers in secondary prevention after myocardial infarction. The black square and horizontal line correspond to the trials' odds ratio and 95% confidence intervals. The diamond represents the combined odds ratio with its 95% confidence interval, indicating a 22% reduction in the odds of death (Source: Egger et al. [7].)

図 1.1　Yusuf et al. (1985) による心筋梗塞後 2 次予防への β ブロッカーの長期投与の治療効果（死亡率リスク減少）に関する 15 の RCT に二つの RCT を加えたメタ・アナリシスの図示表現である forest plot（Egger et al., 1997a）

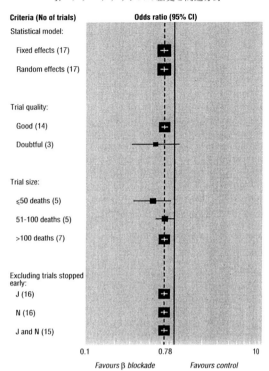

図 1.2 図 1.1 の感度分析の例（Egger et al., 1997a）

試験の規模などで分類して計算を繰り返すことが重要である．特に試験の規模で分類することにより「有意な結果だけが公表された傾向があったか否か」という**公表バイアス**（publication bias）をチェックできる可能性がある．つまり，同じ効果が推定されても規模の小さい試験では有意になりにくいのであるから，もし公表バイアスがあれば，試験規模が小さいほど推定された効果が大きい，言い換えれば，最も大きな試験が最も小さい効果を示しているはずである．図 1.2 に β ブロッカーの感度分析の例を示したが，試験規模でのサブ・グループ解析では，やはり 100 人以上の死亡が観察された試験群で推定された効果が最も小さく，公表バイアスの存在が疑われる（詳細は 5.4.1 項参照）．

1.3 早期乳がんの術後の adjuvant tamoxifen 治療

図 1.3 は早期乳がん治療合同研究班 (1988) による早期乳がん患者に対する術後の adjuvant tamoxifen 治療（5 年以内）に関する 28 の無作為化比較試験のメタ・アナリシス（ここでも，Peto の方法が適用されている[*1]）を 50 歳未満とそれ以上で層別した結果である．ここでは tamoxifen 治療群の対照群（tamoxifen が投与されていない）に対する死亡オッズ比の推定値と 99%信頼区間が試験毎に示されている．50 歳未満の成績では，個別の臨床試験ではオッズ比 1.0 の回りにばらついており，メタ・アナリシスでも有意な効果があるというエビデンスはない．しかし，50 歳以上では状況が一変する．上から 4 番目の試験の 99%信頼区間だけがオッズ比 1 の縦の線とクロスしないで左側に位置している，つまり p 値が 0.01 以下である．残りのすべての試験においては有意に効果があるというエビデンスは得られていないが，オッズ比の推定値は全体的に効果がある左の方にずれている．その傾向をメタ・アナリシスによって分析すると 2 年以上の tamoxifen 治療をした場合には有意な効果（死亡オッズの減少が $23 \pm 4\%$ と推定される，$p < 0.00001$）があり，一年以内の治療においても死亡オッズが $15 \pm 6\%$ 有意に減少（$p < 0.01$）している．全体での結果は $20 \pm 3\%$ の有意な（$p < 0.00001$）死亡オッズの減少が見込まれるという結果となるのである．均質性の検定ではいずれの年齢層でも有意ではない．

1.4 Joseph Lau の累積メタ・アナリシス

メタ・アナリシスを適用し解釈する上で画期的な方法が Joseph Lau et al. (1992) により提案された．それは，なにも難しいことではなく，「新しい RCT の報告がでるたびにメタ・アナリシスを繰り返しその結果を図示していく」簡単な方法であり，**累積メタ・アナリシス**（cumulative meta-analysis）と命名された．これを利用すれば「初めて有意な効果に達した年代を遡って同定

[*1] Peto が研究班のメンバーであるから当然のことであるが．

(A) Women aged < 50 years at entry

Study Name	Basic Data (Deaths/Patients) Treatment Group	Control Group	Deaths in Treatment Group Observed - Expected	Variance of O-E	Ratio of Treatment to Control Mortality Rates (Result, Confidence Interval & % Improvement)
(a) Tamoxifen for 2 years or more					
Copenhagen	18/68	21/60	-3.0	8.7	
Stockholm B	1/11	1/8	-0.7	0.2	
NSABP B-09	156/391	148/398	6.3	68.0	
NATO	28/69	29/57	-3.6	12.5	
Toronto-Edmont.	2/4	2/6	0.3	0.9	
GU Naples	13/76	12/96	1.4	5.8	
Scottish	11/122	13/117	-1.7	5.2	
UK/Asia Collab.	18/122	23/108	-3.8	9.0	
CRFB Caen C5	1/2	0/2	0.5	0.3	
ECOG EST1178					
Ghent Univ.					
GABG W. Germany	13/77	13/92	1.0	6.0	
N Sweden BCG					
CRC2	17/276	14/265	1.7	7.6	
Toulouse *	0/0	0/4			
Montpellier					
FB Bordeaux	3/67	3/59	-0.3	1.5	
GROCTA Italy	1/38	0/35	0.5	0.3	
BMFT 02 Germany	0/17	0/19			
Subtotal (a)	282/1340	279/1326	-1.3	125.7	1% ± 9
(b) Tamoxifen for 1 year or less					
Case Western A	12/31	21/42	-1.8	6.9	
Christie B	5/12	3/9	0.6	1.8	
Danish BCG 77c	2/10	0/1	0.1	0.1	
UK MCCG 009	21/61	15/58	0.5	7.8	
ECOG 5177/6177	61/191	57/190	2.4	26.8	
S Swedish BCG	0/1	0/2			
Innsbruck	3/31	5/27	-1.0	1.9	
SWOG 7827 A	-/14	-/16	blind	0.3	
Danish BCG 82b	11/146	7/144	2.0	4.3	
Subtotal (b)	116/497	108/489	3.4	49.9	-7% ± 15
Total (a + b)	398/1837	387/1815	2.1	175.6	-1% ± 8

0.0　0.5　1.0　1.5　2.0
Treated better | Treated worse

Test for heterogeneity: $\chi^2_{20} = 13.1$: NS

* significant imbalance in initial nodal status

図 1.3　早期乳がん治療合同研究班 (1988) による早期乳がん患者に対する術後の adjuvant tamoxifen 治療（5 年以内）に関する 28 の無作為化比較試験のメタ・アナリシス．(A) 50 歳未満，(B) 50 歳以上

できる」利点がある．Lau et al. (1992) は急性心筋梗塞後の血栓溶解剤としての streptokinase の静脈内投与の有効性に関する 33 件の RCT のメタ・アナリシスにおいて，**Mantel-Haenszel の方法**を用いた累積メタ・アナリシスを適用した（図 1.4）．その結果，

1) 1971 年の段階で初めて治療効果が有意となった（$p = 0.023$）．
2) 1973 年には，それまで八つの試験で総勢 2432 人の患者が無作為割り付けされていて，治療効果の死亡オッズ比は 0.74（$95\%CI : 0.59 - 0.92$），$p = 0.0071$ となり，この有効性の評価はこの時点から不変で

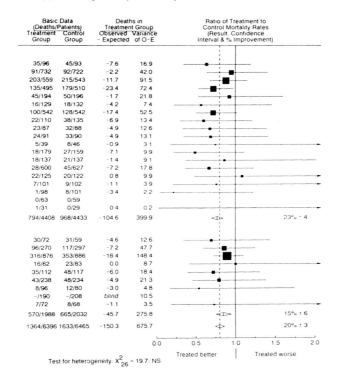

ある.
3) 1977 年には p 値がさらに小さくなり $p < 0.001$ である.
4) これらのメタ・アナリシスの結果は 1986 年, 1988 年に *Lancet* に報告された大規模試験 GISSI (the Gruppo Italiano perlo Studio della Streptochinasi nell'Infarto Miocardico) と ISIS-2 (the Second International Study of Infarct Survival) の結果によっても変わらなかった. それは, 単に p 値, 信頼区間の幅をさらに小さくしてその有効性の印象を強めるのに役立っただけである.
5) 1988 年には死亡オッズ比の推定値が $0.77\,(p < 10^{-15})$ となった. つまり, 23%の死亡オッズ (リスク) 減少が期待されるというエビデンスが得られる.

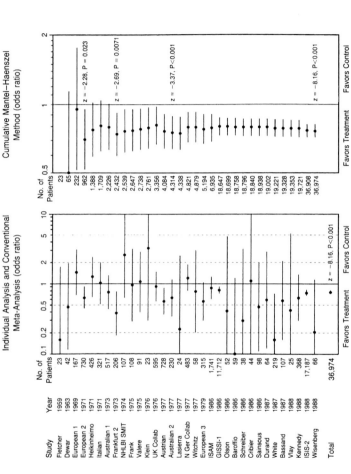

Figure 1. Conventional and Cumulative Meta-Analyses of 33 Trials of Intravenous Streptokinase for Acute Myocardial Infarction. The odds ratios and 95 percent confidence intervals for an effect of treatment on mortality are shown on a logarithmic scale. A bibliography of the published trial reports is available from the authors.

図 1.4　Lau et al. (1992) による急性心筋梗塞後の血栓溶解剤としての streptokinase の静脈内投与の有効性に関する 33 件の RCT のメタ・アナリシス (Mantel-Haenszel 法) と累積メタ・アナリシス

ということを示した．ところで，この治療法が認可された時期は国によって異なるのが面白い．ドイツだけは二つの大規模試験の報告以前の1985年に認可しているが，GISSIの報告を待って認可した国がほとんどで，1986年にはイタリア，ニュージーランド，オランダ，スウェーデン，1987年にはメキシコ，米国，スイスで認可されている．しかしノルウェー(1988)，オーストラリア(1988)，フランス(1988)，イギリス(1989)はSISI-2の結果を待って認可したといった具合である．つまり，認可される10年以上も前にその有効性は立証されていたことを累積メタ・アナリシスは示しているのである．

同じような結果はβブロッカーでも明らかである（図1.5）．1981年，ある著名な雑誌のeditorialは「arrhythmias, cardiac work, infarct sizeを減少させる作用は確認されているが，心筋梗塞後の長期予後を改善させる効果については明らかなエビデンスはない」というコメントをしている．しかし，累積メ

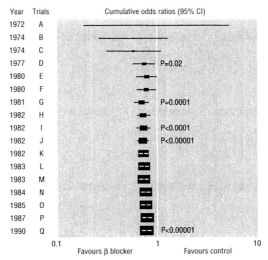

Fig 3 Cumulative meta-analysis of total mortality results from randomised controlled trials of oral β blockers after myocardial infarction. The size of the square reflects the amount of statistical information available at a given point in time

図1.5 心筋梗塞後2次予防へのβブロッカーの長期投与の治療効果（死亡率リスク減少）に関する累積メタ・アナリシス（Egger and Smith, 1998）

タ・アナリシスを適用してみると，有意な効果は1977年にすでに観察されており（$p = 0.02$），1981年にはその効果は明らかで高度に有意となっている．オッズ比が 0.71 ($95\% CI : 0.59 - 0.84$, $p = 0.00001$) と推定された．後に続く試験はそれを確認しているだけである．

このように，メタ・アナリシスはエビデンスに基づく治療法の推薦，最新の治療ガイドラインなどにその利用が期待される．

1.5 RCT—無作為化比較試験

これまで紹介したメタ・アナリシスはすべて**無作為化比較試験**[*1] (RCT, randomized controlled trial) を対象としたものである．日本ではRCTに対する関心とその重要性への認識が浅いため，これまで行われてきた日本の臨床試験から得られる結論は信頼できるものが少ない．最近のEBMの流行により，単一の研究では「エビデンスの質が最も高いと分類されているRCT」が重要である，との認識は高まっているようであるが，依然，形式的な理解にとどまっているように思われる．RCTを正しく理解できず，その良さ・難しさを経験していない研究者が正しいメタ・アナリシスを行うことはできない．対照群もおかないオープン試験の結果にもエビデンスがあると主張している研究者にはその資格はないのである．

本節では，ヒトを対象とした研究では避けることのできない様々なバイアスの低減・交絡因子の調整をデザイン段階で行う「適切な研究デザインの工夫」と解析段階で行う「適切な統計手法」の両者が一体となって計画された研究プロトコール（で構成されるRCT）がエビデンスの質をいかに高めるかを概説する．質の良いRCTを統合したメタ・アナリシスがさらにそのエビデンスの質を高めている点が重要なポイントである．

[*1] 最近，無作為化に代わって，ランダム化という用語を使用すべきという意見がある．実際には作為的に行うのであって，無作為に行うのではないから，というのが主な理由であるらしい．筆者は，それに全く反対はしないし，時としてそのように呼ぶこともあるが，ランダム化というのは英語の random を単にカタカナにしているだけであり何の意味も日本語で読者に伝えていない．「無作為」には等確率 (equal chance, equal probability) の意味があり，読者がそれを正しく理解することが重要である．この意味で，ここでは「無作為抽出 (random sampling)」と同様に「無作為割り付け (random allocation)」という用語を使用する．

1.5 RCT—無作為化比較試験

図 1.6[*1)]は，ある医学雑誌から抜粋したもので，2種類の処理 A, B に対する反応の比較をある同一疾患の患者の検体を用いて行った結果である．実験の興味は反応の平均値である．一見すると 2 群間に差がありそうである．事実，2 標本の Wilcoxon 順位和検定で計算した結果は有意差があった．しかし，その論文の Materials and Methods には「処理の割り付け」に関する記載が全くないのである．これでは信用できないではないか！ なぜなら，「ある処理に対する生体反応 Y はその生体の特性 (X_1, X_2,...) によって大きく変化してしまう」ことが多いからである．しかも，患者を対象にする場合，同一疾患といえども均質な集団ではなく病気の状態は個人個人で大きく異なる異質な集団である．例えば，

- 処理効果の差はなく，
- 図 1.7(a) に示すように反応 Y と特性 X_1 との間に正の相関がある（つまり，特性 X_1 の値がもともと高い個体は処理の反応も高くなる傾向がある）

状況を考えてみよう．この場合，

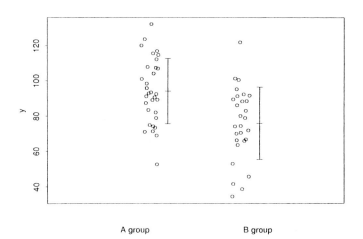

図 1.6 2 種類の処理 A, B に対する反応の比較をある同一疾患の患者の検体を用いて行った結果（医学雑誌から抜粋）

[*1)] この節の一部は拙著（丹後俊郎「統計学のセンス」，朝倉書店，1998）と重複する部分があるが，重要と思われるのでここでも解説する．

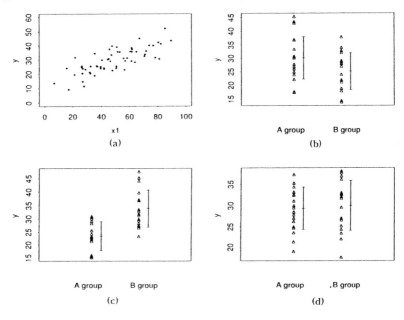

図 1.7 交絡因子の影響

1) 特性 X_1 の値の高い患者が A 群に多ければ図 1.6 に類似した図 1.7(b) の結果がでる,
2) 逆に, B 群に多ければ, 図 1.7(c) の反対の結果がでてしまう

という特性 X_1 に**交絡**(confound) した**見かけの差**(bias) が生じてしまうのである. これは被検者の選び方に起因する**選択バイアス**(selection bias) によって生じるもので, X_1 が観測不可能であれば, どちらが真実かは神様だけがご存じである. この見かけの差を生じさせてしまう因子を**交絡因子**(confounding factors, confounders) といい, それによって生じたバイアスという意味で**交絡因子によるバイアス**(confounding bias) とも呼ぶ.

さて, 今の研究で, 無作為に割り付けを行えば, 特性 X_1 の値の大きい個体と小さい個体の割合が 2 群間で(他のすべての特性値も!)確率的にバランスされ, 一方の群に高い個体が多く集まるという可能性は小さくなり, 真に処理差がなければ, 正しい図 1.7(d) の結果が期待され, 図 1.7(b), 図 1.7(c) に示

すような見かけの結果が起こる確率は有意性検定の有意水準以下に制御できるのである．もっとも，無作為化は各群の特性を均質にする「可能性が大」なのであって「必ず保証するものではない」．したがって，時にはいくつかの因子に関してバランスが保てないことも起こりうる．特に標本の大きさが少数の場合には偏りを生ずる確率も高くなる．したがって，重要な（観測結果に影響を与える）背景因子に偏りが見られた場合には解析で調整する必要がある．この方法として

1) 反応が計量値であれば，**共分散分析**（analysis of covariance）
2) 反応が2値であれば，**ロジスティック回帰分析**（logistic regression analysis）
3) 反応があるイベントまでの時間であれば，**Coxの比例ハザードモデル**（Cox proportional hazard model）

などを適用する．しかし，解析で事後的に調整することには限界があるので，事前にいくつかの因子が結果に影響を与えることがわかっている場合には，その因子を二，三のカテゴリーに分けて，それぞれのカテゴリーの中で割り付けを無作為化する**層別無作為化**（stratified randomization）を行う．また，比較的小さい規模の試験であって，重大な影響を与える可能性がある予後因子を事前に明確に特定できる場合には層別無作為化に代わって予後因子の分布の偏りを強制的に最小化する割り付け法として**最小化法**（minimization method）を実施することが多い．これは患者が試験に登録される毎に交絡因子の分布の偏り状況を判断して行う逐次操作が必要であり，コンピュータの利用が必須である．

これまでは，selection biasを防ぐための無作為割り付けの役割の重要性を強調してきたが，この他にも，治療内容を知ってしまうことによりその評価にバイアスが入ることを防ぐための**盲検化**（blinding），**遮蔽化**（masking），試験の途中で途中脱落した患者を解析から除外すると都合の悪いデータが解析から除外され評価にバイアスが入るというわけで，それを防ぐために「割り付けた適格な患者全員を解析対象にしよう」という**ITT**（intention-to-treat）解析など，RCTでは様々なバイアスを低減するための工夫が凝らされている．

ところで，誰しも乱数で自分の運命が左右されたのではたまったものではないと感じるであろう．その患者に有効なはずの（担当医師が経験的にそう思っ

ているだけにすぎない）治療を受ける機会が奪われるといって無作為化臨床比較試験は倫理上問題があり実施できないと主張する臨床医が多い．一方で，ある治療法を二，三人の患者に実施して成績が続けて良かったりするとその治療法が良いと思い込んでしまう主観的判断が問題である．そこで，図 1.8 を見てみよう．統計ソフト S-Plus を利用して 500 個の 0, 1 の乱数列を表示したものである．それぞれの生起確率は等確率（$= 1/2$）である．確かに，500 個の中で 0 は 251 個，1 は 249 個，とそれぞれ約半数出現している．ところが，X で示した 10 個の数列では 0 が 8 回現れている，また Y で示したところは逆に 1 が 8 回連続している．つまり，2 回に 1 回の出現が期待される事象であっても，一方が何度も連続して出現することがよくあることを示している．つまり臨床医の経験がこの乱数列のどの局面で得られたかによって治療法に対する「思い」が大きく変化してしまうのである．

また，治療法には，すべて，それを支持する人，批判的な人，無関心な人がおり，中立的な立場の人は少ないものである．したがって，その治療法が有効であると主張する客観的な証拠を提示しない限り，その治療法に熱心な集団を除いては，誰も評価はしてくれない！

```
> b<-runif(500)
> round(b)
  [1] 1 0 0 0 0 1 1 0 1 1 1 1 0 1 0 0 1 0 1 0 1 1 0 0 0 0 0 0 1 1 0 0 0 1 0 1 1
 [38] 1 1 0 1 1 0 0 1 1 1 1 0 1 0 1 1 0 0 0 0 0 0 1 0 1 1 0 1 0 1 1 0 0 1 1 0 1
 [75] 0 0 1 1 0 1 1 1 0 0 1 1 0 0 1 0 0 0 0 0 1 0 0 1 0 1 0 1 0 0 0 0 0 1 0 1 0
[112] 1 0 0 1 1 1 0 0 0 0 0 1 0 1 1 0 0 1 0 1 1 1 0 1 0 0 0 0 1 0 1 1 0 0 1 0 1
[149] 0 1 1 1 0 0 1 0 0 0 1 0 0 1 0 0 1 1 0 0 1 1 0 1 1 0 1 0 1 1 1 1 1 0 1 1 0
[186] 0 1 1 1 0 1 1 1 1 1 0 0 1 0 1 1 0 1 1 1 0 1 1 0 0 0 0 1 1 1 1 1 0 0 1 1 0
[223] 0 1 0 0 1 1 1 0 1 0 1 1 1 0 1 0 0 1 0 0 0 0 1 0 0 0 0 0 0 1 0 0 1 0 0 0 1
[260] 1 0 1 0 1 1 0 0 0 0 1 0 0 1 0 1 1 1 1 1 1 0 1 0 1 0 1 1 1 1 1 1 1 1 0 0 1
[297] 0 1 0 1 0 1 0 1 1 1 0 1 1 0 1 0 0 0 0 1 0 0 0 0 0 1 1 0 0 1 0 0 0 1 0 0 0
[334] 1 0 0 0 1 0 1 0 1 0 0 1 1 1 0 1 0 0 1 1 1 0 0 0 1 1 0 0 0 1 0 0 1 0 1 1 0
[371] 1 0 1 0 1 0 1 1 0 0 0 0 1 0 1 1 1 0 0 0 1 1 1 0 1 1 1 1 1 0 1 0 0 0 0 0 1
[408] 1 1 1 0 0 0 0 1 1 1 1 0 1 1 0 1 1 1 1 0 0 1 1 1 0 1 0 0 0 1 0 0 1 1 1 0 0
[445] 0 1 0 0 0 0 1 0 0 1 1 0 1 1 1 0 1 0 1 0 0 1 1 1 0 0 1 0 1 0 0 1 0 0 1 1 0
[482] 1 0 1 0 0 1 1 1 1 1 1 1 0 1 1 1 0 0 1
> a<-hist(b,breaks=c(0,0.5,1),plot=F)
> a$count
[1] 251 249
>
```

図 1.8　統計ソフト S-Plus により生成された 0–1 乱数列 500 個

表 1.4　門洞静脈吻合術を評価した 51 の論文の評価（Glantz, 1992）

試験デザイン	手術に対する熱心度			計
	高い	中位	なし	
対照群なし	24	7	1	32
対照群あり（非無作為化）	10	3	2	15
対照群あり（無作為化）	0	1	3	4

1) 対照もおかず，無作為割り付けもせずに実施された研究（オープン試験）では当該治療法に都合の良い方向に偏った結論を導いたが，
2) 後にきちんと対照群をおいて比較試験を実施した結果，対照群に比較して有意に劣ってしまった

という事例は，公表バイアスを考慮するとかなりの頻度にのぼるものと推測される．

Glantz (1992) は「治療法に対する執着度と試験デザイン」との関連を，1950 年代に肝硬変治療として実施されていた門洞静脈吻合術を評価した 51 の論文で調査した．結果は表 1.4 に示すように熱心な研究者ほど対照群すらおかずに，また対照群を設置していても無作為割り付けを実施していないことがわかる．

対照群をおかない研究でこれほどまでこの手術に支持が偏った理由は，まさに観察者側の偏向と患者側のプラセボ効果（効果の如何にかかわらず手術を受けたというだけで回復する効果）以外の何者でもない．事実，この手術は現在行われていない．したがって，次のように宣言できる．「治療法 A と B のどちらが有効かが誰もわからない無作為化比較臨床試験には倫理上の制約はない」．むしろ，比較可能性が乏しいデータに「正しい統計手法」を適用して誤った結果を導くことの方がはるかに倫理上の問題があるように思われる．将来，その結果に基づいて発生するであろう不必要な研究に費やされる不幸な研究者と研究協力者，費用，時間の地球規模の損失，不必要でかつ不適切な治療を受けることになる最も不幸な患者群を考えてみてほしい．なにが正しいか理解できるだろう．

1.6　NNT—治療に必要な患者数

長期投与の RCT の結果から，この治療を行うとリスク（risk）[*1)] が 20％減

[*1)] 2.3 節参照．

少する，30%減少すると言われても医療関係者や患者はあまりピンとこないかもしれない．また，それはあくまで「相対的」な数字であるからその治療を受けていない一般のリスクがわからないと「絶対的」な数字にはならない．例えば，同じ20%減少といっても，もともと5%のリスクが治療によって4%となった場合と0.5%が0.4%となった場合では前者では1%，後者では0.1%のリスク差（risk difference）であり，人数にすると前者は後者の10倍予防できることになりその意味するところが違う．そこで，治療効果をわかりやすく表現するための指標としてこのリスク差の逆数をとった指標 NNT

$$\text{NNT} = \text{number needed to treat}$$

が利用されている．直訳すると「治療に必要な患者数」となり，なんのことか理解に苦しむが，これは「一つのイベント発生を予防するのに治療しなければならない患者数（number of patients needed to be treated to prevent one event)」を意味する．例えば，1000人の患者を治療してようやく1人の患者を救うことができる場合この治療法の NNT は1000人であるという．NNT が少なければ少ないほど治療法の効果があるわけである．さて，その計算法であるが，

$$\text{NNT} = \frac{1}{\text{リスク差}}$$
$$= \frac{1}{\text{対照群のイベント発生(死亡)率} - \text{治療群のイベント発生(死亡)率}}$$
$$= \frac{1}{\text{対照群のイベント発生(死亡)率} \times \text{相対リスクの減少率}}$$

である．例えば，Shepherd et al. (1995) による欧米での pravastatin 投与の長期投与（5年間）で心筋梗塞の発症が31%予防できたという結果が得られている．対照群の心筋梗塞の発症率は0.079であったので，

$$\text{NNT} = \frac{1}{0.079 \times 0.31} = 40.8 \quad 人$$

と計算できる．つまり，41人を5年間治療すると心筋梗塞患者1人を予防できるということになる．したがって，NNT を利用すると医療経済学的な計算も

簡単で，1年間あたり1人の患者を予防するのに欧米では

$$\frac{41 \times (1\text{人あたりの治療費用})}{5}$$

の費用がかかると推定できる．もし，この試験で推定されたリスク差を日本の状況に適用できる（ブリッジング，第8章参照）とすればその前に日本における心筋梗塞の発症率を推定しなければならない．日本の発症率は欧米より小さく，ある計算では発症率が0.0086と推定できたとしよう．日本におけるNNTは

$$\text{NNT} = \frac{1}{0.0086 \times 0.31} = 375 \text{ 人}$$

となる．1人予防するための治療費も欧米の約9倍となってしまう．このように，もし，イベント発生率の低い疾患であればいくら新治療のリスク減少率が大きくとも，NNTが大きくなり，副作用発生頻度，費用効果とのバランスから治療方針の意思決定に重要な情報を与えるのである．

1.7 無作為割り付けができないリスク評価の疫学研究

表1.5にはアメリカのEPA（Environment Protection Agency）による受動喫煙と肺がんのリスクを調査した19編のケース・コントロール研究（case-control study）のメタ・アナリシスの結果である．対象としては能動喫煙，職場の影響を防ぐために女性で非喫煙者に限定した研究を選んでいる．5編での相対リスクが有意であるが，残りの14編では有意ではなかった．メタ・アナリシスの結果は相対リスクは1.42 (95%CI : 1.24 – 1.63) であった．EPAはこれらの結果から受動喫煙を発がんのリスク因子に指定した．

ところで[*1]，ヒトの健康に悪い影響を与えるリスク因子を研究する**疫学研究**（epidemiological study）では動物実験・戦争時代の軍部による人体実験を除くと，リスク因子を無作為にヒトに割り付けることは倫理的に許されない．したがって，喫煙に関する研究では「喫煙者 vs. 非喫煙者」，大気汚染の健康影響に関する研究では「主要幹線道路沿いの住民 vs. 緑の多い住宅街の住民」などを

[*1] この節の一部は拙著（丹後俊郎「統計学のセンス」，朝倉書店，1998）と重複する部分があるが，重要と思われるのでここでも解説する．

表 1.5 19 編の症例対照研究，非喫煙女性の肺がん患者の数と受動的喫煙の肺がんに対する推定相対リスク（Environment Protection Agency, 1990）

論文	症例数	推定された相対リスク（95%信頼区間）
Akiba, Kato, Blot (1986)	94	1.52 (0.88 – 2.63)
Brownson et al. (1987)	19	1.52 (0.39 – 5.99)
Buffler et al. (1984)	41	0.81 (0.34 – 1.90)
Chan et al. (1979)	84	0.75 (0.43 – 1.30)
Correa et al. (1983)	22	2.07 (0.82 – 5.25)
Gao et al. (1978)	246	1.19 (0.82 – 1.73)
Garfinkel, Auerbach, Joubert (1985)	134	1.31 (0.87 – 1.98)
Geng, Liang, Zhang (1988)	54	2.16 (1.08 – 4.29)
Humble, Samet, Pathak (1987)	20	2.34 (0.81 – 6.75)
Inoue, Hirayama (1988)	22	2.55 (0.74 – 8.78)
Kabat, Wynder (1984)	24	0.79 (0.25 – 2.45)
Koo et al. (1987)	86	1.55 (0.90 – 2.67)
Lam et al. (1987)	199	1.65 (1.16 – 2.35)
Lam (1987)	60	2.01 (1.09 – 3.71)
Lee, Chamberlain, Alderson (1986)	32	1.03 (0.41 – 2.55)
Pershagen, Hrubec, Svensson (1987)	67	1.28 (0.76 – 2.15)
Svensson, Pershagen, Klominek (1988)	34	1.26 (0.57 – 2.82)
Trichopoulos, Kalandidi, Sparros (1983)	62	2.13 (1.19 – 3.83)
Wu et al. (1985)	28	1.41 (1.24 – 1.67)
統合された相対リスク		1.42 (1.24 – 1.63)

比較するというように，現在住んでいる一人一人の嗜好形態，行動様式，生活習慣，社会環境，環境汚染状況の違いを上手に利用した**観察研究**（observational study）にもとめなければならない．代表的な研究デザインに

1) コホート研究（cohort study）
 a) オープンコホート（open cohort）：追跡対象の変化（新エントリー，脱落）を許す
 b) クローズドコホート（closed cohort）：追跡対象は不変
2) ケース・コントロール研究（case-control study）
3) 横断研究（cross sectional study）

の3種類があるがそれぞれのデザインに内在する問題点，また，前節で強調した様々な潜在的交絡因子が存在し，かつその一部しか実際には観測できないため，比較したい群どうしの比較可能性が保証されない．そのため，少数の交絡因子でマッチングをとったマッチドケース・コントロール研究も行われるが，多くのまた未知の因子でのマッチングは不可能である．したがって疫学研究では

> 調査時点で除去できない交絡は統計解析で調整（adjust）する

ことが必須条件となるが，完全に調整することはできない点が疫学研究の方法論上の最大の問題点である．交絡因子の調整以外にも，

1) 調査に回答しない回答拒否（non-response）は健康状態と関連していることが少なくない**選択バイアス**（selection bias）
2) 伝統的な測定手段であるアンケート調査の正確度・精密度がよくわからないことが多い．これは精度に格段の進歩が見られる臨床検査を測定手段とした研究に比べると極めて切れ味が悪い道具である**情報バイアス**（information bias）
3) 面接調査の方が郵送調査より正確な情報が得られると言われるが，面接者は面接しようとする対象がケースかコントロールかについてブラインドがかかっていないことが多く，ケースの面接に熱心となる傾向がある**面接バイアス**（interviewer bias）
4) 患者の記憶に多くを依存するケース・コントロール研究では，ケースの記憶の方がコントロールの記憶より明確であることが多い**リコール・バイアス**（recall bias）
5) 食習慣と各種がんに関する研究における食習慣の測定や，電磁波と白血病を調査する研究における電磁波の曝露量の測定のように過去のリスク因子への曝露量に関する測定の信頼性が低いという**測定誤差**（measurement errors）

などが疫学研究の「疫病」として立ちはだかっていて研究結果の再現性を極めて低いものにしている．1995年の *Science* では「疫学は限界に直面している」という表題（Taubes, 1995）で特集記事を掲載している．その主旨は

> 健康を脅かすリスク因子として食習慣（肉類，コーヒー，ヨーグルト，アルコールなど），環境因子（除草剤，殺虫剤，電磁波，ダイオキシンなど），薬剤（経口避妊薬など）に関する疫学研究の結果が雑誌に次々と発表されるが，有意に関連があったという発表が出るやいなや有意な関連がなかったという矛盾した発表が相次ぐため国民はなにを信じたらよいかわからない！ 国民の間には疫学研究がもたらした不安病が蔓延している（anxiety epidemic）ではないか！ 疫学研究の結果は信用できるのか？

というかなりきついものである．この問題に対して欧米の著名な疫学者，医学統計学者が登場して，上述した「疫病」が矛盾した研究結果が相次ぐ主要な原因であるとのべているが，一方で，

1) 報道の仕方にも大きな問題がある．疫学研究では一つの研究結果だけでリスクの大きさと因果関係を評価することはできない．数多くの一連の研究で類似の結果がでても，生物学的な因果関係がある程度確認されるまでは，そのリスクが明確に評価されることは少ない．これに対し，報道関係者はたった一つの研究結果を，他の研究結果と分離して，しかも有意な関連が認められた部分だけを大げさに報道するから混乱が生じるのである，

2) さらに，喫煙の数多くの有害性，肥満と多くの病気との関連，身体的運動の心疾患予防効果，多くの職業曝露のリスク（ベンゼン，アスベスト），日光と皮膚がん，薬害（サリドマイド），果物と野菜摂取のがん予防効果，などの，多くのがん，心疾患の予防に関する有用な知識の多くは疫学研究から得られたことに全く触れないのは明らかに偏った報道，つまり**報道バイアス**（media bias）である

と反論している．しかし，この問題は，前述したように基本的にはリスクの無作為割り付けができないため十分な交絡因子の調整が不可能で，結果として無視

表 1.6 米国医療政策研究局(Agency for Health Care Policy and Research, AHCPR)によるエビデンスの分類

	エビデンスの種類
Ⅰa	無作為化比較試験のメタ・アナリシスによる (Evidence obtained from meta-analysis of randomized controlled trials)
Ⅰb	少なくとも一つの無作為化比較試験による (Evidence obtained from at least one randomized controlled trial)
Ⅱa	少なくとも一つのよくデザインされた非無作為化比較試験による (Evidence obtained from at least one well controlled study without randomization)
Ⅱb	少なくとも一つの他のタイプのよくデザインされた準実験的研究による (Evidence obtained from at least one other type of well designed quasi-experimental study)
Ⅲ	よくデザインされた非実験的記述的研究による.比較試験,相関研究,ケースコントロール研究など (Evidence obtained from well designed non-experimental descriptive studies ; such as comparative studies, correlation studies and case control studies)
Ⅳ	専門家委員会のレポートや意見,権威者の臨床経験 (Evidence obtained from expert committee reports or opinions and/or clinical experience of respected authorities)

できないバイアスの大きさが研究によって異なることに起因している.したがって,一般には,単一の疫学研究の結果だけでリスク評価を正しく行うことは難しく,同じ条件で繰り返し行った類似の研究をまとめて評価することが必要になる.そのための統計手法としてここにメタ・アナリシスが有効な方法として登場する.しかし,疫学研究はRCTと違って「無作為割り付けができない」などのデザイン上の困難さから様々なバイアスを制御できない調査で推定された個々の推定値には系統的なバイアスに基づく「違い」があるにもかかわらず,メタ・アナリシスにより,一見「統合できた」推定値を利用することは誤った印象を与えると批判されている (Greenland, 1994a,b,c; Shapiro, 1994; Thompson, 1994).表1.6には米国医療政策研究局(AHCPR, Agency for Health Care Policy and Research)によるエビデンスの分類を示す.そこに疫学調査から得られるエビデンスのレベルの低さが示されている.RCTと疫学研究の違いをよく理解し,メタ・アナリシスの適用とその解釈にあたっては,慎重でなければならない.

1.8 コクラン共同計画

RCT でも疫学研究でもメタ・アナリシスを適用しようとすると，おそらく最大の問題である公表バイアスが立ち塞がる．つまり，今日の医学研究論文が採択される基準は「統計学的有意差が必要」となっていることが多く，有意でない結果の論文は採択されない，または，論文を投稿しない傾向がある．したがって，有意な効果を示した論文だけが雑誌に掲載され，その論文だけをまとめてメタ・アナリシスを行うと，明らかに有意な方向にバイアスをもった結論が導かれることになる．RCT におけるバイアスの問題は疫学研究のそれよりは深刻ではないが，公表バイアスの問題は同様である．真の意味のメタ・アナリシスを可能にするためには，地球上で行われている医学研究すべてをデザインから解析結果まで，登録できるシステムを構築しなければならない．

1970 年代に，イギリスの医学者である Archiebald Cochrane はすべての治療評価には RCT が必要で，世界で実施された RCT の結果からエビデンスを抽出し，しかも定期的に更新され，広く伝えられるべきだと力説した．つまり，エビデンスをつくるのは RCT，使うのは医師，伝えるのはコクラン共同計画というわけである．そのコンセプトを受けて，イギリスの国民保健サービス（NHS, National Health Services）が臨床試験，特に RCT の中から質の良いものを世界中から網羅的に収集し，**システマティック・レビュー**（systematic review）とメタ・アナリシスに基づいて評価し，その結果を提供するという世界的な医療評価プロジェクトを 1992 年に発足した．これが Cochrane の名を冠した「**コクラン共同計画（The Cochrane Collaboration）**」である．その中心的人物はコクランの弟子であり，長年のシステマティック・レビューの経験があった産婦人科医の Iain Chalmers である．

図 1.9 には急性心筋梗塞後の 2 次予防のための β ブロッカーの長期投与，図 1.10 には lidocaine 投与，それぞれの是非に関する医学テキスト・レビューにおける記述の変遷と Lau *et al.*(1992) が提案した累積メタ・アナリシスの関係を検討したものである（Chalmers and Altman, 1995）．β ブロッカーの例では，1.4 節でも解説したように 1970 年代後半には累積メタ・アナリシスでは

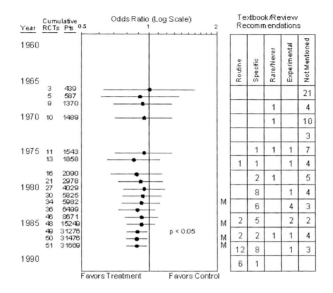

図 1.9 急性心筋梗塞後 2 次予防への β ブロッカーの長期投与の治療効果（死亡率リスク減少）の累積メタ・アナリシスとその治療法に関する医学テキスト・レビューにおける記述の変遷

その効果が認められていたが，専門家の間にその効果が普及し始めたのは 1980 年代後半であることを示している．一方，lidocaine については，1970 年頃から 1990 年までのすべての累積メタ・アナリシスではオッズ比の推定値が中央の線の右側に位置し，信頼区間も中央の線を跨いでいる．つまり，lidocaine には効くというエビデンスはないのである．これに対して，専門家の意見では，1980 年代後半までルーチンに使用すべきだと薦めているテキストが結構多いことを示している．1986 年頃からメタ・アナリシスの結果が報告され（M で示されている），効いていないことが明らかになってルーチンに使用すべきであると勧告しているテキストは一つに減ったという具合である．専門家の意見というのはいかにエビデンスに基づいていないかを示す好例である．また，まだルーチンに使用すべきであるとしているテキストが一つ存在すること自体も不思議である．科学的推論に厳しい欧米でさえこの状況である．はて，日本の教科書は

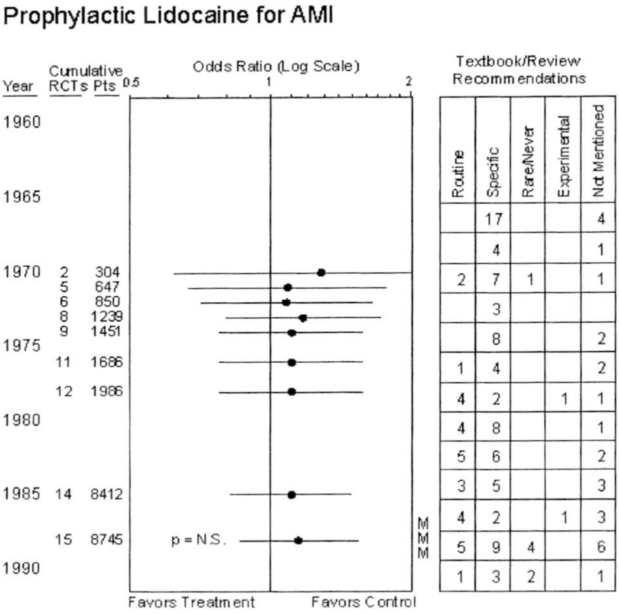

Prophylactic Lidocaine for AMI

Year	Cumulative RCTs	Pts	Odds Ratio (Log Scale) 0.5 / 1 / 2	Textbook/Review Recommendations				
				Routine	Specific	Rare/Never	Experimental	Not Mentioned
1960								
1965					17			4
					4			1
1970	2	304		2	7	1		1
	5	647			3			
	6	850						
	8	1239			8			2
	9	1451						
1975	11	1686		1	4			2
	12	1986		4	2		1	1
1980				4	8			1
				5	6			2
1985	14	8412		3	5			3
				4	2		1	3
	15	8745	p=N.S. MMM	5	9	4		6
1990				1	3	2		1

Favors Treatment Favors Control

図 1.10 急性心筋梗塞後 2 次予防のための lidocaine 長期投与の累積メタ・アナリシスとその治療法に関する医学テキスト・レビューにおける記述の変遷

大丈夫？と考えると末恐ろしい感じがする．ここにも EBM (evidence-based medicine) の必要性が見え隠れしている．

図 1.11 はコクラン共同計画のロゴである．このロゴは新生児の RDS (respiratory distress syndrome, 呼吸窮迫症候群) 呼吸不全死亡に対するステロイド投与の予防効果のメタ・アナリシスを図示している．中央の縦線はオッズ比 1, つまりプラセボと同じ効果を示すもので，左にいくほどステロイドの効果があることを示すものである．複数の左右に引かれている短い線分は個々の RCT での 95％信頼区間を示している．それぞれの試験では信頼区間が 1 を含んだりして予防効果ははっきりしなかったが，メタ・アナリシスにより下のダイヤ型（左右の長さが信頼区間の幅）で示すように予防効果が明らかになったということである．この図を The Cochran Collaboration の二つの C で囲んでいるものである．コクランセンターは現在，英国，米国，中国をはじめ世界 15 か所

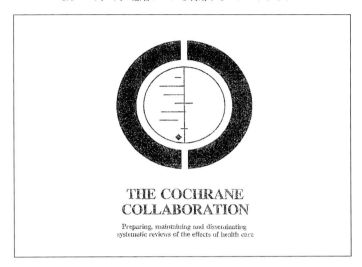

図 1.11　コクラン共同計画のロゴ

に設置されている．

1.9　一人一人の患者データを利用するメタ・アナリシス

最近までは，メタ・アナリシスというと学術雑誌に掲載された論文を検索して必要なエンドポイントに関する要約されたデータ，統計量を抽出することがその特徴と考えられてきた．しかし，最近のコンピュータの進展，コクラン共同計画などが動機となってすべての臨床試験を登録しようという国際的な動き，メタ・アナリシスのメリットが次第に認識されてきたこと，また，外国で承認された新薬を国内でも認めてもらうためのブリッジング試験（第8章参照）の必要性などから臨床試験にエントリーした一人一人の患者データを利用したメタ・アナリシスが増加している．論文ベースのメタ・アナリシスを MAL（meta-analysis of the literature）と呼び，患者データをベースとしたものを MAP（meta-analysis of individual patient data）と呼んで区別することもある．MAP が容易で，かつ正確に実行可能であればそれにこしたことはない．つまり通常の多施設臨床試験の統計解析と同様な解析が可能であるからである．長期投与試験であればイベン

ト発生までの時間をエンドポイントにした生存分析が可能であるし，詳細なサブグループ解析，様々な予後因子，交絡因子の調整が可能となり，より精密な評価が可能となるからである．さらには，論文掲載後の患者の追跡結果に関する追加情報も入手できるというメリットもある．実は，図1.3に示した早期乳がん治療合同研究班 (1988) による早期乳がん患者に対する術後の adjuvant tamoxifen 治療（5年以内）に関する28の無作為化比較試験のメタ・アナリシスは代表的なMAPであり，かつMAPの優れた教材でもある．図1.3に示した年齢，治療期間などでのサブグループ解析や生存時間分析なども実施されている．

しかし，MAPは事前に登録されている臨床試験だけを相手にする場合，あるいは，一製薬企業が自社の新薬のこれまでの臨床試験をメタ・アナリシスをするという場合を除くと極めて時間のかかる，かつ，困難なステップが必要となる．

1) 少なくとも同じ研究テーマに関する研究者間の国際的なネットワークと良好な関係を維持していないとその計画さえ不可能である．
2) データ収集の段階では試験毎に微妙に異なるケースカード（評価基準，コード化などの違い）から共通ケースカードを作成をしなければならない．
3) さらに，最近の個人情報の問題として，国際的なメタ・アナリシスへの患者の同意が得られない場合がでてくる可能性も否定できない．

したがって，MAPを計画する際には予想される様々な障害，コスト・ベネフィットなどを検討する必要がある．しかし，これまでの経験によれば，困難ではあるが，国際的な共同作業，治療効果に関する様々な意見交換を通じて，世界で共通の方法で評価しようという意識は確実に高まるという大きなメリットがあるといわれている．

ここでは，どのような違いが生じるかの例として，MALとMAPを比較したJeng et al. (1995) の論文を紹介しよう．多くの反復性流産（recurrent miscarriages）の原因として受精産物（foreign conceptus）が免疫学的に拒否されたものと考えられてきた．臓器移植，動物実験などの結果から「夫の白血球を投与する」方法が母親の母体の早期胎盤と胎児（early placenta and embryo）の免疫学的な受容を改善するという期待から，米国の多くの医療センターで夫の白血球による免疫療法が行われている．しかし，この治療法について検

討した臨床試験の多くで無作為割り付けが行われていない，症例数が小さい，結果が食い違うなどの理由で，その信憑性は疑問の多いものであった．米国のReproductive Immunology学会の倫理委員会はこれまでこの種の研究を行ったすべての研究者（論文を公表しなかった者も含む）に患者データの提供を求めた（The Recurrent Miscarriage Immunotherapy Trialists Group, 1994）．Jeng et al. (1995)はこの中からRCTだけを選択してMALとMAPの比較を試みたのである．表1.7は公表された四つの論文のMALとMAPの患者数の違いを説明している．表1.8は公表されなかった四つのRCTを含む八つの試験のおのおのの成績とMAL，MAPでのメタ・アナリシスの成績である．ここでは正常な出産率の比（リスク比）をeffect sizeとしている．例えば，変量モデルでの結果は四つの試験を統合したMALで1.38 (95%CI : 0.89 – 1.87)であり八つの試験を統合したMAPでは1.12 (95%CI : 0.97 – 1.31)であった．いずれも免疫療法の群の方が対照群に比べて正常な出産率が高い傾向があるが有意ではない．図1.12には公表された試験（MALとMAP），公表されなかった試験それぞれのメタ・アナリシスの結果を示した．公表された試験での治療効果はやはり公表されなかった試験の治療効果より大きい傾向がここでも観察されている．図1.13にはLauの累積メタ・アナリシスの結果が示されている．年代が進むにつれて治療効果が小さくなる傾向が観察される．さて，MAPのデータをよくみると表1.9に示すように治療群は対照群より母親の年齢が高く，接種前のmiscarriage回数が多いというアンバランスがあることがわかる．MALではそのような分布の違いは顕著ではない．そこで，これら二つの潜在的

表1.7 Jeng et al. (1995)による反復性流産の免疫療法に関する公表された四つの論文のMALとMAPの患者数の違い

Table 1.—Number of Subjects Included in Meta-analysis of the Literature (MAL) and Meta-analysis Using Individual Patient Data (MAP) for Published Trials

Trial*	No. Reported in Publication (MAL)	No. Excluded for >1 Previous Live Birth	No. Added After Publication	No. Updated (MAP)
21	46	5	1	42
7	38	2	3	39
22	69	0	22	91
23	49	0	18	67
Total	202	7	44	239

*Listed by the reference number.

表 1.8 Jeng et al. (1995) による反復性流産の免疫療法に関する公表されなかった四つの RCT を含むパワーの試験のおのおのの成績と MAL, MAP でのメタ・アナリシスの成績

Table 2.—Comparison of MAL vs MAP and Fixed-Effects vs Random-Effects Models*

	MAL						MAP				
	Live Births/Subjects, No. (%)		Relative Live-Birth Ratio (95% CI)	% of Weight			Live Births/Subjects, No. (%)		Relative Live-Birth Ratio (95% CI)	% of Weight	
Trial†	Immunotherapy	Control		Fixed Effect	Random Effect		Immunotherapy	Control		Fixed Effect	Random Effect
21	13/21 (61.9)	19/25 (76.0)	0.82 (0.55-1.21)	29.6	26.5		13/20 (65.0)	16/22 (72.7)	0.89 (0.59-1.35)	12.8	12.8
7	13/19 (68.4)	9/19 (47.4)	1.44 (0.83-2.52)	15.0	22.6		13/19 (68.4)	12/20 (60.0)	1.14 (0.71-1.82)	9.7	9.7
22	21/29 (72.4)	23/40 (57.5)	1.26 (0.88-1.80)	39.2	27.8		33/42 (78.6)	32/49 (65.3)	1.20 (0.93-1.56)	32.4	32.4
23	17/22 (77.3)	10/27 (37.0)	2.09 (1.24-3.50)‡	16.2	23.1		25/37 (67.6)	14/30 (46.7)	1.45 (0.95-2.21)	11.0	11.0
9	...	...	...	...	...		4/8 (50.0)	16/28 (57.1)	0.88 (0.42-1.83)	8.5	8.5
9	...	...	...	...	...		8/12 (66.7)	6/10 (60.0)	1.11 (0.58-2.14)	5.2	5.2
9	...	...	...	...	...		10/16 (62.5)	11/14 (78.6)	0.80 (0.49-1.28)	9.9	9.9
9	...	...	...	...	...		17/26 (65.4)	14/26 (53.9)	1.21 (0.77-1.91)	10.5	10.5
Total	64/91 (70.3)	61/111 (55.0)	1.29 (1.03-1.60)‡§	100	...		123/180 (68.3)	121/199 (60.8)	1.12 (0.97-1.31)‡§	100	...
			1.38 (0.89-1.87)‖	...	100				1.12 (0.97-1.31)‖	...	100

*MAL indicates meta-analysis of the literature; MAP, meta-analysis using individual patient data; and CI, confidence interval.
†Listed by the reference number (note that the four unpublished trials were all taken from the Recurrent Miscarriage Immunotherapy Trialists Group[9]).
‡$P<.05$, suggesting a statistical significance at a 5% level.
§Results are obtained from the fixed-effects model.
‖Results are obtained from the random-effects model.

1.9 一人一人の患者データを利用するメタ・アナリシス

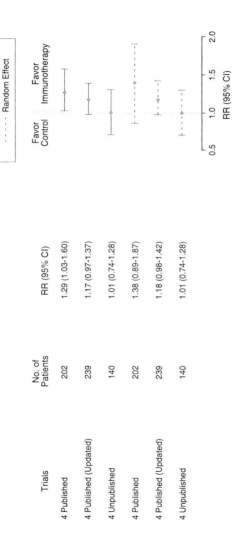

Figure 1.—Publication bias: comparisons of published trials (original and updated) and unpublished trials. Number of trials, number of patients, relative live-birth ratios (RRs), and 95% confidence intervals (CIs) are displayed.

図 1.12 Jeng et al. (1995) による反復性流産の免疫療法に関する公表された RCT (MAL と MAP) と公表されなかった RCT に対するそれぞれのメタ・アナリシスの比較

1. メタ・アナリシスの歴史と関連分野

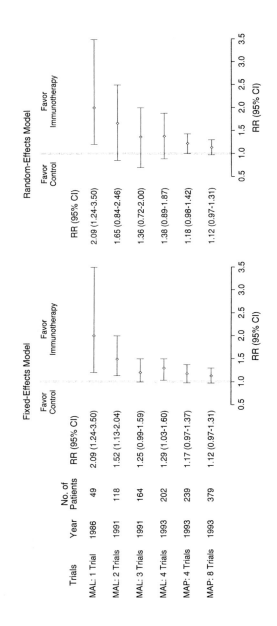

図 1.13 Jeng et al. (1995) による反復性流産の免疫療法に関する Lau の累積メタ・アナリシスの結果

表 1.9 Jeng et al. (1995) による反復性流産の免疫療法に関する MAP と MAL における母親の年齢と接種前の miscarriage 回数の分布の比較

Table 3.—Distribution of Maternal Age and Number of Previous Miscarriages Between Treatment Groups by MAL and MAP*

Types of Meta-analysis	Control Group, No./Total (%)			Treatment Group, No./Total (%)		
	Age ≥35 y	No. of Previous Miscarriages		Age ≥35 y	No. of Previous Miscarriages	
		4	≥5		4	≥5
MAL	21/111 (18.9)	28/111 (25.2)	20/111 (18.0)	13/91 (14.3)	20/91 (22.0)	15/91 (16.5)
MAP	27/199 (13.6)	48/199 (24.1)	30/199 (15.1)	31/180 (17.2)	54/180 (30.0)	41/180 (22.8)

*Meta-analysis of the literature (MAL) was based on patients whose immunization date was before the date of corresponding trial's publication. MAP indicates meta-analysis using individual patient data.

交絡因子を調整すると変量モデルでも母数モデルでも同じ 1.17 ($95\%CI$: 1.01 – 1.36) とわずかであるが一転して免疫療法に有意な効果が検出された．この調整は MAL では不可能な解析で MAP の利点と考えられる．Jeng et al. の比較は公表バイアスの存在，MAL，MAP で微妙に結果が異なる例として興味深い．

1.10　システマティック・レビュー

メタ・アナリシスとシステマティック・レビュー（systematic review）を同じものと考えている研究者も少なくないが，基本的にはメタ・アナリシスはシステマティック・レビューの「統計解析」にあたる部分という理解が古典的である．システマティックを「系統的」と訳せば，伝統的なレビューは「記述的」ということになる．記述的レビュー（narrative review）は明らかに多くの欠点があることは言うまでもない．すなわち，主観的で著者の経験，興味，主張に極めて強く依存する傾向があるからである．著者の意見を支持する論文を中心に選択する傾向も無視できないし，レビューする時点で多くの研究者の支持が得られている結果を示した論文が，支持しない，または，どちらとも言えない結果を示す論文より選択される頻度が多い．また，選ばれた文献の解析法といえば，ある介入効果の様々な側面について，それぞれのカテゴリー毎に支持される論文数を数え，最も投票数が多いカテゴリーを選ぶといった記述的な方法が大半である．このような方法は明らかに非科学的であり，また，各論文の研究デザイン，効果の大きさ，サンプルサイズを無視しているため，小さいけれ

ども系統的に現れている効果を検出できない．したがって，伝統的なレビューの結論は別のレビューの結果としばしば矛盾する結論を導きだしてしまう．臨床医学は客観的なデータに基づくというよりは一人一人の医師の「偏った経験」に基づいた「経験則」（最初はデータに基づいて経験が蓄積されていくのであるが，その経験は決して母集団からの無作為標本ではなく，偏った経験でしかない）から成り立っている．したがって，医学雑誌の中身も論争だらけであるといっても過言ではない．論争に終止符を打とうと登場したレビューも所詮その著者の意見が中心となっているため論争を消すどころかさらなる火をつけてしまうことが少なくない．ここに，メタ・アナリシスを解析手法とするシステマティック・レビューの存在意義がある．事実に基づいて客観的な評価ができる可能性があるからである．

(Narrative) Review Articles

- Introduction
- Methods and Materials
    Study Population（主観的な選択，著者の考えを支持する論文を選択的に採用する傾向が強い）
    ……
- Results
    Tabulations（一覧表にして議論する）
- Discussion

(Systematic) Review Articles

- Introduction
- Methods and Materials
    Study Protocol（研究テーマ，選択基準などを明確に規定する）

Study Population（対象となる論文を網羅的に選択する）
  Quality assessment（論文の批判的吟味）
  Data extraction（必要なデータの抽出）
  ……
  Statistical Analysis（メタ・アナリシス：手法の選択）
- Results（感度分析，層別解析）
- Discussion

1.11 Evidence-based medicine

　医学分野でメタ・アナリシスの重要性が言われだしたのは，前述したコクラン共同計画でありかつ最近の世界的なブーム「**根拠に基づく医療**（EBM, evidence-based medicine）」の進展である．EBM という言葉を最初に用いたのは Guyatt et al. (1992) である．その論文では，貧血が疑われた患者の診断の進め方を例にあげて，定量的な検査診断における**感度**（sensitivity），**特異度**（specificity），**陽性予測値**（positive predictive value），**陰性予測値**（negative predictive value）などの指標を説明しながらこれらのデータを根拠にした医療のあり方を強調した．その後，David Sackett, Guyatt らが中心となって EBM の概念を整理し普及活動を展開してきた．Sackett らの *Evidence-Based Medicine* (1997) は EBM の実践方法を解説している．

　ここで，Guyatt et al. (1992) の論文の中身を見てみよう．鉄欠乏性貧血（iron-deficiency anemia）の検査診断の評価をすべく，鉄欠乏性貧血の診断に関する論文を MEDLINE を用いて検索したところ 1179 件の文献が選択された．骨髄の組織学的検査を診断の gold standard として評価するために，そのうちから臨床検査とともに骨髄検査も実施している文献でかつ対象患者の記述，検査方法，検査結果などが妥当と思われる 55 件の論文を解析対象とした．これらの手順はまさにシステマティック・レビューである．これらの論文から検査の有効性を検討すると血清フェリチンがもっとも有効性が高かった，という論文であ

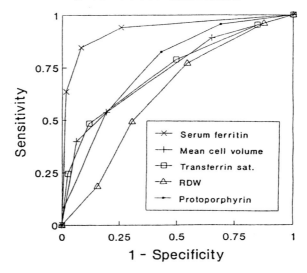

FIGURE 1. Receiver operating characteristic curves for serum ferritin radioimmunoassay, red cell protoporphyrin determination, transferrin saturation test, mean cell volume determination, and red cell volume distribution (RDW). For each value of each test, the y-axis represents the sensitivity of the test (the proportion of patients with iron deficiency correctly identified by the test) and the x-axis (1 − specificity) of the test (the proportion of patients without iron deficiency who are falsely classified as having iron deficiency).

図 1.14　Guyatt *et al.* (1992) による鉄欠乏性貧血の診断のための 5 種類の検査の ROC 曲線

る．図 1.14 に 5 種類の検査の **ROC 曲線** (receiver operating characteristic curve)，表 1.10 にその有効性を評価した骨髄検査での診断と血清フェリチン値での分類と**尤度比** (likelihood ratio) の表を示す．Sackett *et al.* (1997) は同じデータから表 1.11 に示す「単純クロス集計」を作成し診断の特性として

- 感度 $= 731/809 = 90\%$
- 特異度 $= 1500/1770 = 85\%$
- 陽性尤度比 $=$ 感度$/(1 -$ 特異度$) = 0.9/0.15 = 6$
- 陰性尤度比 $= (1 -$ 感度$)/$特異度 $= 0.1/0.85 = 0.12$
- 陽性予測値 $= 731/1001 = 73\%$
- 陰性予測値 $= 1500/1578 = 95\%$

ほりすくんと一緒に,「統計よりも重要なこと」を学ぼう。

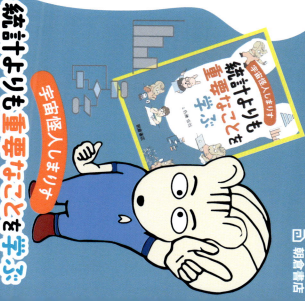

宇宙怪人しまりす
統計よりも重要なこと学ぶ

A5判 120頁 定価 2,200円(本体 2,000円+税) ISBN: 978-4-254-12297-8

佐藤俊哉 著

朝倉書店

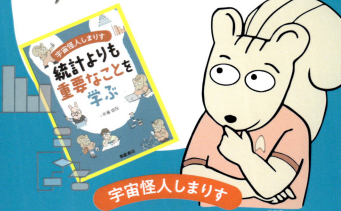

表 1.10　Guyatt et al. (1992) のシステマティック・レビューによる鉄欠乏性貧血の診断検査としての血清フェリチン値による分類結果

		骨髄検査による診断		尤度比	尤度比の
		あり	なし		信頼区間
血清フェリチン	< 15 mmol/l	474	20	51.85	41.53 – 62.27
	15 – 25 mmol/l	117	29	8.83	7.22 – 10.44
	25 – 35 mmol/l	58	50	2.54	2.11 – 2.97
	35 – 45 mmol/l	36	43	1.83	1.47 – 2.19
	45 – 100 mmol/l	76	298	0.54	0.48 – 0.60
	100 ≤ mmol/l	48	1320	0.08	0.07 – 0.09
	計	809	1770		

表 1.11　表 1.10 の Sackett et al. (1997) による 2 × 2 分類結果

		骨髄検査による診断		計
		あり	なし	
血清フェリチン	陽性 (< 65 mmol/l)	731	270	1001
	陰性 (> 65 mmol/l)	78	1500	1578
計		809	1770	2579

などを計算して evidence-based な診断の方法を解説している．しかし，残念ながらこれらの計算には疑問がある[*1]．

1) 問題の一つは，55 の論文からどのようにして表 1.10, 1.11 を作成したのかという方法が明記されていない点である．もし，単純に合計して表 1.10, 1.11 を作成したとしたらそれは問題である．第 2 章，または，第 7 章で述べるように，「**異なった研究の表を単純に合計してはいけない**」というのがメタ・アナリシスの原則である．

2) 二つ目は，予測値に関して個々の病院のデータからは一般には推定できないということである．病院により鉄欠乏性貧血の患者，そうでない患者の受診率の比が異なり，**有病率** (prevalence) を別に推定する必要が生じるからである[*2]．この意味でも，有病率を単に $809/2579 = 32\%$ と計算している点も正しくない．

最初の問題については，Guyatt et al. の論文の考察に次のような記述がある．

The heterogeneity found across studies, even within populations, raises

---

[*1]　最近の EBM に関する日本のテキストも統計学の専門ではない臨床医が欧米の論文をきちんと理解しないまま執筆・翻訳されることが多く，誤った解説が目立つので注意が必要である．

[*2]　丹後俊郎「臨床検査への統計学」，第 7 章：臨床検査診断の評価，朝倉書店，1986 参照．

questions about the appropriateness of aggregating the data. ... Nevertheless, the test properties derived from the overview represent the best available estimate and are likely to be a more accurate guide for practice than are the results of any individual study.

本当にそうだろうか？ この問題は第7章で述べることにしよう.

EBMの考え方が普及しだした背景には，同じ治療効果を検討したRCTが数多く実施され，多くのエビデンスが蓄積されてきたこと，本当に有効でかつ安価な治療法への要請が高まってきたこと，コンピュータ，インターネットなどが誰でも何処でも利用できる環境が整ってきたこと，MEDLINEなどのデータベースが整備されてきたこと，情報公開の波に乗って，医療上の意思決定にも密室ではない透明性が要求される時代となってきたこと，さらには，国の施策としても「根拠に基づく健康政策（EBHP, evidence-based health policy）」が重要視されてきたことなど，様々な要因がある．EBMを推進させるための方法論として次の四つが重要である．

1) システマティック・レビュー
2) メタ・アナリシス
3) 意思決定分析（decision making）
4) 費用効果分析（cost-effectiveness analysis）

EBMの手順

1) 臨床での疑問点を明確にする．
2) 文献データベースを利用して対象となる文献を網羅的に収集する．
3) 各文献のエビデンスの質を批判的に評価する．
4) 必要ならメタ・アナリシスを適用してエビデンスを統合する．
5) 得られたエビデンスを目の前の患者に適用する．もちろん，患者からの同意が必要である．

1.12 Evidence-based nutrition

メタボリックシンドロームや糖尿病，心疾患，がん，脳卒中などの生活習慣病の予防・治療では，薬物治療に頼るだけでなく食生活や運動，喫煙，飲酒，生活リズムなどのライフスタイルの改善をいかに効果的に行うかが鍵となる．そして患者への栄養学的アプローチあるいは広義の意味での栄養教育（nutrition education）を中心とするライフスタイル改善プログラムの提案・実践とその評価を行う実践活動に大きな期待が寄せられている．このような栄養教育の場においても，近年，「科学的根拠に基づいた栄養指導（食事療法）」(EBN, evidence-based nutrition) という考え方が，前節に解説した EBM の発展とともに注目されてきた．生活習慣病のなかでも世界的に糖尿病の増加は大きな問題であり，EBN として科学的に実証されたライフスタイル改善プログラムの提案は臨床や栄養教育の場において重要な課題でもある（山岡ほか，2015）．

ここでは，著者が参加しているこの分野の研究グループが実施した研究事例を紹介しよう．Yamaoka and Tango (2005) は糖尿病のハイリスクのグループ（耐糖能障害 IGT，空腹時血糖障害 IFG，境界型）を研究対象として，生活習慣（含む食習慣単独）の改善を目指した新しいプログラム（6 か月以上の介入期間のある RCT）の効果を検討した九つの無作為化臨床試験を抽出し，メタ・アナリシスを実施した．検索方法は電子媒体による検索（MEDLINE と ERIC）で検索用語（テキストと MeSH）は Medline 検索手順にしたがった (1966.1 – 2004.11)．主要なエンドポイントは，負荷後 2 時間血糖値 2-hPG (mmol/dl) のベースラインからの変化量（change from baseline）と糖尿病発症率である．図 1.15 には負荷後 2 時間血糖値（8 試験），図 1.16 には糖尿病発症率（5 試験），それぞれのメタ・アナリシスの結果を示した．統合値の計算 (2.2 節，3 章，5 章参照) では，1) 母数モデル，2) 変量モデル（DerSimonian-Laird 法），3) Bayesian モデル（burn-in sample = 5,000, Number of Gibbs sampling = 10,000）を利用した．また，変量モデルを利用した Joseph Law の累積メタ・アナリシスの結果も示した．

ライフスタイル教育の介入により対照群に比べて 2-hPG では 0.84 mmol/dl

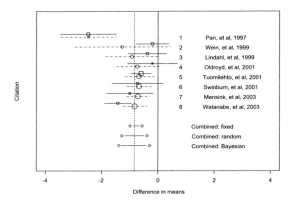

図 1.15 糖尿病ハイリスク群を対象とした糖尿病予防に対する食習慣の改善プログラムの効果を検討した八つの無作為化臨床試験の「負荷後 2 時間血糖値（mmol/dl）のベースラインからの変化量」のメタ・アナリシス（□印）．累積メタ・アナリシスの結果は○印で示した

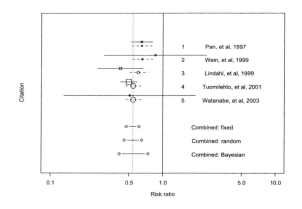

図 1.16 糖尿病ハイリスク群を対象とした糖尿病予防に対する食習慣の改善プログラムの効果を検討した五つの無作為化臨床試験の「糖尿病発症率の比」のメタ・アナリシス（□印）．累積メタ・アナリシスの結果は○印で示した

（95％信頼区間：0.39 – 1.29）の減少効果が認められた（変量モデル）．母数モデル，DerSimonian-Laird の変量モデル，Bayesian モデルにいくにしたがって，信頼区間の幅が広がっていることが観察される．また，累積メタ・アナリシスの結果からは 5 番目（2001 年）までの累積メタ・アナリシスの統合推定値

からほとんど変化がないことが読み取れる.また,1年後の糖尿病発症率では45%のリスクの減少 RR 0.55(95%信頼区間:0.44 – 0.69)が認められた.これらの結果は,ライフスタイル教育は糖尿病発症率と 2-hPG の減少に対して効果があり,糖尿病予防に有効であることを示唆している.

一方,図1.17にはメタボリックシンドローム患者を対象としたライフスタイル改善プログラムの効果を検討した八つの無作為化臨床試験の「メタボリックシンドロームからの離脱割合の比(ratio of proportion of patients with resolved MetS)」のメタ・アナリシスと累積メタ・アナリシスの結果を示す(Yamaoka and Tango, 2012).このメタ・アナリシスでは,メタボリックシンドロームからの離脱割合の比が,変量モデルで 2.0(95%信頼区間:1.5 – 2.5),Bayesian モデルで 2.7(95%信用区間:1.5 – 5.8)[*1]と有意な効果が認められるとともに,メタボリックシンドロームを構成する検査項目(空腹時血糖値,ウエスト

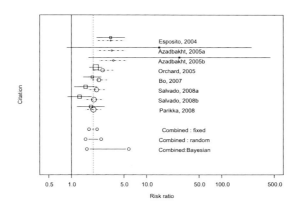

図 1.17 メタボリックシンドローム患者を対象としたライフスタイル改善プログラムの効果を検討した八つの無作為化臨床試験の「メタボリックシンドロームからの離脱割合の比(ratio of proportion of patients with resolved MetS)」のメタ・アナリシス(□印).累積メタ・アナリシスの結果は○印で示した

[*1] 変量モデルと Bayesian モデルでの推定値が大きく異なっているが,この原因は,一部の研究において,メタボリックシンドロームから離脱できた患者が 0,つまり,離脱率が 0% となっていることに起因する.この場合,変量モデルでは,3.1.2 項の「注意」で解説しているように,2×2 分割表のすべての頻度に 1/2 を加えて計算しているため,Bayesian モデル(その必要はない)に比べ,統合推定値は小さめ(underestimate)になる傾向が大きい.このような場合は,Bayesian モデルの推定値を採用する方が望ましい.

周囲長,血圧 (SBP/DBP),トリグリセライド,HDL コレステロール) の有意な改善が認められた.De Lorgeril (2012) は同雑誌の論評 (Commentary) "Why a healthy lifestyle is important" で,このメタ・アナリシスの結果を取り上げ,薬物治療はメタボリックシンドロームを構成する個々の検査値異常の改善には効果はあるものの,多くの無視できない副作用があるので,メタボリックシンドロームの管理にはライフスタイル改善のアプローチが第一選択のアプローチ (first-line approach) である,と強調している.それにより多大の医療費の減少も見込まれる.

2

メタ・アナリシスの基礎

本章ではメタ・アナリシスの基本的な考え方，用語の解説，それにデータ（論文・報告書など）の検索・収集に際して生じる可能性のある様々なバイアスを中心に解説する．

2.1　データを統合するとは？

過去に独立して実施された複数の研究のデータを一緒にすることを英語では "combine, pool, synthesize" などと言い，メタ・アナリシスで推定された共通の指標の値，例えば，オッズ比で表現すると，"combined, pooled, summary, overall (estimate of) odds ratio" などと言う．テキストによってはこれらの英語表現の日本語として「要約，併合，統合」などを使用しているが，本書では「**統合**」を用い，データを統合する，エビデンスを統合する，統合オッズ比などと表現する．

まず，平均値の統合について考えてみよう．今，ある物質の濃度を測定した K 個の研究があって，それぞれの平均値，不偏分散，例数を $(\bar{X}_i, V_i, n_i)$，$i = 1, 2, \ldots, K$ とおく．これらのデータ（エビデンス）を統合して，より信頼できる平均値を計算してみよう，と考える背後には

平均値に関する素朴なモデル

各研究の測定値 ＝（各研究に共通な真値）＋（誤差）　　(2.1)

というモデルを自然に考えていることになる．最も単純な方法は Pearson (1904)，Beecher (1955) が行ったように各研究の平均値（割合）を単純に平均することであろう：

$$\frac{\bar{x}_1 + \bar{x}_2 + \cdots}{研究の数}$$

しかし，研究によっては例数の大きいもの，小さいもの，精度の良いもの，悪いものなどが混在しているのが普通である．つまり，単純な平均値はこれらの違いを無視した悪平等に他ならない．**平均値の推定精度の悪いものには小さな重みを，精度の良いものには大きな重みを与える重み付き平均を計算すること**が自然であろう．それは第 11 章で述べる統計理論からも導かれ，各研究に共通な真値は，重みを

$$\begin{aligned}各研究の重み &= \frac{1}{各研究の推定誤差の分散} \\ &= \frac{1}{(各研究の標準誤差)^2} \\ &= \frac{各研究の例数}{各研究の測定誤差の分散}\end{aligned} \quad (2.2)$$

とおいた**重み付き平均**（weighted mean）：

$$共通な真値の推定値 = \frac{\{(各研究の重み) \times (各研究の平均値)\}\,の和}{(各研究の重み)\,の和} \quad (2.3)$$

で与えられる．推定精度が良いということは平均値の推定誤差の標準偏差である標準誤差が小さいということになる．もし，測定誤差の大きさが研究にかかわらず共通であるという等分散性（つまり，**研究間には差はない**）が仮定できれば，上記の重みの各研究の測定誤差の分散が共通な分散の推定値に置き換えられ，重みが例数だけに比例する．

$$各研究の重み \propto 各研究の例数 \quad (2.4)$$

したがってこの場合の重み付き平均は，我々が常識的に考えている全体の平均値に一致するのである：

$$共通な真値の推定値 = \frac{\{(各研究の例数) \times (各研究の平均値)\}\,の和}{(各研究の例数)\,の和}$$

$$= \frac{\text{全体の測定値の和}}{\text{全例数}} = \text{全体の平均値} \qquad (2.5)$$

割合のデータの統合に関しても同様であり，統合しようと考える背後には，

割合に関する素朴なモデル

各研究の観測割合 ＝（各研究に共通な真の割合）＋（誤差） (2.6)

というモデルを想定して共通の真の割合（p）を全体から推定しようと考えていることになる．もし，この誤差のほとんどが母比率 p の二項分布からのサンプリング誤差である場合には，各研究の重みが

$$\text{各研究の重み} = \frac{1}{\text{各研究の割合の分散}}$$
$$\propto \text{各研究の例数} \qquad (2.7)$$

となるので[*1]，真の割合の推定値の計算式は式 (2.5) と同様であり，全体の単純集計の割合に一致する（割合とは，「なし」を 0,「あり」を 1 と考えた平均値である）．

このように，平均値，割合ともそれぞれの指標の統合に関しては上述した「**素朴なモデルが正しい**」という仮定の下では，共通の値は単に各研究のラベルを無視して全体のデータを単純に合計して計算する平均値と一致することがわかる．したがって，この仮定の下では表 1.2 の Beecher (1955) のプラセボ効果のメタ・アナリシスでは「**例数の違いを考慮しない単純な平均は正しくない**」．一方，鉄欠乏性貧血に関する鉄フェリチンの診断特性を調べた Guyatt *et al.* (1992) のメタ・アナリシス（表 1.10）における感度，特異度の計算については「**単純集計した全体での割合が正しい**」となる．

次に，表 2.1 に示した二つの無作為化比較試験の結果を見てみよう．いずれの試験の結果も，有意差はないものの新薬群の有効率が標準薬群の有効率がそれぞれ 4.7%, 2.6% 勝っている．この二つの試験成績を上述した「**割合の素朴なモデル**」のもとで単純に合計するメタ・アナリシスを実行してみよう．すると

[*1] 各研究に共通な真の割合を p とすれば各研究の分散は $p(1-p)/$例数 となり，その逆数は例数に比例する．

表 2.1 ある薬剤の治療効果を検討した二つの RCT のデータ

群	治療効果		症例数
	有効（割合）	有効性なし	
試験 1			
新薬群	25(83.3)	5	30
標準薬群	44(78.6)	12	56
有効率の差	(+4.7)		
試験 2			
新薬群	31(57.4)	23	54
標準薬群	17(54.8)	14	31
有効率の差	(+2.6)		

表 2.2 表 2.1 に示すある薬剤の治療効果を検討した二つの RCT のデータを単純に合計した表

群	治療効果		症例数
	有効（割合）	有効性なし	
試験 1 + 2			
新薬群	56(66.7)	28	84
標準薬群	61(70.1)	26	87
有効率の差	(−3.4)		

表 2.2 に示すように予想に反して新薬の有効率が標準薬の有効率に **3.4%劣った結果となってしまったのである**．さて，なぜだろうか？　「素朴なモデル」を仮定したのが誤りだったのではないだろうか？

　ある疾患に対するある治療法の有効性・安全性を検証するために類似の選択基準・除外基準などを定めたプロトコールに基づいて様々な地域，異なった研究者グループで試験が行われるが，問題はそれぞれの試験に参加する患者群の特性，治療を施す医師群の特性，診療環境の特性など（それを総合してベクトル表現で x とおく）が異なるのが常であり，治療の効果もその特性に依存して変化するのが普通である．したがって，素朴なモデルは一般には成立せず，例えば，割合に関するモデルは

割合に関する通常のモデル

$$\text{各研究の観測割合} = p(x) + (\text{誤差}) \tag{2.8}$$

となり，各研究毎に真値 $p(x)$ が異なると考えるのが通常である．つまり，真値

は研究間で異なっているのであるから，もはやこのままでは統合はできないということになる．これを無視して，無理やり合計してしまうと表2.2のような誤った結果が生まれる可能性がでてしまう．この矛盾した現象を「**Simpsonのパラドックス**（Simpson's paradox）」と言う．

しかし，RCTでは比較しようとする治療法に患者群を無作為に割り付けることで各試験では治療間に患者特性，医師の治療法・評価法など，治療効果に影響を与える様々な要因の分布が確率的に均質化されるので，治療効果の本当の差 θ（例えば，有効率の差）は異なった研究でも共通と仮定できるのではないだろうか？ つまり，新治療法の効果とプラセボ投与の有効率を試験背景特性の関数として $p_1(\boldsymbol{x})$, $p_0(\boldsymbol{x})$ とおくと，無作為化により

$$p_1(\boldsymbol{x}) - p_0(\boldsymbol{x}) = \theta (一定) \tag{2.9}$$

となっていると仮定できると考えるのである．そうすると，「有効率の差」に素朴なモデル

有効率の差に関する素朴なモデル

各研究の有効率の差 ＝（各研究に共通な真値）＋（誤差） (2.10)

を考えることができる．したがって，この場合のメタ・アナリシスで統合された有効率の差はそれぞれの有効率の差の重み付き平均を計算することになる．さて，表2.1の「統合された有効率」の計算はそれぞれの試験における有効率の差 4.7%, 2.6% の重み付き平均

$$w \times 4.7 + (1-w) \times 2.6, \quad 0 \leq w \leq 1$$

となり，表2.2のような負の値になることはない．

第1章で紹介したように，急性心筋梗塞，死亡などの「イベント発生」を予防するための治療評価においてはイベント発生のリスクをどの程度予防できたかを表す「リスク減少率」を利用することが多い．この場合には，

「イベント発生のオッズ比(odds ratio)を指標にした素朴なモデル」

オッズ比に関する素朴なモデル

各研究のオッズ比 =（各研究に共通な真値）+（誤差）   (2.11)

を考えることが多い．このように，メタ・アナリシスの基本的な考え方は治療効果を計測するための効果指標として，各研究で一定と考えられる有効率の差，オッズ比など，「効果の大きさ (effect size) に素朴なモデルを適用」することになり，

メタ・アナリシスの基本モデル（母数モデル）

各研究の効果の大きさ (effect size) = θ +（誤差）   (2.12)

というモデルとなる．つまり，それぞれの効果の大きさの重み付き平均を計算することになる．ここで「効果の大きさ」には，問題に応じて「**有効率の差，オッズ比，リスク比**」などを考えることになる．本書では **effect size** を共通語として使用している．

さて，素朴なモデル (2.12) が正しいか否か，つまり各研究の effect size が**均質** (homogeneity, 共通の平均値が存在) であるか**異質** (heterogeneity, 平均値が研究によって異なる) かの検討は治療効果と研究効果の間の交互作用効果の有無の検討に他ならない．交互作用には effect の方向がほぼ同じである**量的交互作用** (qualitative interaction) と，方向が研究によってバラバラである**質的交互作用** (quantitative interaction) の2種類がある (Gail and Simon, 1985)．メタ・アナリシスではこの研究間差，交互作用効果の有無の検定を**均質性の検定** (test for homogeneity, test for heterogeneity) と呼ぶ．そこでは量的か質的かは区別しない．**統合可能性** (combinability) の検定とも言う．

2.2 代表的な統計モデル

治療法の割り付けを無作為化することによって導入することができた式 (2.12) のモデルを**母数モデル** (fixed-effects model) と呼ぶ．研究間のバラツキはもっぱら偶然誤差であると仮定する方法であり，Peto の方法 (1985)，Mantel-Haenszel の方法 (1959) などが代表的である．しかし，これは現実を少々単純化しすぎたモデルであり，現実には各研究結果には本質的にはある程度の差（プロトコールの違い，患者の違い，地域の違い，研究者の違いなど）があり，それに治療効果が微妙に影響を受けるのではないだろうか？

$$各研究の効果 = (真値) + (各研究の効果 - 真値)$$
$$= (真値) + (各研究の偏り)$$

と考える方が自然であるケースも少なくない．つまり，研究間には無視できない異質性（heterogeneity）としての「各研究の偏り」があり，これを一つの確率変数として誤差の部分を二つに分離した

メタ・アナリシスの変量モデル

各研究の効果の大きさ（effect size）
$$= \theta + (各研究の偏り) + (誤差) \quad (2.13)$$

（各研究の偏り）〜 平均 0 分散 τ^2 の確率変数

という**変量モデル**（random-effects model）を考えることができる．誤差の部分が増えたという意味で母数モデルに比べると若干信頼区間の幅が広くなる傾向がある．DerSimonian-Laird の方法 (1986) がよく知られている．

式 (2.13) の「各研究の偏り」の分散 τ^2 は「異質性の大きさ」であるが，その解釈が素人には容易ではないことから，よりわかりやすい尺度として，Higgins and Thompson (2002) は，全体のバラツキ（分散）の大きさに占める異質性 τ^2 の割合を**異質性の尺度** (measure of heterogeneity) $I^2(\%)$ として提案して

いる．この尺度が100%に近くなると，統合の妥当性が問題となる．さて，変量モデルにおける未知パラメータは真値θと異質性の大きさτ^2の二つであり，これらを「定数」と考えて推定するのが通常の伝統的な方法で統計学では**頻度論者**（frequentist）のアプローチといわれる．一方，これらのパラメータは定数ではなくある確率分布（事前分布，prior distribution）にしたがう確率変数であると「信じる」方法を**Bayesian モデル**（Bayesian model）と呼ぶ．その「信念」をデータから計算される事後分布（posteriori distribution）で更新させる方法で，計算機の進展とともに普及してきた方法である．

2.3　比較指標の選び方

まず，臨床試験のように事前にある一定の対象者を一定期間追跡する計画を立てた**前向き研究**（closed prospective cohort study）について考えよう．効果のあった割合あるいはリスク[*1)]に基づく**リスク差**（risk difference），**リスク比**（risk ratio），**オッズ比**[*2)]（odds ratio）などを考えるのが自然である．治療群，対照群のリスク（または有効症例数の割合）をそれぞれp_1, p_0とすると

$$差 = p_1 - p_0 \tag{2.14}$$

$$比 = \frac{p_1}{p_0} \tag{2.15}$$

$$オッズ比 = \frac{p_1/(1-p_1)}{p_0/(1-p_0)} \tag{2.16}$$

しかし，このどれを利用すべきかは少々厄介な問題である．厄介なこととは「**一つの指標について研究間で共通と仮定すると他の指標は研究間で共通とならな**

[*1)] リスクとはある基準を満たした患者数の全体に対する割合をさす．例えば，100人の患者を新しい治療法で一定期間治療する予定で治療中に心筋梗塞を起こした患者が4人いたとすると，リスクは$4/100 = 1/25$，プラセボで100人治療中に10人心筋梗塞を発生したとすると$10/100 = 1/10$となる．つまり，新治療法のプラセボに対する心筋梗塞発生のリスク比は$(1/25) \div (1/10) = 10/25 = 0.4$となる．つまり，新治療法を行うと60%のリスク減少が期待される．

[*2)] オッズとはある基準を満たした患者数を基準を満たさない患者数で割った値．注1)の治療例での新治療法の心筋梗塞発生オッズは$4/96 = 1/24$である．プラセボのオッズは$10/90 = 1/9$となる．つまり，新治療法のプラセボに対する心筋梗塞発症オッズ比は$(1/24) \div (1/9) = 9/24 = 0.375$となる．言い換えれば62.5%のオッズ減少が新治療で期待される．

い」ということである．例えば，C 型慢性肝疾患のインターフェロン治療における ウイルスの陰性化率などのような 2 桁のパーセントで表現できる「有効率」を議論する場合は，最も自然でかつ解釈が容易な「割合の差」を効果指標とすることが多い．しかし，交絡因子などの調整にはよくロジスティック回帰分析を利用することが少なくない．この場合は有効率の差ではなく有効オッズ比を考えていることになる．そこで，両者の関係を調べるのに図 2.1 に割合の差を一定 10% にした場合のオッズ比，リスク比の挙動を示した．対照薬の有効率 p_0 が変化するにしたがって大きく変動しているのがわかる．ただ，オッズ比については対照群の割合が中央に近い範囲 30 – 70% ではほぼ一定となっていることに注意したい．つまり，範囲を限定すると有効率の差が一定でもオッズ比を指標とすることはそんなに間違いではないことがわかる．

次に，心筋梗塞による死亡の予防効果を評価する場合などでは疫学研究と同様にリスク比，あるいは，オッズ比を使用するケースが多い．ロジスティック回帰分析を利用する場合はオッズ比が推定される．しかし，イベント発生率を問題にする疾患は「希な疾患」であることが多く，その場合は

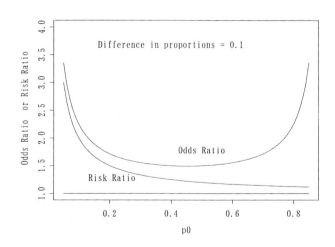

図 **2.1** 有効率の差（リスク差）を 10% としたとき，対照薬の有効率 p_0 を変化させたときのオッズ比，リスク比の挙動

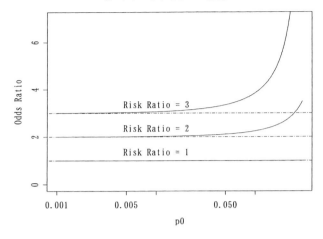

図 2.2 リスク比を 2, 3 にそれぞれに固定したとき，対照群のリスク p_0 を変化させたときのオッズ比の挙動

$$\frac{p_1/(1-p_1)}{p_0/(1-p_0)} \approx \frac{p_1}{p_0} \quad (p_1,\ p_0 \ll 1)$$

となる．図 2.2 にリスク比を一定にした場合のオッズ比の挙動を示した．対照群のリスクが 1%未満ではオッズ比はほぼリスク比に一致しているが，2 – 3%を超えるあたりからオッズ比はリスク比を大き目に推定している．これらの意味から範囲限定ながら安定しているオッズ比がメタ・アナリシスではよく利用される．

次に，開いた前向き研究 (open cohort study) においては，あるイベントの発生率 r (incidence rate) の差 (rate difference)，比 (rate ratio) の二つが考えられるが，比を利用するのが一般的である．例えば治療群，対照群の死亡率をそれぞれ r_1, r_0 とすると

$$差 = r_1 - r_0 \tag{2.17}$$

$$比 = \frac{r_1}{r_0} \tag{2.18}$$

となる．Cox の比例ハザードモデルでのハザード比 (hazard ratio) は後者の推定値である．

一方，平均値を比較する研究においては，次の二つの指標を考えるのが自然

である．つまり，平均値の差（absolute difference）と平均値を標準化した差（standardized difference）である．治療群，対照群の平均値をそれぞれ μ_1, μ_0 とし，共通な標準偏差を σ とすると

$$絶対差 = \mu_1 - \mu_0 \tag{2.19}$$

$$標準化した差 = \frac{\mu_1 - \mu_0}{\sigma} \tag{2.20}$$

となる．後者の指標は効果の計測単位が研究間で異なる場合によく利用される．

2.4　論文の検索と選択バイアス

統計学の推論の基礎は母集団から必要な大きさの標本を無作為抽出することにある．全数抽出することは実際不可能あるいは時間・費用を節約する観点から無作為抽出を行う．しかし，メタ・アナリシスでは母集団は数えられる程度の有限な数の研究である．したがって，メタ・アナリシスの原則は「**全数検索**」である．しかし，同じテーマの研究論文をすべて検索・収集することは以下に解説する様々なバイアスによって不可能に近い．

2.4.1　公表バイアス

新薬開発に携わる製薬企業が計画した試験で結果がネガティブであれば公表される可能性は小さいし，研究者にしても思うような結果がでなければ論文を投稿しようとしないだろう．たとえ，論文を投稿しようとしても，雑誌の編集委員会はネガティブな論文は掲載価値が低いと考えて論文採択を否決してしまうかもしれない（最近はコクラン共同計画の影響でネガティブな結果も掲載する機会は増えているが）．つまり，「公表される，されない」の基準が研究結果の「ポジティブかネガティブ」に強く関連しているからである．したがって，公表された結果だけで（重み付き）平均値を計算すると明らかにポジティブの方向にバイアスがかかってしまうからである．その典型例としては，がんの化学療法の分野の成績が有名である．進行性卵巣がん患者に対する多剤併用療法とアルキル化薬単独療法との比較試験において，文献サーチで選択された研究に基づく治療効果では多剤併用療法の方が有意に生存率が大きかったのに対し，国

際がんデータバンク (International Cancer Data Bank) に登録されたがんの試験の解析では有意な治療効果の差は観察されていなかったのである (Simes, 1987).

$$\text{published trials} \quad (p = 0.0004)$$
$$\text{registered trials} \quad (p = 0.17)$$

公表バイアスについて検討したある調査では，1984年から1987年の間に倫理委員会で了承された285の臨床試験のうち，1990年までに約48%の138の結果が公表された．しかし，有意に治療効果があった研究結果が公表されるオッズは，有意な治療効果が観察されなかった試験結果が公表されるオッズの3倍程度高かった．同様な他の四つの調査結果を加えてメタ・アナリシスを行ったところ，図2.3に示すように調査間に大きな違いを疑う変動が観察されず，統合オッズ比は3.0 (95%CI : 2.3 – 3.9) であった．

また，試験のスポンサーも公表バイアスに大きくかかわっている．特に，製

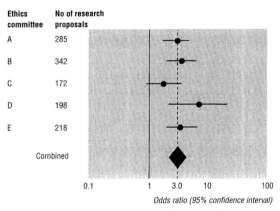

Fig 1 Meta-analysis of five studies examining association of significant results and publication among research proposals submitted to ethics committees. The unadjusted odds ratios were combined by using a fixed effects model

図 **2.3** 倫理委員会で了承された臨床試験のうち有意な結果が得られた試験とそうでない試験とで公表されるオッズを比較した五つの調査のメタ・アナリシス (Egger and Smith, 1998)

薬企業がスポンサーとなって実施された試験は政府・研究者などが中心となって実施された試験より公表される割合は少ない．例えば，上述した進行性卵巣がん患者に対する多剤併用療法とアルキル化薬単独療法との比較試験で，多剤併用療法が優れていると発表したのは，製薬企業がスポンサーとなっていた試験では全体の89%であったのに対し，他の臨床試験では61%に過ぎなかった．これは，ネガティブな結果の試験について製薬企業が公表を渋ってきたことを示したデータである．また，多施設共同試験の結果は単一施設で行われた試験の結果より公表される割合は高い．しかし，残念ながら，質の高い研究は質の低い研究より公表される割合は高いかというとそうでもないようである．

2.4.2 サブ・グループ解析バイアス

プロトコールで定められた全体の主要な解析以外にもいくつかのサブ・グループに層別して解析がよく行われる．しかし，注意しなければいけないのは全体の解析では有意な治療効果が得られない場合に，えてして有意となったサブ・グループ解析の結果を選択的に報告する（selective reporting）研究者のなんと多いことか！ Study design, primary endpoint などをよく検討してこの種のトリックに備える必要がある．これも一種の公表バイアスであろう．

2.4.3 英語バイアス

これまでの代表的なメタ・アナリシスは主として英語で書かれた臨床試験に基づいている．例えば，1991 年から 1993 年まで実施された 26 のメタ・アナリシスは英語で書かれた文献に限ったものであった（Gregoire et al., 1995）．日本のような英語圏でない国の研究者は英語と母国語の両方で論文を書かねばならない点で英語圏の研究者よりハンディがある．ただ，英語が世界の共通語となった現在，良い結果がでたら英語で，さほどでもなければ母国語で，と考える研究者は多いに違いない．したがって，英語の文献だけを収集したメタ・アナリシスにはバイアスがあるといわねばならない．Egger et al. (1996, 1997c) はドイツ語で出版された文献について調べた．1985 年から 1994 年までに五つの学術雑誌で公表されたすべての RCT の論文を manual search で探索したのであった．一方で，同じ 10 年間に英語で公表された RCT の論文を MEDLINE を利

用して検索した．同じ first author による英語の論文とドイツ語の論文のペアを集めて比較したのである．英語で公表された論文の 63%が有意な結果を示していたがドイツ語で公表された試験結果で有意だったのは 35%であった．これらの結果を条件付きロジスティック回帰モデル（conditional logistic regression）で分析したところ，有意な結果を示した試験結果が英語で公表されるオッズはドイツ語のそれの 3.75 倍（95%CI : 1.25 – 11.3）であった．この関連性は症例数，試験デザイン，試験の質などで調整しても大きな変化が認められなかった（3.98, 95%CI : 1.20 – 13.2）．症例数，試験デザイン，試験の質などには大きな違いは認められなかった（図 2.4）．これらの結果は「**英語という言語バイアス**（English language bias）」の存在をデータで示したということである．このような状況は日本でも同様であろう．

2.4.4 データベース・バイアス

最近のメタ・アナリシスの文献収集の代表的ツールは，やはり MEDLINE, EMBASE などのデータベースでコンピュータを利用したキーワード検索であ

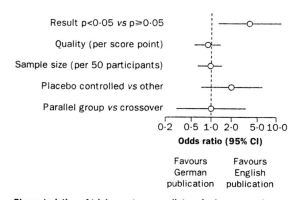

図 2.4 英語バイアス：有意な結果が得られた場合，英語で発表されるオッズがドイツ語で発表されるオッズの約 4 倍であることを示すメタ・アナリシス（Egger *et al.*, 1996, 1997c）

ろう．キーワードの適切さの問題も重要なテーマとなるが，いずれにしても，このデータベースを利用する限り，データベースに登録されていない論文は検索できない．データベースに登録されていない論文をどう集めるかがより完全なメタ・アナリシスを実施する上で，大きなテーマでもある．

2.4.5 引用バイアス

文献の出所を探すとき，上述したコンピュータを利用した検索の限界を補完するために専門家に尋ねたり，他の関連論文の文献リストを利用することが少なくない．しかし，この文献リストを利用するのが実は曲者である．つまり，ここに**引用バイアス**（citation bias）が潜んでいる．例えば，ある治療効果を支持した（有意な効果を示した）論文が支持しない論文より引用される頻度が論文の質，サイズにかかわらず高い傾向がつよい．つまり，効果のある論文を選択的に見つけてしまうバイアスが生じるのである．また，論文が公表された論文誌自体が引用バイアスを生んでいることを忘れてはいけない．例えば，*New Engl J Med* に掲載された論文と，ほとんど名前も知られていない雑誌とでは引用される頻度は明らかに異なるのであるから……．

心筋梗塞発生後のコレステロール低下を目的とした七つの臨床試験のメタ・アナリシス（Rossouw et al., 1990）においては試験の選択条件として，単一要因無作為化試験で，少なくとも各群100症例以上，最低3年の追跡期間，ホルモン療法の使用のないものと定義されていた．全死因死亡率においては，治療効果は有意ではないものの傾向は現れていた（オッズ比 : 0.91, $95\%CI : 0.82 - 1.02$）．しかし，これらの選択条件を満たす臨床試験が一つ選択されていなかったのである．この試験結果は全死亡の死亡率のオッズ比は 1.60（$95\%CI : 0.95 - 2.70$）で，治療効果が認められないというよりはプラセボより劣る傾向があった．このメタ・アナリシスに選択された論文の公表後の5年間の年平均引用率は約20であるのに対し，選択されなかった論文のそれは1以下であったのである（Ravnskov et al., 1992）．引用バイアスはこのようにしてメタ・アナリシスの推定結果をねじ曲げることにつながる危険性がある．

2.4.6 多重公表バイアス

興味深い有意な結果がでた研究は単一の研究であるのに何度も発表されたり，出版される機会は多くなる．術後の嘔気の予防に使われた "ondansetron, a 5-HT3 receptor antagonist" の試験で示されたように (Tramer *et al.*, 1997)，二重にカウントすることは治療効果の過大推定につながる．特に，多施設共同試験の場合にはその危険性が高い．同じデータの一部が個々の施設によって別々に発表されることがあるからである．一般にコンピュータによるキーワード検索で選ばれる文献のどの二つがこの種の「異なった著者による二重投稿」なのかを判断するのは難しいが，この辺は集められた文献の慎重な検討が必要なポイントでもある．

2.4.7 Funnel plot—公表バイアスの検討

上述したように，必要な文献をすべて，かつ，何の先入観もなく選択することは困難を極める．公表バイアスがある以上，すべて集めることは至難の技であるが，

1) 広義の選択基準を設けてそれを満たす可能なすべての研究を含める，
2) 次いで，狭義の選択基準を複数設定して第5章で述べる感度分析を行い，結果のバラツキ，研究間の違いなどを検討する

ことが重要となる．その際，公表バイアスの視覚的な検討ツールとして funnel plot で検討できる．それは

- x 軸にオッズ比，リスク比などの効果の大きさ (effect size) の推定値，
- y 軸に例数（効果の大きさの推定値の精度 = 標準誤差の逆 = 例数に比例）

をプロットしたものである．

1) 全く同じ条件で繰り返し測定すると測定値は真値の回りに対称にばらつき，
2) 例数が大きいとバラツキの大きさが小さくなる

ので，公表バイアスがなく研究の数が多ければ点のバラツキ具合が漏斗 (funnel) を逆さにしたような対称形を表す．もっとも，形状が正規分布する保証はどこにもない．図 2.5 に外科入院患者への心理学的指導が入院期間を減少させるかという研究テーマに関するメタ・アナリシスにおける funnel plot で，上図が公表した論文と未公表の論文を合わせた図，下図が公表論文だ

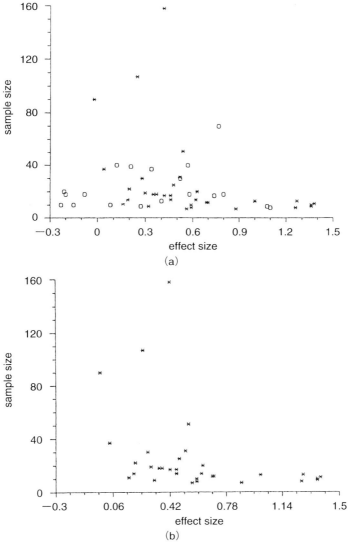

Fig. 1. Funnel plots of studies of psychoeducational programmes for surgical patients (adapted from Devine and Cook (1983)): (a) all studies; (b) published studies only (○, unpublished; * published)

図 2.5 外科入院患者への心理学的指導が入院期間を減少させるかという研究に関する メタ・アナリシスにおける funnel plot. 上図が公表した論文と未公表の論文を 合わせた図, 下図が公表論文だけの図 (Begg and Berlin, 1988)

けの図である (Begg and Berlin, 1988). effect size は標準化された平均値の差である.明らかに下の図は非対称な形となっているのがわかる.図 2.6 に β ブロッカーのメタ・アナリシスにおける funnel plot を示す.この分布は少々非対称性を示し,治療効果が認められなかった小規模の試験(右下の裾の部分)が少々欠けていることを示している.第 6 章で詳述する funnel plot の対称性の検定の一つである **Egger *et al.*** の回帰法を利用すると有意ではない $(p > 0.1)$.第 1 章でも述べたように,この場合には公表バイアスの影響は小さかったようである.

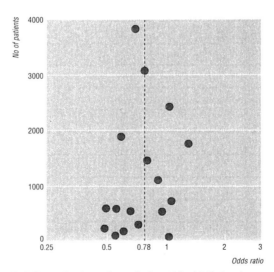

Fig 2 Funnel plot of mortality results from trials of β blockers in secondary prevention after myocardial infarction. The odds ratios are plotted against study sample size

図 2.6 β ブロッカーのメタ・アナリシスにおける funnel plot (Egger and Smith, 1998)

2.5 メタ・アナリシスの論文の書き方

　本書の序にも述べたように，研究テーマを明確に定義して，調査対象とする研究を網羅的に収集して実施されたメタ・アナリシスは，過去の研究結果を著者の興味ある研究だけに絞り，記述的に分類したり，単純な割合，平均値を計算したりするいわゆるレビューよりは，客観的でかつ正確に現在までに獲得されたエビデンスを整理・統合できると期待される．ただ，その前提としては「適切にデザインされ，適切に実施され，適切に解析され，さらに適切に報告された」メタ・アナリシスであることが重要である．しかし，現実には不適切なデザイン，実施，解析も少なくなく，かつ，不適切な報告も少なくないため，これらの不適切さの連鎖によるバイアスのかかった報告は治療法に対する誤ったエビデンスを作り上げてしまう危険性が大きい．このような観点から，少なくとも，メタ・アナリシスの研究を実施する際には，少なくともこれだけの情報は記述するべきであるというミニマム・リクワイアメントが提案されてきた．それが，1999 年に発表された the QUOROM statement (Quality of reporting of meta-analysis, 1999) である．現在では，その内容・名前とも改変され，the PRISMA statement (Preferred reporting items for systematic reviews and meta-analyses) と変更されている．その解説は，Liberati *et al.* (2009) に詳しい．その詳細は原文をお読みいただくとして，ここでは，その中からメタ・アナリシスの論文を書くときにチェックすべきリストを表 2.3 に掲載しよう．少なくとも，ここに掲載されている項目については詳細かつ正確に記述する必要がある．チェックリストにたびたび出現している項目「バイアスの危険性 (risk of bias)」は PRISMA になって初めて使用された用語で，QUOROM では用語「質 (quality)」が使われていた．個々の研究の「バイアスの危険性」を評価する試験デザイン上のチェックリストとしては

- 無作為割り付けコードが適切に作成されたか
- 無作為割り付けコードが隠蔽 (concealment) されていたか
- 患者（参加者）は割り付け情報に関してブラインド化されていたか
- 医師（介入実施者）は割り付け情報に関してブラインド化されていたか

表 2.3　PRISMA(2009) によるメタ・アナリシスの論文を書く（報告する）場合に含めるべき項目のチェックリスト

節・トピック	項目番号	チェックリスト項目
タイトル		
タイトル	1	システマティック・レビュー (SR) か，メタ・アナリシス (MA)，あるいは，両方かを特定する
抄録		
構造化抄録	2	背景，目的，データ情報源，適格基準，対象，介入，研究の評価，統合手法，結果，限界，結論と主要な結果の意味合い，登録番号
はじめに		
論拠	3	既知の事実と照らし合わせた本論文（レビュー）の論理的根拠
目的	4	患者対象 (P)，介入 (I)，対照 (C)，アウトカム (O)，研究デザイン (S) の PICOS と関連付けて研究目的を明確に述べる
方法		
研究計画書と登録	5	研究計画書の有無，アクセス可能な場所（Web address など）登録番号などの登録情報
適格基準	6	研究の特徴 (PICOS，追跡期間)，報告の特徴（言語，出版のタイプ，出版年）の論理的根拠
情報源	7	検索における全情報（例：データベースと検索期間，追加的情報を得るための著者への連絡）と最終検索日
検索	8	少なくとも一つのデータベースの電子検索式について，使用した制限を含め，再現できるように詳細に記述する
研究の選択	9	選択のプロセス（例：スクリーニング，適格性，SR，MA への組み入れ）の提示
データ抽出過程	10	抽出方法（例：データ抽出用の雛型の作成，二人が独立に抽出），著者からのデータの入手（確認）方法，などの記述
データ項目	11	検索しようとしたすべての変数 (PICOS，資金源) のリストとその際におかれた仮定と単純化の記述
個々の研究のバイアスの危険性	12	個々の研究の「バイアスの危険性」の評価方法と統合推定値を得る際にこれらの情報をどのように活用したかを述べる
要約指標	13	主要な要約指標（例：リスク比，平均値の差）を述べる
結果の統合	14	データの解析方法，結果の統合方法，メタ・アナリシスの

研究全体でのバイアスの危険性	15	異質性の尺度（measure of heterogeneity, I^2 値）などの記述
		統合されたエビデンスに与える可能性のあるバイアス（例：公表バイアス，それぞれの研究での選択的報告の有無）の存在の評価法（例：funnel plots）を記述する
追加的な解析	16	感度分析，サブグループ解析，メタ回帰分析の実施の有無．もし実施した場合，計画書で事前に記載されていたかを記述する
結果		
研究の選択	17	フローチャートを用いて，スクリーニングされ，最終的に解析の対象となった，それぞれの段階の採用研究数と除外理由を述べる
研究の特徴	18	各研究について，サンプルサイズ，PICOS，追跡期間などの特徴と引用文献について報告する
研究内のバイアスの危険性	19	それぞれの研究のバイアスの危険性に関するデータ，可能であれば，アウトカム（有害）レベルでの評価（項目 12 参照）
各研究の結果	20	検討したすべてのアウトカムについて，研究・介入群別のデータの要約効果の大きさと信頼区間を提示し，可能なら，forest plot で図示する
結果の統合	21	実施したそれぞれのメタ・アナリシスの統合推定値，信頼区間，異質性の尺度を述べる
研究全体でのバイアスの危険性	22	研究全体について行われた「バイアスの危険性」の評価結果（項目 15 参照）
追加的な解析	23	実施した追加的な解析（項目 16 参照）の結果を述べる
考察		
エビデンスの要約	24	得られた主要な結果をエビデンスの強さを含めて要約する．また，その結果の医療提供者，利用者（患者），政策決定者などとの関連にも言及する
限界	25	研究レベル，アウトカムレベル（バイアスの危険性），レビューレベル（公表バイアス，報告バイアス）について議論する
結論	26	結果の一般的解釈を他のエビデンスと関連付けて述べるとともに今後必要となる研究についても言及する
資金		
資金	27	資金提供者と他の支援（例：データの提供），それに資金提供者の役割

- 評価者は割り付け情報に関してブラインド化されていたか
- データの収集者は割り付け情報に関してブラインド化されていたか
- 資金提供者は割り付け情報に関してブラインド化されていたか
- 追跡（評価）不能者 (loss to follow-up) の割合
- 有効性で試験が早期に中止されたか
- 統計解析は ITT の原則 (intention-to treat principle) にしたがって行われたか

などを検討する必要がある．これらの情報の利用方法は，一般には簡単ではないので，チェックリストを作成するだけで，記述的な要約でおしまいにすることも少なくないが，可能であれば，これらの項目で危険性の程度を分類し，サブ・グループ解析，感度分析などで統合推定値のバラツキを評価することも有用かもしれない．

3

メタ・アナリシスの代表的な方法

本章では，無作為割り付けを基本とした研究デザインで**交絡因子**（confounding factors）の影響をデザイン段階で確率的に調整している研究分野におけるメタ・アナリシスで代表的でかつ計算が容易な統計手法を紹介する．実際の計算は付録に収載されている R または S-Plus プログラムを利用しているので参考にしていただきたい．またその理論は第 11 章を参照されたい．

3.1 2 × 2 分割表

本節では 2 × 2 分割表のデータが個々の研究から抽出できる場合のメタ・アナリシスの計算を考える．基本的なデータは表 3.1 に示されている 2 × 2 分割表のデータを利用する．歴史的な順序でまず Peto の方法から解説しよう．

3.1.1 Peto の方法—オッズ比

Peto の方法は臨床試験 RCT の effect size としてオッズ比を用いてメタ・

表 3.1 臨床試験 or 閉じた前向き追跡調査集団（closed cohort）における原因と結果の K 個の研究結果の 2×2 分割表 ($i = 1, \ldots, K$). いずれかの頻度が 0 の場合にはすべての頻度に 0.5 を加える

原因	事象の発生		計
	あり	なし	
治療群（曝露群）	a_i	b_i	n_{1i}
対照群（非曝露群）	c_i	d_i	n_{0i}
計	m_{1i}	m_{0i}	n_i

アナリシスを行うために提案された方法であり，それぞれの RCT の結果の解釈を容易にする統計量で構成されている．この方法は各試験毎に，治療群における観測イベント数から治療効果がない場合に期待されるイベント数を引いた数，つまり，その試験でイベントの発生を予防できた患者の数を表す

$$O_i - E_i, \quad i = 1, 2, \ldots, K$$

と，その分散 V_i から近似的に推定されるオッズ比

$$\widehat{OR}_i = \frac{a_i d_i}{b_i c_i} \doteq \exp\left(\frac{O_i - E_i}{V_i}\right) \tag{3.1}$$

を利用して計算するものである．その計算のプロセスはアルゴリズム 3.1 に示す．

アルゴリズム 3.1. 母数モデル：Peto の方法

1. 各研究での対数オッズ比の近似値を計算する．
$$\log \widehat{OR}_i = \frac{O_i - E_i}{V_i} = \left(a_i - \frac{n_{1i} m_{1i}}{n_i}\right) \Big/ \left(\frac{n_{1i} n_{0i} m_{1i} m_{0i}}{n_i^2 (n_i - 1)}\right)$$

2. 対数オッズ比の標準誤差を計算する．
$$SE_i = \frac{1}{\sqrt{V_i}}$$
各研究の 95%信頼区間は $\exp(\log \widehat{OR}_i \pm 1.96 SE_i)$ で計算する．

3. 各研究の重みを計算する．
$$w_i = \frac{1}{SE_i^2} = V_i$$

4. 統合オッズ比の推定：重み付き平均を計算し指数変換でもとに戻す．
$$\widehat{OR}_p = \exp\left(\frac{\sum_{i=1}^{K}(O_i - E_i)}{\sum_{i=1}^{K} V_i}\right) \tag{3.2}$$

5. 統合オッズ比の 95%信頼区間を計算する．
$$\exp\left(\frac{\sum_{i=1}^{K}(O_i - E_i)}{\sum_{i=1}^{K} V_i} \pm 1.96 \sqrt{\frac{1}{\sum_{i=1}^{K} V_i}}\right) \tag{3.3}$$

6. 均質性の検定を行う.

$$Q_1 = \sum_{i=1}^{K} \frac{(O_i - E_i)^2}{V_i} - \frac{\left\{\sum_{i=1}^{K}(O_i - E_i)\right\}^2}{\sum_{i=1}^{K} V_i} \sim \chi^2_{K-1} \quad (3.4)$$

7. 有意性の検定を行う.（Mantel-Haenszel 検定）

$$Q_2 = \frac{\left\{\left|\sum_{i=1}^{K}(O_i - E_i)\right| - 0.5\right\}^2}{\sum_{i=1}^{K} V_i} \sim \chi^2_1 \quad (3.5)$$

[例題]：心筋梗塞後の 2 次予防— β ブロッカーの長期投与

第 1 章の図 1.1 の 17 の RCT のメタ・アナリシスを再現してみよう．データは表 3.2 に掲載してある．計算の概略は次のようになる．まず各試験毎の計算は

5.1 Reynolds　　$O_1 - E_1 = 3 - \frac{38 \times 6}{77} = 0.0390$

　　　　　　　　$V_1 = \frac{38 \times 39 \times 6 \times 71}{77 \times 77 \times 76} = 1.401$

5.2 Wilhelmsson　$O_2 - E_2 = 7 - \frac{114 \times 21}{230} = -3.4087$

　　　　　　　　$V_2 = \frac{114 \times 116 \times 21 \times 209}{230 \times 230 \times 229} = 4.7911$

$\vdots$

5.17 Boissel　　$O_{17} - E_{17} = 17 - \frac{298 \times 51}{607} = -8.0379$

　　　　　　　　$V_{17} = \frac{298 \times 309 \times 51 \times 556}{607 \times 607 \times 606} = 11.6942$

となる．最後に必要な統計量の計算を行う．

$$\widehat{OR}_p = \exp\left\{\frac{0.0390 - 3.408 + \cdots - 8.0379}{1.401 + 4.7911 + \cdots + 11.6942}\right\}$$

$$= 0.7820$$

$$95\%CI\ :\ 0.7820 \times \exp\left\{\pm 1.96 \sqrt{\frac{1}{1.401 + 4.7911 + \cdots + 11.6942}}\right\}$$

表 3.2 心筋梗塞後 2 次予防への β ブロッカーの長期投与の治療効果（死亡率リスク減少）に関する 17 の RCT のメタ・アナリシスのデータ．表 1.3 の 15 の試験に最後の二つの試験を追加したもの

Source Trial	Beta blockade		Control	
	Event	Total	Event	Total
5.1 Reynolds (1 y)	3	38	3	39
5.2 Wilhelmsson (2 y)	7	114	14	116
5.3 Ahlmark (2 y)	5	69	11	93
5.4 Multicentre Int.	102	1533	127	1520
5.5 Baber (3-9 mo)	28	355	27	365
5.6 Rehnqvist	4	59	6	52
5.7 Norwegian	98	945	152	939
5.8 Taylor (mean 4 y)	60	632	48	471
5.9 Hansteen (1 y)	25	278	37	282
5.10 BHAT (median 2 y)	138	1916	188	1921
5.11 Julian (1 y)	64	873	52	583
5.12 Australian/Swedis	45	263	47	266
5.13 Manger Cats (1 y)	9	291	16	293
5.14 EIS (1 y)	57	858	45	883
5.15 Rehnqvist (3 y)	25	154	31	147
5.16 LIT	65	1195	62	1200
5.17 Boissel	17	298	34	309

$$= 0.7064 - 0.8656$$
$$Q_1 = 1.401 \times \left(\frac{0.0390}{1.401} - \log 0.7820\right)^2$$
$$+ 4.7911 \times \left(\frac{-3.408}{4.7911} - \log 0.7820\right)^2$$
$$+ \cdots + 11.6942 \times \left(\frac{-8.0379}{11.6942} - \log 0.7820\right)^2 = 21.38$$
$$Q_2 = \frac{(|0.0390 - 3.408 + \cdots - 8.0379| - 0.5)^2}{1.401 + 4.7911 + \cdots + 11.6942} = 22.27$$

結局，$\widehat{OR}_p = 0.782$, $95\%CI : 0.706 - 0.866$, $Q_1 = 21.38$ ($df = 16$, $p = 0.164$), $Q_2 = 22.27$ ($df = 1$, $p < 0.0001$) となる．図 3.1 には S-Plus を利用して解析した結果を示す．付録のプログラム「peto.s」を利用したもので，変数 out で推定値，95%信頼区間，outq1 で Q_1 に関する χ^2 値，自由度，p 値，outq2 で Q_2 に関する χ^2 値，自由度，p 値が出力されている．

注意 Peto の方法は，あくまで無作為割り付けに基づく臨床試験のデータに適用するものである．疫学研究のデータには適用すべきではない（unbalanced data によるバイアスが生じる）．また，単純な 2×2 分割表による比較である

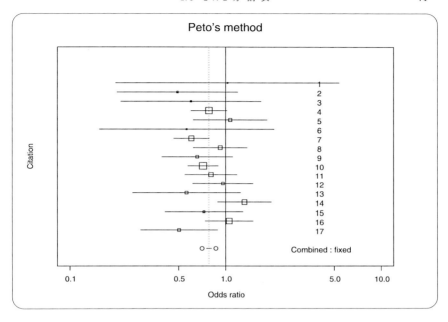

図 3.1 心筋梗塞後の 2 次予防— β ブロッカーの長期投与の治療効果(死亡率リスク減少)の Peto の方法(オッズ比)によるメタ・アナリシス:付録の S-Plus プログラム「peto.s」の出力結果

ので交絡因子の調整はできないことに注意したい.

3.1.2 漸近分散法—オッズ比

母数モデルのオッズ比の推定については,ほとんどの場合,Peto 法や,後で紹介する Mantel-Haenszel 法が利用されているが,β ブロッカーのメタ・アナリシスのように各研究の症例数が大きい場合にはオッズ比の対数が漸近的に正

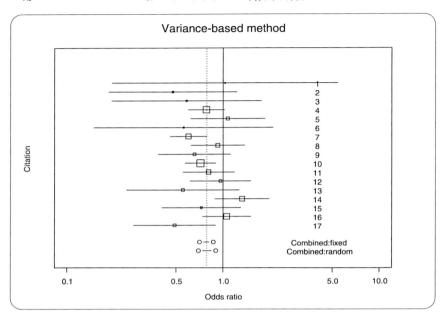

図 3.2 心筋梗塞後の 2 次予防—— β ブロッカーの長期投与の治療効果（死亡率リスク減少）の漸近分散法（オッズ比）によるメタ・アナリシス：付録の S-Plus プログラム「varor.s」の出力結果

規近似できることから漸近的な意味での最尤推定量を計算することができる．この方法を**漸近分散法**（variance-based method）という．その計算法はアルゴリズム 3.2 に示すとおりである．表 3.2 の β ブロッカーのデータに適用してみると，

$$\widehat{OR}_V = 0.7831$$
$$95\%CI : 0.7067 - 0.8677$$
$$Q_1 = 21.48 \ (df = 16, \ p = 0.1608)$$
$$Q_2 = 21.81 \ (df = 1, \ p < 0.0001)$$

となり，漸近分散法の結果は Peto の方法の結果とほとんど同じであった．なお，S-Plus を利用して解析した結果を図 3.2 に示す．付録のプログラム「varor.s」を利用したもので，変数 out で推定値，95%信頼区間，outq1 で Q_1 に関する χ^2 値，自由度，p 値，outq2 で Q_2 に関する χ^2 値，自由度，p 値が出力されている．このプログラムには，後で紹介する変量モデルの DerSimonian-Laird 法での解析結果も含まれているので，変量モデルでの統合オッズ比の推定値と信頼区間が一緒に表示されている．

注意 Peto の方法と同様に単純な 2×2 分割表による比較であるので交絡因子の調整はできないことに注意したい．a_i, b_i, c_i, d_i のいずれかの頻度が 0 の場合には，すべての頻度に $1/2$ を加える Woolf(1955) の修正法が知られている．

アルゴリズム 3.2. 母数モデル：漸近分散法——オッズ比

1. 各研究での対数オッズ比を計算する．

$$\log \widehat{OR}_i = \log \frac{a_i d_i}{b_i c_i}$$

2. 対数オッズ比の標準誤差を計算する．

$$SE_i = \sqrt{\frac{1}{a_i} + \frac{1}{b_i} + \frac{1}{c_i} + \frac{1}{d_i}}$$

各研究の95%信頼区間は $\exp(\log \widehat{OR}_i \pm 1.96 SE_i)$ で計算する．

3. 各研究の重みを計算する．

$$w_i = \frac{1}{SE_i^2} = \left(\frac{1}{a_i} + \frac{1}{b_i} + \frac{1}{c_i} + \frac{1}{d_i}\right)^{-1}$$

4. 統合オッズ比の推定：重み付き平均を計算し指数変換でもとに戻す．

$$\widehat{OR}_{\rm V} = \exp\left(\frac{\sum_{i=1}^{K} w_i \log \widehat{OR}_i}{\sum_{i=1}^{K} w_i}\right) \tag{3.6}$$

5. 統合オッズ比の95%信頼区間を計算する．

$$\exp\left(\log \widehat{OR}_{\rm V} \pm 1.96 \sqrt{\frac{1}{\sum_{i=1}^{K} w_i}}\right) \tag{3.7}$$

6. 均質性の検定を行う．

$$Q_1 = \sum_{i=1}^{K} w_i (\log \widehat{OR}_i - \log \widehat{OR}_{\rm V})^2 \sim \chi_{K-1}^2 \tag{3.8}$$

7. 有意性の検定を行う．

$$Q_2 = (\log \widehat{OR}_{\rm V})^2 \sum_{i=1}^{K} w_i \sim \chi_1^2 \tag{3.9}$$

3.1.3 Mantel-Haenszel の方法——オッズ比

疫学研究での交絡因子の調整，層別解析の方法としてよく知られている．実は，Petoの方法は最尤推定量，あるいはMantel-Haenszel法の近似法である（9.2節参照）．特に，層毎の標本数が小さいときに性質が良いのでよく利用される．計算式は通常の重み付き計算の式とは少々異なり，Mantel-Haenszel独自の方法であり，アルゴリズム3.3に示すとおりである．ただ，そこでの均質性の検定は漸近分散法と同様の方法であるが，理論的根拠が希薄である．むし

ろ次の Breslow-Day 検定 (1980) の方が薦められる方法である．

$$Q_{1,\text{BD}} = \sum_{i=1}^{K} w_i (a_i - e_i)^2 \sim \chi^2_{K-1} \qquad (3.10)$$

ここで

$$e_i = E(a_i \mid \widehat{OR}_{\text{MH}})$$
$$w_i = \text{Var}(a_i \mid \widehat{OR}_{\text{MH}})^{-1}$$
$$= \left(\frac{1}{e_i} + \frac{1}{n_{1i} - e_i} + \frac{1}{m_{1i} - e_i} + \frac{1}{n_{0i} - m_{1i} + e_i} \right)^{-1}$$

e_i は次の2次方程式の解である．

$$e_i(n_{0i} - m_{1i} + e_i) = \widehat{OR}_{\text{MH}}(n_{1i} - e_i)(m_{1i} - e_i)$$

Mantel-Haenszel の方法は共通オッズ比の推定以外は，Peto の方法より計算が複雑で，計算プログラムが必要であろう．表3.2の β ブロッカーの臨床試験データへの適用結果は以下のとおりである．

$$\widehat{OR}_{\text{MH}} = \frac{3 \times 36/77 + 7 \times 102/230 + \cdots + 17 \times 275/607}{3 \times 35/77 + 14 \times 107/230 + \cdots + 34 \times 281/607} = 0.7816$$
$$95\% CI : 0.7058 - 0.8655$$
$$Q_1 = 21.48 \ (df = 16, \ p = 0.161)$$
$$Q_{1,\text{BD}} = 21.71 \ (df = 16, \ p = 0.153)$$
$$Q_2 = 22.27 \ (df = 1, \ p < 0.0001)$$

バランスされた十分な標本サイズであるため，Mantel-Haenszel の方法の結果は Peto の方法，漸近分散法の結果とほとんど同じであったのでここでは省略する．なお，S-Plus プログラムは付録の「mhor.s」にある．「peto.s」と同様に変数 out で推定値，95%信頼区間，outq1 で Q_1 に関する χ^2 値，自由度，p 値，outq1BD で Breslow-Day の Q_1 に関する χ^2 値，自由度，p 値，outq2 で Q_2 に関する χ^2 値，自由度，p 値が出力される．

注意 Mantel-Haenszel の方法はもともと疫学データの交絡因子の調整のため

の方法として導入されたものであるが，その小標本に対する性質の良さから臨床試験のメタ・アナリシスにおいても Peto の方法に代わって利用されることが多い．しかし，単純な 2×2 分割表による比較であるので交絡因子の調整はできないことに注意したい．

アルゴリズム 3.3. 母数モデル：Mantel-Haenszel の方法——オッズ比

1. 各研究でのオッズ比を計算する．
$$\widehat{OR}_i = \frac{a_i d_i}{b_i c_i}$$

2. オッズ比の標準誤差を計算する．
$$SE_i = \sqrt{\frac{n_i}{b_i c_i}}$$

各研究の 95% 信頼区間は最尤推定法と同じ対数オッズ比の SE を利用した $\exp\{\log \widehat{OR}_i \pm 1.96 SE_i\}$ である．

3. 各研究の重みを計算する．
$$w_i = \frac{1}{SE_i^2} = \frac{b_i c_i}{n_i}$$

4. 統合オッズ比を推定する．
$$\widehat{OR}_{\mathrm{MH}} = \frac{\sum_{i=1}^{K} a_i d_i / n_i}{\sum_{i=1}^{K} b_i c_i / n_i} \qquad (3.11)$$

5. 統合オッズ比の 95% 信頼区間を計算する．
$$\exp\left\{\log \widehat{OR}_{\mathrm{MH}} \pm 1.96 \sqrt{\mathrm{Var}(\log \widehat{OR}_{\mathrm{MH}})}\right\} \qquad (3.12)$$

ここに
$$\mathrm{Var}(\log \widehat{OR}_{\mathrm{MH}}) = \frac{\sum_{i=1}^{K} P_i R_i}{2\left(\sum_{i=1}^{K} R_i\right)^2} + \frac{\sum_{i=1}^{K}(P_i S_i + Q_i R_i)}{2 \sum_{i=1}^{K} R_i \sum_{i=1}^{K} S_i}$$

$$+ \frac{\sum_{i=1}^{K} Q_i S_i}{2\left(\sum_{i=1}^{K} S_i\right)^2}$$

$$P_i = \frac{a_i + d_i}{n_i}, \ Q_i = \frac{b_i + c_i}{n_i}, \ R_i = \frac{a_i d_i}{n_i}, \ S_i = \frac{b_i c_i}{n_i}$$

6. 均質性の検定を行う.

$$Q_1 = \sum_{i=1}^{K} w'_i (\log \widehat{OR}_i - \log \widehat{OR}_{\mathrm{MH}})^2 \sim \chi^2_{K-1} \quad (3.13)$$

ここの重み w'_i は漸近分散法と同じ重みである.

7. 有意性の検定を行う.（Peto 法と同じく Mantel-Haenszel 検定）

$$Q_2 = \frac{\left\{\left|\sum_{i=1}^{K}(O_i - E_i)\right| - 0.5\right\}^2}{\sum_{i=1}^{K} V_i} \sim \chi^2_1 \quad (3.14)$$

3.1.4 DerSimonian-Laird の方法—オッズ比

変量モデルの代表的な方法である．基本的には漸近分散法に基づいているが，研究間の無視できない heterogeneity の推定にモーメント法を利用した方法である．計算式はアルゴリズム 3.4 に示すとおりである．

表 3.2 の β ブロッカーの臨床試験データへの適用結果は次のとおりである．S-Plus のプログラムは先ほどのプログラム「varor.s」の中に含まれている．図 3.2 をもう一度見ると，outR で推定値，95%信頼区間，outq2R で Q_2 に関する χ^2 値, 自由度, p 値が出力されている．また，$\hat{\tau}^2$ の推定値は tau2, I^2 の値は I2 で出力されている．

$$\hat{\tau}^2 = 0.01686$$
$$I^2 = 25.51(\%)$$
$$\widehat{OR}_{\mathrm{DL}} = 0.7908$$
$$95\% \; CI : 0.6949 - 0.8998$$
$$Q_2 = 12.68 \; (df = 1, \; p < 0.0004)$$

DerSimonian-Laird の方法の結果は母数モデルの結果に比べると無視できない研究間のバラツキの大きさによって信頼区間の幅が少々広がっているのが観察できるだろう．

注意 均質性の仮定が正しければ Q_1 の期待値がちょうど $K-1$ となり，$\hat{\tau}^2 = 0$ となり，母数モデルと一致する．また，この方法はモーメント法であるため，バラツキの変動が大きいときには変量モデルでの制限付き最尤推定法を適用した方がよい（第5章参照）．

アルゴリズム 3.4. 変量モデル：DerSimonian-Laird の方法—オッズ比

1. 各研究の推定値は漸近分散法に基づく母数モデルを適用する．
2. 均質性の検定統計量 Q_1 を計算する．
3. 研究間のバラツキの大きさ τ^2 を推定する．

$$\hat{\tau}^2 = \max\left\{ 0, \; \frac{Q_1 - (K-1)}{\sum_{i=1}^{K} w_i - \left(\sum_{i=1}^{K} w_i^2\right) / \left(\sum_{i=1}^{K} w_i\right)} \right\} \quad (3.15)$$

4. 異質性の尺度 I^2 を計算する．

$$I^2 = \frac{Q_1 - (K-1)}{Q_1}$$

5. 各研究の重みを計算する．

$$w_i^* = \frac{1}{SE_i^2 + \hat{\tau}^2}$$

ここに

$$SE_i^2 = \frac{1}{a_i} + \frac{1}{b_i} + \frac{1}{c_i} + \frac{1}{d_i}$$

6. 統合オッズ比の推定：重み付き平均を計算し指数変換でもとに戻す．

$$\widehat{OR}_{\mathrm{DL}} = \exp\left(\frac{\sum_{i=1}^{K} w_i^* \log \widehat{OR}_i}{\sum_{i=1}^{K} w_i^*}\right) \tag{3.16}$$

7. 統合オッズ比の 95%信頼区間を計算する．

$$\exp\left(\log \widehat{OR}_{\mathrm{DL}} \pm 1.96 \sqrt{\frac{1}{\sum_{i=1}^{K} w_i^*}}\right) \tag{3.17}$$

8. 有意性の検定を行う．

$$Q_2 = (\log \widehat{OR}_{\mathrm{DL}})^2 \sum_{i=1}^{K} w_i^* \sim \chi_1^2 \tag{3.18}$$

3.1.5 漸近分散法—リスク比

オッズ比の解釈は一般には容易ではない．しかし，希な疾患の場合にはオッズ比は相対リスクに近似できる．相対リスクの解釈ははるかに容易である．ここでは，リスク比の漸近分散法を解説する．

$$\widehat{RR}_i = \frac{a_i}{n_{1i}} \bigg/ \frac{c_i}{n_{0i}}$$

その漸近分散法の計算式はアルゴリズム 3.5 に示す．

表 3.2 の β ブロッカーの臨床試験データに適用した結果を示す．

$$\begin{aligned}
\widehat{RR}_V &= 0.8003 \\
95\%CI &: 0.7293 - 0.8782 \\
Q_1 &= 20.92 \ (df = 16, \ p = 0.1818) \\
Q_2 &= 22.07 \ (df = 1, \ p < 0.0001)
\end{aligned}$$

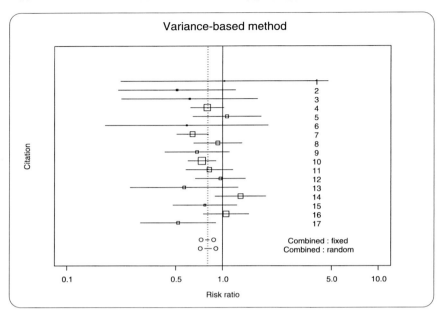

図 3.3　心筋梗塞後の2次予防——β ブロッカーの長期投与の治療効果（死亡率リスク減少）の漸近分散法（リスク比）によるメタ・アナリシス：付録の S-Plus プログラム「varrr.s」の出力結果

リスク比の推定値はオッズ比の推定値 $\widehat{OR}_V = 0.7831$ に類似している．S-Plus を利用して解析した結果を図 3.3 に示す．付録のプログラム「varrr.s」を利用したもので，変数 out で推定値，95%信頼区間，outq1 で Q_1 に関する χ^2 値，自由度，p 値，outq2 で Q_2 に関する χ^2 値，自由度，p 値が出力されている．このプログラムには，後で紹介する変量モデルの DerSimonian-Laird 法での解析結果も含まれているので，変量モデルでの統合リスク比の推定値と信頼区間が一緒に表示されている．

注意 単純な 2×2 分割表による比較であるので交絡因子の調整はできないことに注意したい．リスク比の Mantel-Haenszel 法は第 11 章を参照されたい．

アルゴリズム 3.5. 母数モデル：漸近分散法——リスク比

1. 各研究での対数リスク比を計算する．

$$\log \widehat{RR}_i = \log \left(\frac{a_i}{n_{1i}} \bigg/ \frac{c_i}{n_{0i}} \right)$$

2. 対数リスク比の標準誤差を計算する．

$$SE_i = \sqrt{\frac{b_i}{a_i n_{1i}} + \frac{d_i}{c_i n_{0i}}}$$

各研究の 95%信頼区間は $\exp(\log \widehat{RR}_i \pm 1.96 SE_i)$ で計算する．

3. 各研究の重みを計算する．

$$w_i = \frac{1}{SE_i^2} = \left(\frac{b_i}{a_i n_{1i}} + \frac{d_i}{c_i n_{0i}} \right)^{-1}$$

4. 統合リスク比の推定：重み付き平均を計算し指数変換でもとに戻す．

$$\widehat{RR}_V = \exp \left(\frac{\sum_{i=1}^K w_i \log \widehat{RR}_i}{\sum_{i=1}^K w_i} \right) \tag{3.19}$$

5. 統合リスク比の95%信頼区間を計算する．

$$\exp\left(\log\widehat{RR}_{\mathrm{V}} \pm 1.96\sqrt{\frac{1}{\sum_{i=1}^{K} w_i}}\right) \quad (3.20)$$

6. 均質性の検定を行う．

$$Q_1 = \sum_{i=1}^{K} w_i(\log\widehat{RR}_i - \log\widehat{RR}_{\mathrm{V}})^2 \sim \chi^2_{K-1} \quad (3.21)$$

7. 有意性の検定を行う．

$$Q_2 = (\log\widehat{RR}_{\mathrm{V}})^2 \sum_{i=1}^{K} w_i \sim \chi^2_1 \quad (3.22)$$

3.1.6 DerSimonian-Laird の方法——リスク比

計算式はアルゴリズム 3.6 に示すとおりである．表 3.2 の β ブロッカーの臨床試験データに適用した結果を示す．S-Plus のプログラムは先ほどのプログラム「varrr.s」の中に含まれている．図 3.3 に表示されているように outR で推定値，95%信頼区間，outq2R で Q_2 に関する χ^2 値，自由度，p 値が出力される．また，$\widehat{\tau}^2$ の推定値は tau2，I^2 の値は I2 で出力される．

$$
\begin{array}{lll}
\widehat{\tau}^2 & = & 0.01239 \\
I^2 & = & 23.50(\%) \\
\widehat{RR}_{\mathrm{DL}} & = & 0.8008 \\
95\% \ CI & : & 0.7210 - 0.9072 \\
Q_2 & = & 13.12 \ (df = 1, \ p < 0.0003)
\end{array}
$$

DerSimonian-Laird の方法の結果は，母数モデルの結果に比べると無視できない研究間のバラツキの大きさによって信頼区間の幅が少々広がっているのが観察できるだろう．

注意 均質性の仮定が正しければ Q_1 の期待値がちょうど $K-1$ となり，$\widehat{\tau}^2 = 0$ となり，母数モデルと一致する．また，この方法はモーメント法であるため，バラツキの変動が大きいときには変量モデルでの制限付き最尤推定法を適用した方がよい（第 5 章参照）．

アルゴリズム 3.6.　変量モデル：DerSimonian-Laird の方法——リスク比

1. 各研究のリスク比の推定値は漸近分散法に基づく母数モデルを適用する．
2. 均質性の検定統計量 Q_1 を計算する．
3. 研究間のバラツキの大きさ τ^2 を推定する．

$$\widehat{\tau}^2 = \max\left\{0, \frac{Q_1 - (K-1)}{\sum_{i=1}^K w_i - \left(\sum_{i=1}^K w_i^2\right) / \left(\sum_{i=1}^K w_i\right)}\right\} \quad (3.23)$$

4. 異質性の尺度 I^2 を計算する．

$$I^2 = \frac{Q_1 - (K-1)}{Q_1}$$

5. 各研究の重みを計算する．

$$w_i^* = \frac{1}{SE_i^2 + \widehat{\tau}^2}$$

ここに

$$SE_i^2 = \frac{b_i}{a_i n_{1i}} + \frac{d_i}{c_i n_{0i}}$$

6. 統合リスク比の推定：重み付き平均を計算し指数変換でもとに戻す．

$$\widehat{RR}_{\mathrm{DL}} = \exp\left(\frac{\sum_{i=1}^K w_i^* \log \widehat{RR}_i}{\sum_{i=1}^K w_i^*}\right) \quad (3.24)$$

7. 統合オッズ比の 95%信頼区間を計算する．

$$\exp\left(\log\widehat{RR}_{\mathrm{DL}} \pm 1.96\sqrt{\frac{1}{\sum_{i=1}^{K} w_i^*}}\right) \tag{3.25}$$

8. 有意性の検定を行う．

$$Q_2 = (\log\widehat{RR}_{\mathrm{DL}})^2 \sum_{i=1}^{K} w_i^* \sim \chi_1^2 \tag{3.26}$$

3.1.7 漸近分散法——リスク差

オッズ比，リスク比は相対的な尺度であるが絶対的な尺度としてリスク差も利用されることがある．

$$\widehat{RD}_i = \frac{a_i}{n_{1i}} - \frac{c_i}{n_{0i}}$$

その漸近分散法の計算式はアルゴリズム 3.7 に示すとおりである．

表 3.2 の β ブロッカーの臨床試験データへの適用結果は次のとおり．なお，S-Plus を利用して解析した結果を図 3.4 に示す．付録のプログラム「varrd.s」を利用したもので，変数 out で推定値，95%信頼区間，outq1 で Q_1 に関する χ^2 値，自由度，p 値，outq2 で Q_2 に関する χ^2 値，自由度，p 値が出力されている．このプログラムには，後で紹介する変量モデルの DerSimonian-Laird 法での解析結果も含まれているので，変量モデルでの併合リスク差の推定値と信頼区間が一緒に表示されている．

$$\widehat{RD}_{\mathrm{V}} = -0.0153$$
$$95\%CI : -0.0228 - -0.00772$$
$$Q_1 = 28.49\ (df = 16,\ p = 0.0276)$$
$$Q_2 = 15.74\ (df = 1,\ p < 0.0001)$$

リスク差の推定値は 1000 人治療すると 15.3 人は予防できるという意味である．しかし，均質性の検定結果は有意である．つまりリスク差を共通した指標と考

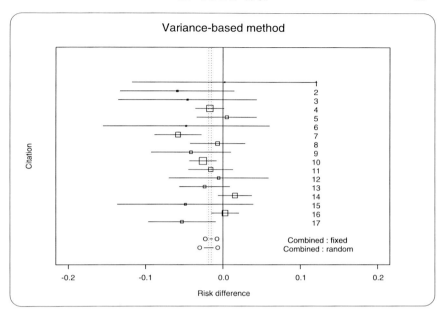

図 3.4 心筋梗塞後の 2 次予防— β ブロッカーの長期投与の治療効果（死亡率リスク減少）の漸近分散法（リスク差）によるメタ・アナリシス：付録の S-Plus プログラム「varrd.s」の出力結果

えると無視できない研究間の差があることを示している．オッズ比，リスク比では研究間の差は有意ではなかったことに注意したい．

注意 単純な 2×2 分割表による比較であるので交絡因子の調整はできないことに注意したい．リスク差の Mantel-Haenszel 法は第 11 章参照のこと．

アルゴリズム 3.7. 母数モデル：漸近分散法——リスク差

1. 各研究でのリスク差を計算する．
$$\widehat{RD}_i = \frac{a_i}{n_{1i}} - \frac{c_i}{n_{0i}}$$

2. リスク差の標準誤差を計算する．
$$SE_i = \sqrt{\frac{a_i b_i}{n_{1i}^3} + \frac{c_i d_i}{n_{0i}^3}}$$

各研究の 95%信頼区間は $\widehat{RD}_i \pm 1.96 SE_i$ で計算する．

3. 各研究の重みを計算する．
$$w_i = \frac{1}{SE_i^2} = \left(\frac{a_i b_i}{n_{1i}^3} + \frac{c_i d_i}{n_{0i}^3}\right)^{-1}$$

4. 統合リスク差を推定する．
$$\widehat{RD}_{\mathrm{V}} = \frac{\sum_{i=1}^{K} w_i \widehat{RD}_i}{\sum_{i=1}^{K} w_i} \tag{3.27}$$

5. 統合リスク差の 95%信頼区間を計算する．
$$\widehat{RD}_{\mathrm{V}} \pm 1.96 \sqrt{\frac{1}{\sum_{i=1}^{K} w_i}} \tag{3.28}$$

6. 均質性の検定を行う．
$$Q_1 = \sum_{i=1}^{K} w_i (\widehat{RD}_i - \widehat{RD}_{\mathrm{V}})^2 \sim \chi_{K-1}^2 \tag{3.29}$$

7. 有意性の検定を行う．

$$Q_2 = \widehat{RD}_V^2 \sum_{i=1}^{K} w_i \sim \chi_1^2 \tag{3.30}$$

3.1.8 DerSimonian-Laird の方法——リスク差

計算式はアルゴリズム 3.8 に示す．表 3.2 の β ブロッカーの臨床試験データへの適用結果は次のとおり．S-Plus のプログラムは先ほどのプログラム「varrd.s」の中に含まれている．outR で推定値，95%信頼区間，outq2R で Q_2 に関する χ^2 値，自由度，p 値が出力される．また，$\widehat{\tau}^2$ の推定値は tau2，I^2 の値は I2 で出力される．図 3.4 から

$$\begin{aligned}
\widehat{\tau}^2 &= 0.0002099 \\
I^2 &= 43.84\,(\%) \\
\widehat{RD}_{\mathrm{DL}} &= -0.0184 \\
95\%CI &: -0.0300 - -0.0068 \\
Q_2 &= 9.678\ (df=1,\ p=0.0020)
\end{aligned}$$

と読み取れる．DerSimonian-Laird の方法の結果は母数モデルの結果に比べると予防効果が 1000 人あたり 18.5 人と少々増加し，無視できない研究間のバラツキの大きさによって信頼区間の幅が少々広がっているのが観察できる．

アルゴリズム 3.8. 変量モデル：DerSimonian-Laird の方法——リスク差

1. 各研究のリスク差の推定値は漸近分散に基づく母数モデルを適用する．
2. 均質性の検定統計量 Q_1 を計算する．

3. 研究間のバラツキの大きさ τ^2 を推定する.

$$\hat{\tau}^2 = \max\left\{0, \ \frac{Q_1 - (K-1)}{\sum_{i=1}^{K} w_i - \left(\sum_{i=1}^{K} w_i^2\right) \Big/ \left(\sum_{i=1}^{K} w_i\right)}\right\} \quad (3.31)$$

4. 異質性の尺度 I^2 を計算する.

$$I^2 = \frac{Q_1 - (K-1)}{Q_1}$$

5. 各研究の重みを計算する.

$$w_i^* = \frac{1}{SE_i^2 + \hat{\tau}^2}$$

ここに

$$SE_i^2 = \frac{a_i b_i}{n_{1i}^3} + \frac{c_i d_i}{n_{0i}^3}$$

6. 統合リスク差を推定する.

$$\widehat{RD}_{\text{DL}} = \frac{\sum_{i=1}^{K} w_i^* \widehat{RD}_i}{\sum_{i=1}^{K} w_i^*} \quad (3.32)$$

7. 統合リスク差の 95% 信頼区間を計算する.

$$\widehat{RD}_{\text{DL}} \pm 1.96 \sqrt{\frac{1}{\sum_{i=1}^{K} w_i^*}} \quad (3.33)$$

8. 有意性の検定を行う.

$$Q_2 = \widehat{RD}_{\text{DL}}^2 \sum_{i=1}^{K} w_i^* \ \sim \ \chi_1^2 \quad (3.34)$$

3.2 平均値と標準偏差

ここでは，表 3.3 に示すような（等分散が仮定できる）平均値を比較するメタ・アナリシスを考える．平均値に基づく研究においては，次の二つの指標を考えるのが自然である．つまり，平均値の差（AD, absolute difference）と平均値を標準化した差（SD, standardized difference）である．

$$\widehat{AD}_i = \bar{X}_{1i} - \bar{X}_{0i} \tag{3.35}$$

$$\widehat{STD}_i = \frac{\bar{X}_{1i} - \bar{X}_{0i}}{s_i} \tag{3.36}$$

ここに共通分散の推定値として

$$s_i^2 = \frac{(n_{1i} - 1)s_{1i}^2 + (n_{0i} - 1)s_{0i}^2}{n_{1i} + n_{01} - 2} \tag{3.37}$$

である．

3.2.1 平均値の差——母数モデル

平均値の単純な差に関する計算式はアルゴリズム 3.9 に示すとおりである．ここでは，表 3.4 に示した脳卒中で入院した患者のある特別なケアの効果を入院日数で比較しデータに適用してみよう．付録の S-Plus のプログラム「admean.s」での計算結果を図 3.5 に示す．変数 out で推定値，95%信頼区間，outq1 で Q_1 に関する χ^2 値，自由度，p 値，outq2 で Q_2 に関する χ^2 値，自由度，p 値が出力されている．このプログラムには，変量モデルの DerSimonian-Laird 法での解析結果も含まれているので，変量モデルでの統合された推定値と信頼区間も一緒に表示されている．

表 3.3 等分散を仮定した平均値の比較の観測値（$i = 1, \ldots, K$）

原因	例数	平均値	不偏分散
治療群（曝露群）	n_{1i}	$\bar{X}_{1i}$	s_{1i}^2
対照群（非曝露群）	n_{0i}	$\bar{X}_{0i}$	s_{0i}^2

表 3.4 脳卒中で入院した患者のある特別なケアの効果を入院日数で比較したデータ
(Normand, 1999; Chochran Database of Systematic Reviews, 1995)

Source	Specialist care			Routine management		
	N	Mean LOS	SD	N	Mean LOS	SD
1. Edinburgh	155	55.0	47.0	156	75.0	64.0
2. Orpington-Mild	31	27.0	7.0	32	29.0	4.0
3. Orpington-Moderate	75	64.0	17.0	71	119.0	29.0
4. Orpington-Severe	18	66.0	20.0	18	137.0	48.0
5. Montreal-Home	8	14.0	8.0	13	18.0	11.0
6. Montreal-Transfer	57	19.0	7.0	52	18.0	4.0
7. Newcastle 1993	34	52.0	45.0	33	41.0	34.0
8. Umea 1985	110	21.0	16.0	183	31.0	27.0
9. Uppsala 1982	60	30.0	27.0	52	23.0	20.0
Total	548			610		

$$\widehat{AD}_m = -3.493$$
$$95\%CI : -5.026 \sim -1.961$$
$$Q_1 = 241.06\ (df=8,\ p<0.0001)$$
$$Q_2 = 19.963\ (df=1,\ p<0.0001)$$

専門家チームによるケアの方が有意に平均 3.5 日退院が早くなることが推定されている.しかし,均質性の検定結果は極めて高度に有意である.つまり研究間の差がかなり大きいことを示し,母数モデルによる統一した推定値への疑問が投げかけられている.

注意 単純な比較であるので交絡因子の調整はできないことに注意したい.

アルゴリズム 3.9. 平均値の差

1. 各研究での平均値の差を計算する.

$$\widehat{AD}_i = \bar{X}_{1i} - \bar{X}_{0i}$$

2. 平均値の差の標準誤差を計算する．

$$SE_i = \sqrt{\left(\frac{1}{n_{1i}} + \frac{1}{n_{0i}}\right) s_i^2}$$

各研究の 95%信頼区間は $\widehat{AD}_i \pm 1.96 SE_i$ で計算する．

3. 各研究の重みを計算する．

$$w_i = \frac{1}{SE_i^2} = \left\{\left(\frac{1}{n_{1i}} + \frac{1}{n_{0i}}\right) s_i^2\right\}^{-1}$$

4. 統合された平均値の差を推定する．

$$\widehat{AD}_m = \frac{\sum_{i=1}^{K} w_i \widehat{AD}_i}{\sum_{i=1}^{K} w_i} \tag{3.38}$$

5. 統合平均値の差の 95%信頼区間を計算する．

$$\widehat{AD}_m \pm 1.96 \sqrt{\frac{1}{\sum_{i=1}^{K} w_i}} \tag{3.39}$$

6. 均質性の検定を行う．

$$Q_1 = \sum_{i=1}^{K} w_i (\widehat{AD}_i - \widehat{AD}_m)^2 \sim \chi_{K-1}^2 \tag{3.40}$$

7. 有意性の検定を行う．

$$Q_2 = \widehat{AD}_m^2 \sum_{i=1}^{K} w_i \sim \chi_1^2 \tag{3.41}$$

3.2.2　DerSimonian-Laird の方法——平均値の差

計算式はアルゴリズム 3.10 に示す．表 3.4 に示した脳卒中で入院した患者のある特別なケアの効果を入院日数で比較しデータに適用してみよう．S-Plus の

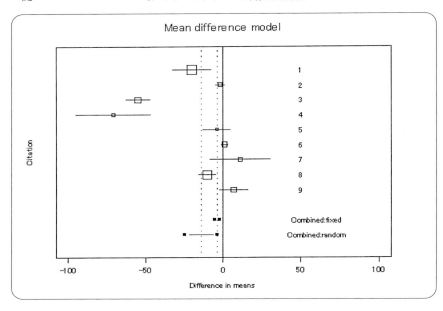

図 3.5 脳卒中で入院した患者に対するある特別なケアの効果のメタ・アナリシス（入院日数の平均値の差）：付録の S-Plus のプログラム「admean.s」の出力結果

プログラムは先ほどのプログラム「admean.s」の中に含まれている．図3.5で出力されているようにoutRで推定値，95%信頼区間，outq2RでQ_2に関するχ^2値，自由度，p値が出力される．また，$\hat{\tau}^2$の推定値はtau2，I^2の値はI2で出力される．

$$\begin{aligned}
\hat{\tau}^2 &= 218.72 \\
I^2 &= 96.68(\%) \\
\widehat{AD}_{\mathrm{DL}} &= -14.097 \\
95\%CI &: -24.446 - -3.749 \\
Q_2 &= 7.129 \ (df = 1, \ p = 0.0076)
\end{aligned}$$

DerSimonian-Lairdの方法の結果は母数モデルの結果に比べると平均値の差は14.1日と推定されているが，極めて大きい研究間のバラツキの大きさによって信頼区間の幅が広がっているのが観察できるが，それでもケアの効果は有意である．しかし，図3.5から観察できるように二つの研究（No.3, 4）が飛び離れており，異質性の尺度の値も$I^2 = 97(\%)$と100(%)に近く，統合値（とその信頼区間）の妥当性が問題となる．このような場合は，後述する制限付き最尤推定量を用いるREML法，Bayesianモデルなどを利用したい（5.3.2項参照）．

アルゴリズム 3.10. DerSimonian-Lairdの方法——平均値の差

1. 各研究の平均値の差AD_iの推定値は前節の母数モデルを適用する．
2. 均質性の検定統計量Q_1を計算する．
3. 研究間のバラツキの大きさτ^2を推定する．

$$\hat{\tau}^2 = \max\left\{0, \ \frac{Q_1 - (K-1)}{\sum_{i=1}^{K} w_i - \left(\sum_{i=1}^{K} w_i^2\right) / \left(\sum_{i=1}^{K} w_i\right)}\right\} \quad (3.42)$$

4. 異質性の尺度I^2を計算する．

$$I^2 = \frac{Q_1 - (K-1)}{Q_1}$$

5. 各研究の重みを計算する．

$$w_i^* = \frac{1}{SE_i^2 + \widehat{\tau^2}}$$

ここに

$$SE_i^2 = \left(\frac{1}{n_{1i}} + \frac{1}{n_{0i}}\right) s_i^2$$

6. 統合された平均値の差を推定する．

$$\widehat{AD}_{\mathrm{DL}} = \frac{\sum_{i=1}^{K} w_i^* \widehat{AD}_i}{\sum_{i=1}^{K} w_i^*} \tag{3.43}$$

7. 統合された平均値の 95%信頼区間を計算する．

$$\widehat{AD}_{\mathrm{DL}} \pm 1.96 \sqrt{\frac{1}{\sum_{i=1}^{K} w_i^*}} \tag{3.44}$$

8. 有意性の検定を行う．

$$Q_2 = \widehat{AD}_{\mathrm{DL}}^2 \sum_{i=1}^{K} w_i^* \sim \chi_1^2 \tag{3.45}$$

3.2.3 標準化された平均値の差—母数モデル

標準化された平均値の差 $STD_i = (\bar{X}_{1i} - \bar{X}_{0i})/s_i$ に関する計算式はアルゴリズム 3.11 に示すとおりである．

表 3.4 の入院日数のデータは日数という共通の尺度であるが，ここでは標準化尺度にも適用した結果を次に示す．なお，S-Plus を利用して解析した結果を図 3.6 に示す．付録のプログラム「stdmean.s」を利用したもので，変数 out で推定値，95%信頼区間，outq1 で Q_1 に関する χ^2 値，自由度，p 値，outq2 で Q_2 に関する χ^2 値，自由度，p 値が出力されている．このプログラムには，後で紹介する変量モデルの DerSimonian-Laird 法での解析結果も含まれているので，変量モデルでの併合推定値と信頼区間が一緒に表示されている．

3.2 平均値と標準偏差

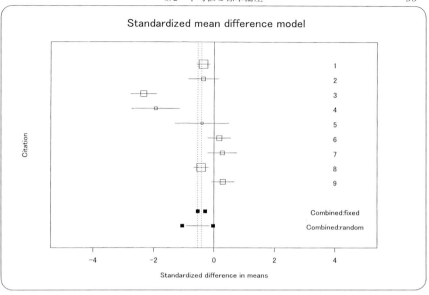

```
> source("d:/splus/stdmean.s")
> out
[1] -0.4120 -0.5328 -0.2912
> outq1
[1] 125.1742   8.0000   0.0000
> outq2
[1] 44.70156 1.00000 0.00000
>
> # --- random-effects model ---
> outR
[1] -0.5375 -1.0487 -0.0262
> outq2R
[1] 4.245592 1.000000 0.039352
> tau2
[1] 0.5470264
> I2
[1] 93.60891
```

図 3.6 脳卒中で入院した患者に対するある特別なケアの効果のメタ・アナリシス（入院日数の標準化された平均値の差）：付録の S-Plus のプログラム「stdmean.s」の出力結果

$$\widehat{STD}_m = -0.412$$
$$95\%CI \ : \ -0.533 \ - \ -0.291$$
$$Q_1 = 125.17 \ (df=8, \ p<0.0001)$$
$$Q_2 = 44.70 \ (df=1, \ p<0.0001)$$

研究間の違いが極めて大きい．母数モデルの妥当性が疑われる結果である．

アルゴリズム 3.11. 標準化された平均値の差——母数モデル

1. 各研究での標準化された平均値の差を計算する．
$$\widehat{STD}_i = \frac{\bar{X}_{1i} - \bar{X}_{0i}}{s_i}$$

2. 標準化された平均値の差の標準誤差を計算する．
$$SE_i = \sqrt{\frac{n_{1i}+n_{0i}}{n_{1i}n_{0i}} + \frac{\widehat{STD}_i^2}{2(n_{1i}+n_{0i})}}$$

各研究の 95%信頼区間は $\widehat{STD}_i \pm 1.96 SE_i$ で計算する．

3. 各研究の重みを計算する．
$$w_i = \frac{1}{SE_i^2} = \left(\frac{n_{1i}+n_{0i}}{n_{1i}n_{0i}} + \frac{\widehat{STD}_i^2}{2(n_{1i}+n_{0i})}\right)^{-1}$$

4. 統合された平均値の差を推定する．
$$\widehat{STD}_m = \frac{\sum_{i=1}^{K} w_i \widehat{STD}_i}{\sum_{i=1}^{K} w_i} \tag{3.46}$$

5. 統合平均値の差の 95%信頼区間を計算する．
$$\widehat{STD}_m \pm 1.96 \sqrt{\frac{1}{\sum_{i=1}^{K} w_i}} \tag{3.47}$$

6. 均質性の検定を行う．

$$Q_1 = \sum_{i=1}^{K} w_i(\widehat{STD}_i - \widehat{STD}_m)^2 \sim \chi^2_{K-1} \quad (3.48)$$

7. 有意性の検定を行う．

$$Q_2 = \widehat{STD}_m^2 \sum_{i=1}^{K} w_i \sim \chi^2_1 \quad (3.49)$$

3.2.4　DerSimonian-Laird の方法—標準化された平均値の差

表 3.4 の入院日数のデータに適用してみる．S-Plus のプログラムは先ほどのプログラム「stdmean.s」の中に含まれている．outR で推定値，95%信頼区間，outq2R で Q_2 に関する χ^2 値，自由度，p 値が出力される．また，$\hat{\tau}^2$ の推定値は tau2，I^2 の値は I2 で出力される（図 3.6）．

$$\begin{aligned}
\hat{\tau}^2 &= 0.547 \\
I^2 &= 93.61(\%) \\
\widehat{STD}_{\mathrm{DL}} &= -0.538 \\
95\%CI &: -1.049 \sim -0.291 \\
Q_2 &= 4.246 \ (df=1,\ p=0.039)
\end{aligned}$$

DerSimonian-Laird の方法の結果は母数モデルの結果に比べると極めて大きい研究間のバラツキによって信頼区間の幅が広がっているのが観察できるが，結果は依然有意である．標準化された平均値の研究間の全体的なバラツキは，単純な平均値の差の場合に比べて，小さくなっているのが図 3.6 と図 3.5 から観察され，異質性の尺度も $I^2 = 93.6\,(\%)$ と単純な平均値の差に比べて少々小さくなっている．しかし，それでも 90 (%) 以上の値を示しているので，この場合も後述する REML 法，Bayesian モデルなどを利用したい（5.3.2 項参照）．

注意　均質性の仮定が正しければ Q_1 の期待値がちょうど $K-1$ となり，$\hat{\tau}^2 = 0$ となり，母数モデルと一致する．また，この方法はモーメント法であるため，バ

ラツキの変動が大きいときには変量モデルでの制限付き最尤推定法を適用した方がよい（第 5 章参照）．

アルゴリズム 3.12. DerSimonian-Laird の方法
——標準化された平均値の差

1. 各研究の標準化された平均値の差 STD_i の推定値は前節の母数モデルを適用する．
2. 均質性の検定統計量 Q_1 を計算する．
3. 研究間のバラツキの大きさ τ^2 を推定する．

$$\widehat{\tau}^2 = \max\left\{0, \ \frac{Q_1 - (K-1)}{\sum_{i=1}^{K} w_i - \left(\sum_{i=1}^{K} w_i^2\right)\big/\left(\sum_{i=1}^{K} w_i\right)}\right\} \quad (3.50)$$

4. 異質性の尺度 I^2 を計算する．

$$I^2 = \frac{Q_1 - (K-1)}{Q_1}$$

5. 各研究の重みを計算する．

$$w_i^* = \frac{1}{SE_i^2 + \widehat{\tau}^2}$$

ここに

$$SE_i^2 = \frac{n_{1i} + n_{0i}}{n_{1i} n_{0i}} + \frac{\widehat{STD}_i^2}{2(n_{1i} + n_{0i})}$$

6. 統合された標準化された平均値の差を推定する．

$$\widehat{STD}_{\mathrm{DL}} = \frac{\sum_{i=1}^{K} w_i^* \widehat{STD}_i}{\sum_{i=1}^{K} w_i^*} \quad (3.51)$$

---

7. 統合された平均値の95%信頼区間を計算する．

$$\widehat{STD}_{\mathrm{DL}} \pm 1.96 \sqrt{\frac{1}{\sum_{i=1}^{K} w_i^*}} \quad (3.52)$$

8. 有意性の検定を行う．

$$Q_2 = \widehat{STD}_{\mathrm{DL}}^2 \sum_{i=1}^{K} w_i^* \sim \chi_1^2 \quad (3.53)$$

3.2.5 累積メタ・アナリシス

本章で紹介した，DerSimonian-Lairdの方法による変量モデルに基づいてR (S-Plus) プログラムにJoseph Lauの累積メタ・アナリシス（1.4節）の結果も一緒に表示するプログラムも付録に収録（プログラム名に「Cum」が追加されたもの）しているので，ここでは，その一部を実行してみよう．図の表示では，累積メタ・アナリシスの結果は白丸で表示されていることに注意したい．

1) プログラム「varorCum.s」の実行例：

心筋梗塞後2次予防へのβブロッカーの長期投与の治療効果をオッズ比で表現したメタ・アナリシス（図3.2）の結果に累積メタ・アナリシスの結果を加えたのが図3.7である．

2) プログラム「stdmeanCum.s」の実行例：

脳卒中で入院した患者に対する特別なケアの効果を標準化された入院日数の平均値の差で表現したメタ・アナリシスの結果（図3.6）に累積メタ・アナリシスの結果を加えたのが図3.8である．

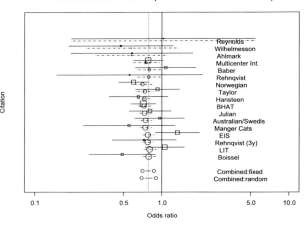

図 3.7　心筋梗塞後 2 次予防への β ブロッカーの長期投与の治療効果死亡率のリスク減少をオッズ比で表現したメタ・アナリシス（図 3.2）の結果に累積メタ・アナリシスの結果を加えたもの

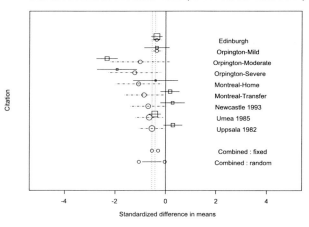

図 3.8　脳卒中で入院した患者に対する特別なケアの効果を標準化された入院日数の平均値の差で表現したメタ・アナリシスの結果（図 3.6）に累積メタ・アナリシスの結果を加えたもの

4

メタ・アナリシスのその他の方法

前章では代表的なエビデンスを統合する統計手法を解説した．本章ではそれ以外の統計手法について述べる．

4.1 生存時間

死亡，脳梗塞発生などのある「イベント発生までの時間」，いわゆる生存時間をエンドポイントとする臨床試験では「**ハザード比（HR, hazard ratio）**」を用いることが多い．すべての試験においてハザード比

$$\widehat{HR}_i, \quad i=1,2,\ldots,K$$

が報告されていれば，**漸近分散に基づく母数モデル**の統合ハザード比は，オッズ比の場合と同様に対数変換を行って次式で与えられる．

$$\widehat{HR}_\mathrm{v} = \exp\left(\frac{\sum_{i=1}^K w_i \log \widehat{HR}_i}{\sum_{i=1}^K w_i}\right) \tag{4.1}$$

$$w_i = \frac{1}{\mathrm{Var}(\log \widehat{HR}_i)} \tag{4.2}$$

また，95%信頼区間は次式で与えられる．

$$\exp\left(\log \widehat{HR}_\mathrm{v} \pm 1.96\sqrt{\frac{1}{\sum_{i=1}^K w_i}}\right) \tag{4.3}$$

均質性，有意性の検定，変量モデルの統合推定値などは，第3章の漸近分散法に基づくオッズ比の場合と全く同様に計算できる．また，ハザード比はその定

義から

$$\log \widehat{HR} = \log\left(\frac{O_t/E_t}{O_c/E_c}\right) \quad (4.4)$$

とも計算できる.ここに,O_t, O_c は治療群,対照群の観測イベント数であり,E_t, E_c はそれぞれの期待イベント数(log-rank 検定での)である.

しかし,問題は,ハザード比の推定値,対数ハザード比の分散,また,これらのイベント数も論文で報告されている場合が少ないのが問題である.ここでは,メタ・アナリシスを実施する上で必要な統計量を論文から「抽出」する3種類の方法について紹介する.Parmar *et al.* (1998) はグラフから「読み取る」方法まで提案しているが,信頼度の観点から推薦できる方法とは言えない.

1) Cox 比例ハザードモデルの推定値の利用

Cox 比例ハザードモデルの結果から治療効果の係数の推定値 $\widehat{\beta}$ と標準誤差 $\widehat{\sigma}$ が報告されている場合は

$$\log \widehat{HR}_c = \widehat{\beta}, \quad \text{Var}(\log \widehat{HR}_c) = \widehat{\sigma}^2 \quad (4.5)$$

で計算できる.

2) 信頼区間の利用

信頼区間を $[L, U]$ とすると,

$$\text{Var}(\log \widehat{HR}) = \left(\frac{\log U - \log L}{2K}\right)^2 \quad (4.6)$$

で計算する.

3) log-rank 検定の p 値を利用する.

log-rank 検定統計量は,治療効果の差がない,つまり,ハザード比が 1 であるという帰無仮説の下で

$$Z = \frac{O_t - E_t}{\sqrt{V_t}} \sim N(0, 1) \quad (4.7)$$

で与えられる.ここに V_t は log-rank 検定統計量の漸近分散であり,かつ,

$$\text{Var}(\log \widehat{HR}) = \frac{1}{V_t} \quad (4.8)$$

である.一方,この V_t を利用すると対数ハザード比は

$$\log \widehat{HR} = \frac{O_t - E_t}{V_t} \tag{4.9}$$

で近似できる.割り付け症例数がほぼ 1:1 で,治療効果があまり大きくないという通常の条件では

$$V_t = \frac{O_t + O_c}{4} \tag{4.10}$$

と近似できるから,log-rank 検定の両側 p 値が利用できれば

$$\log \widehat{HR} = \frac{2Z(p/2)}{\sqrt{O_t + O_c}} \tag{4.11}$$

と近似的に推定できる.ここに $Z(\alpha)$ は標準正規分布の上側確率 100α パーセント点である.

[例題]:子宮頚部の進行がんの臨床試験(Parmar et al., 1998)

表 4.1 には子宮頚部の進行がんの臨床試験の成績を示した.この表にはハザード比もその標準誤差も示されていない.上記の方法で計算してみよう.まず,対数ハザード比は,イベント数を利用した計算では,その定義式 (4.4) から

$$\log \widehat{HR} = \log\left(\frac{45/36.2}{32/40.8}\right) = 0.461$$

と計算される.近似式 (4.9),(4.10) を利用すると

$$\frac{(45 - 36.2)}{(45 + 32)/4} = 0.457$$

となる.次に,log-rank 検定を利用した場合,式 (4.11) から

表 4.1 子宮頚部の進行がんに関するある臨床試験の結果(Parmar et al., 1998, Table II 一部改変)

群	割り付けられた患者数	イベントの数		log-rank 検定	
		観測数	期待数	χ^2	p 値
RTX+RO-8799	91	45	36.20	4.05	0.044
RTX alone	92	32	40.80		

$$\frac{2 \times Z(0.044/2)}{\sqrt{45+32}} = 0.459$$

となる．この三つの推定値はよく一致している．また，対数ハザード比の分散は式 (4.8) より

$$\mathrm{Var}(\log \widehat{HR}) = \frac{4}{45+32} = 0.0519$$

と計算できる．

4.2 相 関 係 数

ここでは，通常の「相関係数 (correlation coefficient)」

$$r = \frac{\sum_{i=1}^{n}(x_i - \bar{x})(y_i - \bar{y})}{\sqrt{\sum_{i=1}^{n}(x_i - \bar{x})^2 \sum_{i=1}^{n}(y_i - \bar{y})^2}} \tag{4.12}$$

の統合方法について述べる．その前に，この相関係数は 2 変量 x, y 間に 2 変量正規分布

$$\begin{aligned}f(x,\,y) = &\frac{1}{2\pi\sigma_x\sigma_y\sqrt{1-\rho^2}} \exp\Bigg\{-\frac{1}{2(1-\rho^2)}\Bigg[\left(\frac{x-\mu_x}{\sigma_x}\right)^2\\ &-2\rho\left(\frac{(x-\mu_x)(y-\mu_y)}{\sigma_x\sigma_y}\right) + \left(\frac{y-\mu_y}{\sigma_y}\right)^2\Bigg]\Bigg\}\end{aligned} \tag{4.13}$$

が仮定できる場合の母相関係数 ρ の推定値であることを忘れてはいけない．

さて，対象とした研究から相関係数と標本の大きさ

$$(r_i,\ n_i), \quad i = 1, 2, \ldots, K$$

が報告されているとしよう．相関係数自身の分布は複雑なので一般には漸近的な Fisher の分散安定化変換

$$z = \frac{1}{2}\log\frac{1+r}{1-r} \sim N\left(\frac{1}{2}\log\frac{1+\rho}{1-\rho},\ \frac{1}{n-3}\right) \tag{4.14}$$

を利用する．つまり，相関係数の値に無関係に変換値 z の分散は $1/(n-3)$ となる性質がある．したがって，漸近分散に基づく母数モデルの統合相関係数の

重みは $w_i = n_i - 3$ となるから

$$\widehat{z}_\mathrm{v} = \frac{\sum_{i=1}^{K}(n_i-3)z_i}{\sum_{i=1}^{K}(n_i-3)} \tag{4.15}$$

とおいて,

$$\widehat{r}_\mathrm{v} = h\left(\widehat{z}_\mathrm{v}\right) \tag{4.16}$$

であり, 95% 信頼区間は

$$h\left(\widehat{z}_\mathrm{v} \pm 1.96\sqrt{\frac{1}{\sum_{i=1}^{K}(n_i-3)}}\right) \tag{4.17}$$

で与えられる. ここに, 関数 $h(\cdot)$ は Fisher の分散安定化変換の逆関数

$$h(z) = \frac{e^{2z}-1}{e^{2z}+1} \tag{4.18}$$

である. なお, 均質性の検定, 有意性の検定はそれぞれ次式で与えられる.

$$Q_1 = \sum_{i=1}^{K}(n_i-3)(z_i-\widehat{z}_\mathrm{v})^2 \;\sim\; \chi^2_{K-1} \tag{4.19}$$

$$Q_2 = (\widehat{z}_\mathrm{v})^2 \sum_{i=1}^{K}(n_i-3) \;\sim\; \chi^2_1 \tag{4.20}$$

変量モデルの統合相関係数の推定値は, 第 3 章の漸近分散法に基づくオッズ比の場合と全く同様に計算できる.

[例題]: Pearson (1904) による腸チフスによる死亡と予防接種の関連性を検討した六つの調査のメタ・アナリシス (表 1.1 参照)

表 1.1 の四分相関係数に上記の方法を適用してみよう. 表 4.2 に計算に必要な項を示した. まず,

$$\widehat{z}_\mathrm{v} = 2007.88/13629 = 0.147$$

であり,

表 4.2 Pearson (1904) による腸チフスによる死亡と予防接種の関連性を検討した六つの調査のメタ・アナリシスの計算過程（表 1.1 参照）

調査	標本の大きさ	r	z	$n-3$	$(n-3)z$	$(n-3)z^2$
Hospital Staffs ...	107	0.307	0.317	104	32.99	10.47
Garrison of Ladysmith	1524	−0.01	−0.01	1521	−15.21	0.15
Special Regimens ...	154	0.300	0.310	151	46.74	14.47
Special Hospitals ...	6165	0.119	0.120	6162	736.77	88.09
Various Military Hospitals ...	4138	0.194	0.196	4135	812.49	159.65
Army in India	1559	0.248	0.253	1556	394.10	99.82
Total	13,647			13,629	2007.88	372.64

$$0.147 \pm 1.96\sqrt{1/13629} = 0.131 - 0.164$$

であるから

$$h(0.147) = \frac{e^{2*0.147} - 1}{e^{2*0.147} + 1} = 0.146$$

同様に

$$h(0.131) = 0.130, \quad h(0.164) = 0.163$$

となるので,

$$\widehat{r}_\mathrm{v} = 0.146 \quad (95\%CI : 0.130 - 0.163)$$

と推定される．しかし，均質性の検定を適用してみると

$$Q_1 = 372.64 - 2 \times 0.147 \times 2007.88 + 13629 \times 0.147^2 = 76.83 \ (p < 0.0001)$$

と高度に heterogeneous である．Pearson (1904) が計算した単純平均は 0.193 であった．表 4.2 の 2, 4 番目の調査の標本サイズが大きく，相関係数が −0.01, 0.119 と小さいことを考えると重み付き平均が単純平均より小さくなることは予想できる．変量モデルの結果は省略する．

4.3 信頼区間を利用する方法

これまで解説してきた方法は「効果の大きさ (effect size)」に関するデータだけを利用した場合であった．したがって，交絡因子の調整ができず，治療効果の無作為化がなされていない研究では，それを利用したメタ・アナリシスの結果の信憑性は疑問が残る．ここでは，effect size の推定値の信頼区間

$$[L,\ U]$$

から,メタ・アナリシスに必要な推定値の標準誤差 SE の計算法について述べる.交絡因子で調整された信頼区間が利用できれば第 3 章で述べた 2×2 の分割表のデータから計算される推定値するより信頼性は高い.

4.3.1 オッズ比,リスク比,ハザード比

例えば,オッズ比の信頼区間は対数オッズ比の標準誤差を SE として

$$\exp(\log \widehat{OR} \pm K\ SE),\quad (95\%信頼区間:K = 1.96)$$

と計算されるから,

$$SE = \frac{1}{2K} \log \frac{U}{L} \left(= \frac{1}{K} \log \frac{\widehat{OR}}{L} \right) \tag{4.21}$$

$$\widehat{OR}^2 = L \times U \tag{4.22}$$

となる.この計算された標準誤差を利用して前節の漸近分散に基づく方法で計算すればよい.第 2 式は推定値の確認に利用できる.リスク比の場合も全く同様である.これらの関係式は,例えば,ロジスティック回帰分析,Cox の比例ハザードモデルなどで交絡因子を調整して求めた推定値,信頼区間にも適用できる.

4.3.2 リスク差,平均値の差

例えば,リスク差の場合の信頼区間はその標準誤差を SE として

$$\widehat{RD} \pm K\ SE \quad (95\%信頼区間:K = 1.96)$$

で計算されるから,この場合は簡単に

$$SE = \frac{U - L}{2K} \tag{4.23}$$

$$\widehat{RD} = \frac{U + L}{2} \tag{4.24}$$

となる.平均値の差の場合も全く同様である.また,重回帰分析などの線形モデルで交絡因子を調整した推定値にも同様に適用できる.

4.4 p 値を統合する方法

個々の研究で，パラメトリックな手法（effect size の推定）が適用できずノンパラメトリックな手法だけが利用できる場合，あるいは，p 値自身が主要なパラメータとなる状況で利用することができる．それぞれの K 個の（独立な）研究で計算された片側 p 値を

$$p_1, p_2, \ldots, p_K$$

とする．p 値を統合する方法には多くの方法がある（Becker, 1994）が，ここでは代表的な二つの方法を紹介する．

4.4.1 逆正規法

それぞれの片側 p 値から正規分布のパーセント点を求め，それを $Z(p_1), Z(p_2), \ldots, Z(p_K)$ とすると，**逆正規法**（inverse normal method）は

$$\frac{1}{\sqrt{K}} \sum_{i=1}^{K} Z(p_i) \sim N(0, 1) \tag{4.25}$$

となる性質を利用するものである．

4.4.2 Fisher の方法

前項と同様の条件下で **Fisher の方法**とは

$$-2 \sum_{i=1}^{K} \log(p_i) \sim \chi_{2K}^{2} \tag{4.26}$$

となる性質を利用するものである．ただ，Fisher の方法の有意性検定は明らかに両側検定で両側 p 値を計算するものである．

両者の検出力の違いは状況により異なるが，メタ・アナリシスの大前提としての「各研究の effect size，関連性などが同程度」という条件下では逆正規法の方が検出力が高いことが知られている．

[例題]：ダイオキシンの健康影響の疫学調査

日本の6か所のごみ焼却施設についてそれぞれ施設から半径 10 km の円内にある市区町村に居住する住民の悪性新生物死亡率を計算し，施設からの距離と死亡率との関連性を検討するためにノンパラメトリック検定をそれぞれの地域で適用した．計算された p 値（片側）はそれぞれ

$$0.302,\ 0.140,\ 0.290,\ 0.504,\ 0.105,\ 0.220$$

であった．それぞれ死亡数が少ないので有意ではないが施設に近いほど死亡率が増加する傾向は観察された．そこで逆正規法を適用してみると

$$\frac{1}{\sqrt{6}}\sum_{i=1}^{6} Z(p_i) = 1.701$$

となり片側統合 p 値は $p = 0.044$ となって，メタ・アナリシスによりごみ焼却施設との関連性が片側検定で有意となった．ところで Fisher 法を適用すると

$$-2\sum_{i=1}^{6} \log(p_i) = 17.708$$

となり，自由度 $2 \times 6 = 12$ の χ^2 分布から求めた両側統合 p 値は 0.125，片側統合 p 値は 0.063 となり有意ではない．

4.5　p 値から推定値を再現する方法

最近の医学論文は推定値に信頼区間を併記することが要求されるようになってきたが，有意性の検定の p 値だけ記載している論文がまだまだ多い．この場合でも，この p 値が Wald 型の検定から計算されたもの仮定して推定値の標準誤差の計算が可能である．例えば，オッズ比の例で言うと，推定値を OR または，ロジスティック回帰分析から推定された係数を $\widehat{\beta}$ とし，その（$\log OR$ の）標準誤差を SE とすると，Wald 型の検定は

$$\frac{\log OR}{SE} \quad \left(\text{または} \frac{\widehat{\beta}}{SE}\right) \sim N(0,\ 1) \qquad (4.27)$$

の性質を利用しているから，両側検定の p 値からは

$$SE = \frac{\log OR}{Z(p/2)} \quad \left(\text{または} \frac{\widehat{\beta}}{Z(p/2)}\right) \qquad (4.28)$$

で計算できる．リスク比の場合も同様である．リスク差，平均値の差については，その推定値が $\widehat{\beta}$ と考えればよい．

しかし，この方法は，Greenland (1987) も指摘しているように，論文で報告されている p 値の桁数が少なく，推定値が帰無仮説に近くなるにしたがって，不安定となる．$\widehat{\beta}=0$ のときには完全に破綻する．例えば，

$$OR = 1.2, \quad p = 0.8$$

と記載されている場合にどうなるか考えてみよう．$Z(0.8/2) = Z(0.4) = 0.253$ であるから式 (4.28) から $SE = (\log 1.2)/0.253 = 0.721$ となる．しかし，OR の範囲は $1.15 - 1.25$，p 値の範囲は $0.75 - 0.85$ であるから，$Z(p/2)$ の範囲は $0.189 - 0.319$ となり SE の範囲は

$$\frac{\log 1.15}{0.319} - \frac{\log 1.25}{0.189} = 0.440 - 1.181$$

と極めて広い．

5

Heterogeneityの検討

　前章まではエビデンスの統合（重み付き平均値）の推定法を具体例とともに解説した．しかし，メタ・アナリシスはこの共通の平均値を計算することだけが目的ではない．むしろ，研究間に潜む様々な「**違い，異質性**（heterogeneity）」を検討し，その原因を明らかにすることが重要である．許容できない違いを無視した重み付き平均値が誤った結論を導くのは明らかである．研究間には無視できない違いがあることを仮定する方法として第3章ではDerSimonian-Lairdの方法を紹介した．本章では，研究間の違いを考慮するより性質の良い2種類の変量モデル，選択基準の影響を検討する感度分析，effect sizeに影響を与える共変量を積極的に検討する回帰分析を解説する．

5.1　より柔軟な変量モデル——制限付き最尤推定量

　前章で紹介した変量モデルのDerSimonian-Lairdの方法では，各研究の間のバラツキの大きさ τ^2 を母数モデルの均質性の検定統計量 Q_1 を利用したモーメント法で推定していた．しかし，第11章で解説するように，オッズ比，リスク比などの効果の大きさを表す指標（effect size）を適当な変換によって漸近的正規近似を達成した条件の下では制限付き最尤推定量（REML, restricted maximum likelihood estimator）を適用するのが理論的には自然で，性質も良い．しかし，その計算には反復計算が必要なため，その必要のないDerSimonian-Lairdの方法が簡便な方法として利用されてきたのが実状である．

ここでは REML の推定法を紹介する．まず，比較指標を $\widehat{\theta}_i$，適当な変換 $f(\widehat{\theta}_i)$ により分散 $s_i^2 = SE_i^2$ が得られているものとしよう．第 11 章の議論から τ^2 は次の非線形方程式の解となる：

$$\frac{\sum_{i=1}^k w_i^2(\widehat{\tau}^2)}{\sum_{i=1}^k w_i(\widehat{\tau}^2)} = \sum_{i=1}^K \{w_i(\widehat{\tau}^2) - w_i^2(\widehat{\tau}^2)(f(\widehat{\theta}_i) - f(\widehat{\theta}_{\text{REML}}))^2\} \quad (5.1)$$

ここに，

$$f(\widehat{\theta}_{\text{REML}}) = \frac{\sum_{i=1}^K f(\widehat{\theta}_i) w_i(\widehat{\tau}^2)}{\sum_{i=1}^K w_i(\widehat{\tau}^2)} \quad (5.2)$$

$$w_i(\tau^2) = \frac{1}{SE_i^2 + \tau^2}, \quad i = 1, \ldots, K \quad (5.3)$$

である．これは明らかに繰り返し収束計算が必要である．それは，$\widehat{\tau}^2 = x$ とおいた方程式

$$H(x) = \left(\sum_{i=1}^K w_i(x)\right) \sum_{i=1}^K \{w_i(x) - w_i^2(x) G_i(x)\} - \sum_{i=1}^k w_i^2(x) = 0 \quad (5.4)$$

ここに

$$G_i(x) = \left(f(\widehat{\theta}_i) - \frac{\sum_{i=1}^K w_i(x) f(\widehat{\theta}_i)}{\sum_{i=1}^K w_i(x)}\right)^2 \quad (5.5)$$

の解であるから，その解は次の Newton-Raphson 法で簡単に計算できる：

$$x_{j+1} = x_j - H(x_j) \left(\frac{\partial H(x)}{\partial x}\right)^{-1}\bigg|_{x=x_j} \quad (5.6)$$

初期値には DerSimonian-Laird の方法（モーメント法）の推定値を用いればよい．

5.2　超パラメータも変量と考える Bayesian モデル

前節の変量モデルでは

$$f(\theta_i) \mid \theta, \ \tau^2 \ \sim \ N(f(\theta), \ \tau^2), \quad i = 1, 2, \ldots, K$$

という正規モデルを考えている（詳細は第 11 章）．このモデルでは，確率分布のパラメータである θ, τ^2（超パラメータ（hyperparameters）という）は定数と考えており，その不確実性を考慮していない．Bayesian は超パラメータにも確率分布を考えてその不確実性を考慮する方法である．例えば，超パラメータの事前分布として無情報事前分布（noninformative prior）

$$f(\theta) \sim N(0, a), \quad a = 100\,(程度) \tag{5.7}$$

$$\frac{1}{\tau^2} \sim Gamma(a, a), \quad a = 0.001\,(程度) \tag{5.8}$$

とすると（ここに，$Gamma(a, b)$ はガンマ分布である），$f(\theta)$ の事後分布の期待値として $\widehat{f(\theta)}_\mathrm{B}$ を推定する方法である．事後分布の積分計算が解析的に評価できないときには次節の解析例で示すように MCMC（Markov chain Monte Carlo）法を利用して数値的に評価するのが簡単である．その際，分散 $\mathrm{Var}^*(\widehat{f(\theta)}_\mathrm{B})$ の推定は θ の Markov 連鎖の乱数列の分布（ヒストグラム）の分散として推定する．$f(\theta_i)$，τ^2 の Bayes 推定量も同様にそれぞれの Markov 連鎖の乱数列の分布を利用して計算できる[*1]．

なお，変量モデルで信頼区間（confidence interval）と呼んでいる区間に相当するものは Bayesian では信用区間（credible interval）と呼び，意味は異なる．例えば，95%信頼区間は「試験を独立に 100 回繰り返して 95%信頼区間を 100 個作成したとき，そのうちの 95 個程度は真の値を含むだろうという頻度を意味するのに対して，95%信用区間は事後分布の 95%をカバーする区間を意味する．ただ，推定結果の表示では「95%CI」などと同じ記号が使用されるので注意が必要である．

5.3　変量モデルの解析例

5.3.1　β ブロッカーの臨床試験—オッズ比

表 3.2 の β ブロッカーのデータに前節の二つの方法を適用してみよう．S-Plus を利用した REML 計算プログラムは付録の「varorRM.s」である（これはプログラム「varor.s」に REML の計算部分を追加したものである）．実行結果は

[*1] Bayesian, MCMC などの詳細については丹後・Becque (2011) を参照されたい．

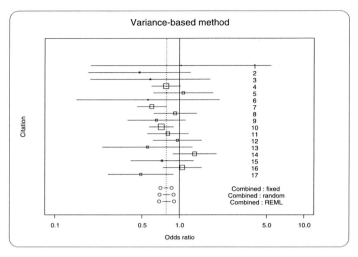

図 5.1 心筋梗塞後の 2 次予防 — β ブロッカーの長期投与の治療効果（死亡率リスク減少）の制限付き最尤推定法（オッズ比）によるメタ・アナリシス：付録の S-Plus プログラム「varorRM.s」の出力結果

図 5.1 に示した．変数 outRM で推定値，95%信頼区間，outq2RM で Q_2 に関する χ^2 値，自由度，p 値が出力されている．DerSimonian-Laird の方法では $\hat{\tau}^2 = 0.0169$ であったのに，REML 法では $\hat{\tau}^2 = 0.0237$ と少々増大している．その結果，点推定にはほとんど影響がなかったが，信頼区間は REML 法が少々広がっている．

次に Bayesian モデルは以下のように記述できる．第 $i\,(=1,\ldots,K)$ 臨床試験の対照群の症例数とイベント発生数を $(n_{i1},\,r_{i1})$，新治療群のそれを $(n_{i2},\,r_{i2})$ としよう．そうすると，可能なモデルは

$$r_{ij} \sim \mathrm{Binomial}(p_{ij},\,n_{ij})$$

5.3 変量モデルの解析例

```
model
  {
    for( i in 1 : Num ) {
      rc[i] ~ dbin(pc[i], nc[i])
      rt[i] ~ dbin(pt[i], nt[i])
      logit(pc[i]) <- mu[i]
      logit(pt[i]) <- mu[i] + delta[i]
      mu[i] ~ dnorm(0.0,1.0E-5)
      delta[i] ~ dnorm(beta, sigma)
    }
    beta ~ dnorm(0.0,1.0E-6)
    sigma ~ dgamma(0.001,0.001)
    delta.new ~ dnorm(beta, tau)
    tau <- 1 / sigma
  }


list(rt = c(3,  7,  5,  102,  28, 4,  98,  60, 25, 138, 64, 45,  9, 57, 25, 65, 17),
     nt = c(38, 114, 69, 1533, 355, 59, 945, 632, 278,1916, 873, 263, 291, 858, 154, 1195, 298),
     rc = c(3, 14, 11, 127, 27, 6, 152, 48, 37, 188, 52, 47, 16, 45, 31, 62, 34 ),
     nc = c(39, 116, 93, 1520, 365, 52, 939, 471, 282, 1921, 583, 266, 293, 883, 147,  1200, 309) ,
     Num = 17)


list(beta = 0, delta.new = 0, sigma=1, mu = c(0, 0, 0, 0, 0, 0, 0, 0, 0, 0, 0, 0, 0, 0, 0, 0, 0),
                                    delta = c(0, 0, 0, 0, 0, 0, 0, 0, 0, 0, 0, 0, 0, 0, 0, 0, 0))
```

図 5.2 心筋梗塞後の 2 次予防— β ブロッカーの長期投与の治療効果 (死亡率リスク減少) の Bayesian モデル (オッズ比) によるメタ・アナリシスの WinBUGS プログラム

$$\log \frac{p_{ij}}{1-p_{ij}} = \alpha_i + \beta_i x_j$$

$$\beta_i \sim N(\beta,\ \tau^2)$$

$$x_j = \begin{cases} 0, & \text{control} \\ 1, & \text{new treatment} \end{cases}$$

ここに, $\exp(\beta)$ は推定したいオッズ比である. 三つの超パラメータの事前分布の例は

$$\alpha_i \sim N(0,\ 100), \quad \beta \sim N(0,\ 100), \quad \frac{1}{\tau^2} \sim Gamma(0.001,\ 0.001)$$

とおける. この解析には MCMC 法が必要であるが, ここでは, Spiegelhalter et al.(1995) による専用ソフト WinBUGS のプログラムを用いる. そのプログラムは図 5.2 に示す ($\beta \to$ beta, $\tau^2 \to$ tau). 10000 回の繰り返しで burn-in

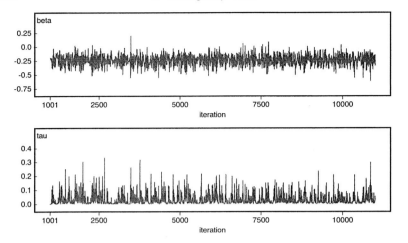

図 5.3 変数 beta, tau の Gibbs sampling の 10000 個の乱数列(burn-in sample を 1000 と設定)

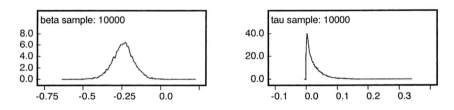

図 5.4 変数 beta, tau の Gibbs sampling の分布(sample size = 10000)

sample[*1)]を 1000 として推定した.それぞれのパラメータの Gibbs sampling[*2)] の乱数列と事後分布のヒストグラムは図 5.3, 5.4 に示した.WinBUGS の出力する推定結果は表 5.1 に示すとおりである.

$$\exp(-0.2415) = 0.785, \ \exp(-0.3845) = 0.681, \ \exp(-0.103) = 0.902$$

であり,オッズ比の推定値と 95%信用区間は 0.785 (95%CI : 0.681 – 0.902) である.また,$\hat{\tau}^2 = 0.0269$ と REML 法より大きくなった.これまでの結果

[*1)] 乱数列の最初の部分は初期値に依存しているので,その部分は捨て過去を忘れた部分を利用しようというもので,捨てる最初の sample を burn-in sample という.

[*2)] Markov 連鎖を生成するための代表的な sampling 法.

表 5.1 表 3.2 の β ブロッカーのデータに WinBUGS を適用してオッズ比を推定するモデルでの出力結果の一部

変数	mean	sd	2.5%点	中央値	97.5%点	start	sample
β	-0.2415	0.07107	-0.3845	-0.2406	-0.103	1001	10000
τ^2	0.02688	0.03019	0.001062	0.01684	0.1114	1001	10000

表 5.2 β ブロッカーのメタ・アナリシス―オッズ比―の解析例

方法	点推定値	95% 信頼区間	均質性の検定 Q_1 (df, p 値)	有意性の検定 Q_2 (df, p 値)
Peto 法	0.782	$0.706 - 0.866$	$21.38(16, 0.164)$	$22.27(1, < 0.0001)$
最尤推定法	0.781	$0.706 - 0.865$	$21.75(16, 0.152)$	$22.45(1, < 0.0001)$
Mantel-Haenszel 法	0.782	$0.706 - 0.866$	$21.48(16, 0.161)$	$22.27(1, < 0.0001)$
DerSimonian-Laird 法	0.791	$0.695 - 0.900$		$12.68(1, 0.0004)$
REML 法	0.791	$0.691 - 0.906$		$11.16(1, 0.0008)$
Bayesian	0.785	$0.681 - 0.902$		

と合わせて表 5.2 にまとめた.

5.3.2 入院患者へのケアの効果―入院日数の平均値の差

表 3.4 の入院患者へのケアの効果を検討したデータに適用してみよう.S-Plus を利用した REML 計算プログラムは付録の「admeanRM.s」である(これはプログラム「admean.s」に REML の計算部分を追加したものである).実行結果は図 5.5 に示した.変数 outRM で推定値,95%信頼区間,outq2RM で Q_2 に関する χ^2 値,自由度,p 値が出力されている.DerSimonian-Laird の方法では $\hat{\tau}^2 = 218.72$ であったのに,REML 法では $\hat{\tau}^2 = 685.2$ と大幅に増大している.その結果,点推定にはさほどの影響がなかったが,信頼区間は REML 法が大幅に広がって,0 を含み有意差が消滅している.

次に,Bayesian の MCMC 法によるモデルは以下のようになる.第 i ($=1, \ldots, K$) 臨床試験の対照群の症例数と平均値を $(n_{0i}, \bar{X}_{0i})$,新治療群のそれを $(n_{1i}, \bar{X}_{1i})$ とし,共通の分散を s_i^2(式 (3.37) 参照)としよう.そうすると,可能なモデルは

$$\bar{X}_{1i} - \bar{X}_{0i} \sim N(\theta_i, s_{ei}^2), \quad \theta_i \sim N(\mu, \tau^2), \quad s_{ei}^2 = \left(\frac{1}{n_{0i}} + \frac{1}{n_{1i}}\right) s_i^2$$

二つの超パラメータの事前分布の例は

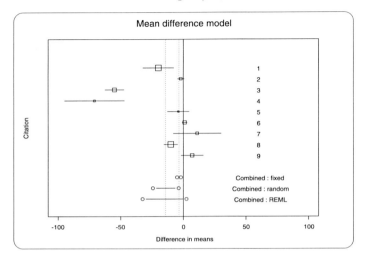

図 5.5 脳卒中で入院した患者に対するある特別なケアの効果のメタ・アナリシス（入院日数の平均値の差）：付録の S-Plus のプログラム「admeanRM.s」の出力結果

$$\mu \sim N(0,\ 100), \quad \frac{1}{\tau^2} \sim Gamma(0.001,\ 0.001)$$

とおける．ここでも Spiegelhalter et al. (1995) による専用ソフト WinBUGS のプログラムを用いる．そのプログラムを図 5.6 に示す（$\mu \to$ mu, $\tau^2 \to$ tau）．ここでも，burn-in sample を 1000 として 10000 回の繰り返しで推定した．それぞれのパラメータの Gibbs sampling の乱数列と事後分布のヒストグラムは図 5.7, 5.8 にそれぞれ示した．WinBUGS の出力する推定結果は表 5.3 に示すとおりである．その結果では $\hat{\tau}^2 = 929.2$ となり REML 法よりも大きく，信用区間も広がっている．もちろん，有意ではない．つまり，研究間の異質性が高度に有意である場合には変量モデルの中でもモーメント法を利用している

5.3 変量モデルの解析例

```
model
  {
    for( i in 1 : Num ) {
    sinv[i] <- 1/vdiff[i]
    diff[i] ~ dnorm(theta[i], sinv[i])
    theta[i] ~ dnorm(mu, sigma)
    }
    mu ~ dnorm(0.0,1.0E-6)
    sigma ~ dgamma(0.001,0.001)
    tau <- 1 / (sigma)
  }


    list(diff = c( -20,  -2, -55, -71,  -4,   1,  11, -10,   7),
       vdiff = c(40.586315,   2.046834, 15.280876, 150.222222, 20.192308,
         1.223530,  95.375552,   8.032074, 20.693566),
       Num = 9)

list(mu = 0, sigma=1, theta = c(0, 0, 0, 0, 0, 0, 0, 0, 0))
```

図 5.6 脳卒中で入院した患者に対するある特別なケアの効果の Bayesian によるメタ・アナリシス（入院日数の平均値の差）の WinBUGS プログラム

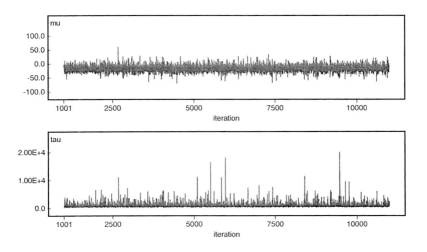

図 5.7 変数 mu, tau の Gibbs sampling の 10000 個の乱数列（burn-in sample を 1000 と設定）

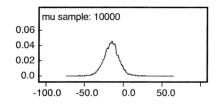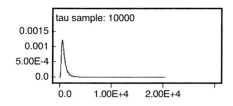

図 5.8　変数 mu, tau の Gibbs sampling の分布（sample size = 10000）

表 5.3　表 3.4 の入院患者へのケアの効果のデータに WinBUGS を適用して平均値の差を推定するモデルでの出力結果の一部

変数	mean	sd	2.5%点	中央値	97.5%点	start	sample
μ	-15.43	10.36	-35.85	-15.36	5.04	1001	10000
τ^2	929.2	790.3	269.9	731.9	2774.0	1001	10000

表 5.4　入院患者へのケアの効果のメタ・アナリシス――入院日数の平均値の差の解析例

方法	点推定値	95% 信頼区間	均質性の検定 Q_1 (df, p 値)	有意性の検定 Q_2 (df, p 値)
漸近分散法	-3.493	$-1.961 - -5.026$	$241.06(8, <0.0001)$	$19.963(1, <0.0001)$
DerSimonian-Laird 法	-14.097	$-24.446 - -3.749$		$7.129(1, 0.0076)$
REML 法	-15.121	$-32.67 - 2.429$		$2.85(1, 0.09137)$
Bayesian	-15.43	$-35.85 - 5.04$		

DerSimonian-Laird の方法では適切ではなく，REML 法，もしくは，Bayesian を利用すべきであることを示している（表5.4 参照）．

5.4　感度分析・メタ回帰分析

第2章で述べたように，メタ・アナリシスの基本（母数）モデルは

$$\text{各研究の effect size} = \theta + (誤差)$$

であった．ここに採用した論文の選択バイアスがなければ誤差は平均0の回りにほぼ対称にばらつく．選択バイアスが無視できなければ非対称なバラツキとなり，それが funnel plot に現れることは 2.4.7 項で述べた．しかし，これは現実を少々単純化しすぎたモデルであり，現実には各研究結果には本質的にはある程度の差，例えば，参加者の違い，研究の実施法の違い（デザイン，用量，

5.4 感度分析・メタ回帰分析

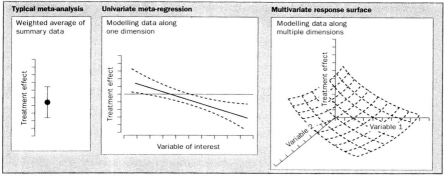

Figure 2: **Summing-up evidence in single and multiple dimensions**

図 5.9 メタ・アナリシスでのエビデンスの統合：一次元から多次元へ（Lau et al., 1998）

用法，追跡期間）などにより治療効果は大きく異なってしまう可能性は否定できない．したがって，それをモデル化する一つの方法として変量モデルが登場した．

$$\text{各研究の effect size} = \theta + (\text{各研究の偏り}) + (\text{誤差})$$

ここに，（各研究の偏り）は，平均 0，分散 τ^2 の確率変数と仮定する．しかし，この変量モデルでは一つの確率変数である（各研究の偏り）の中に heterogeneity の原因となっている要因をすべて放り込んで「一つの解答」を求めようとする点においては基本モデルと何ら変わらない．推定値の幅がこれらの確率変動により大きくなるだけである（図 5.9 の左の図）．

現実にはこれらの要因を確率変動と捉えるよりは，一つ一つの固有の影響因子，交絡因子（confounding factors）として独立に吟味できるモデルが自然であろう．もちろん，このような要因がすべての文献から抽出できるという条件付きであるが…．それぞれの要因の違いによって治療効果がどのように変化するかを吟味するモデルとして，要因がカテゴリー変数であれば

$$\text{各研究の effect size} = \theta + (\text{ある要因})_j + (\text{誤差})$$
$$(j = 1, 2, \ldots, J) \tag{5.9}$$

または，連続変数であれば

$$\text{各研究の effect size} = \theta + \beta(\text{ある要因}) + (\text{誤差}) \tag{5.10}$$

というモデルを考えることができる(図5.9の中央).前者は**層別解析**(stratified analysis),あるいは**サブ・グループ解析**(subgroup analysis)という.両者を含めた多変量解析も可能でそれは図5.9の右のような状況となる.これらを総称して**感度分析**(sensitivity analysis)あるいは**メタ回帰分析**(meta-regression analysis)という.ただ,患者を観察単位として実施するメタ・アナリシス MAP では通常の統計解析で利用される回帰分析に他ならない.

5.4.1 β ブロッカーの臨床試験

心筋梗塞の2次予防への β ブロッカーの16の長期投与の無作為化比較試験(1.2節)の感度分析について解説しよう.図1.2をもう一度見てみよう.最初に統計手法(母数モデルと変量モデル)の違いによる差を検討している.推定値はほぼ同じであり,変量モデルの信頼区間の幅が若干広めと推定されているが試験間のバラツキが小さいことを示している(均質性の検定:p 値 $= 0.2$).

次に,試験の質の違いを検討している.割り付けの方法(無作為性),エンドポイントの評価方法(盲検性),統計解析の方法(intention-to-treat)の3項目から最高9点で評点したものである.質の低い(7点以下)3試験の成績は質の高い試験の成績より治療効果は高めに推定されていたが,バラツキは大であった.しかし,これらの試験を除いたメタ・アナリシスの結果は全体の結果とほとんど差がなかった.

3番目には試験のサイズで3群に層別して違いを検討している.1.2節,あるいは,2.4.7項(funnel plot)のところでも述べたように公表バイアスがなければ,各試験の成績は平均値の回りに対称に散らばるはずである.しかし,小さい試験の成績は有意になりにくく,有意でない試験は公表されにくい,という公表バイアスが存在すれば,小さい試験での効果が最も大きく(有意な試験だけが集まる),大きい試験の効果が最も小さいという結果になる.図1.2には見事その存在が確認できる.しかし,小さい試験群を除いても全体の推定結果にはほとんど影響がない.

最後に,二つの試験(J,N という記号で記されている試験)は,中間解析

(interim analysis）で有意であったことから途中で試験が終了した試験である．これらの試験の推定値はあきらかに治療効果がある方へのバイアスがあることになる．したがって，これらの試験を除外して検討しているのである．しかし，いずれの除外例も全体の推定値を変えるものではなかった．このように，様々な属性の差を検討して，全体の推定値にほとんど影響がないか否かを確認することは重要である．

5.4.2 コレステロール低下試験

ここでは，血清コレステロール値を低下させる長期治療による虚血性心疾患 (ischaemic heart disease) 発生リスクを検討した25のRCTのデータ（表5.5）を利用して，Thompson (1993) が行ったロジスティック回帰モデルによる heterogeneity の検討の一部を再現してみよう．発生リスク減少の effect size はオッズ比を利用する．もちろん，前節のように各変数を複数のカテゴリーに分類してそれぞれに第3，4章で述べた方法を適用してもよいが，ここではロジスティック回帰モデルを利用する．この方法は，母数モデルではあるが，最尤推定値を求める点で，漸近的分散に基づく Peto 法よりは性質が良く，標本サイズが小さくない限り Mantel-Haenszel 法より優れている（9.3節参照）．

さて，通常の統計ソフトの回帰モデルを使用する場合には表5.5に示されているデータを表5.6のように編集しなおす必要がある．ただ，最初の試験は表の注に解説しているように3群（2群は治療群）比較試験であったもので，表5.5にはそのデータは掲載されていないが Thompson の論文の Table 4 に掲載されているのでそこから読み取ったものである．まず，全体25試験のメタ・アナリシスとして第3章で述べた方法の推定結果とロジスティック回帰モデルによる推定結果を表5.7に示した．この場合のロジスティックモデルは次のようになる．

$$\log \frac{p_{ij}}{1-p_{ij}} = \mu + TRIAL_i + TRT_j \quad (TRIAL_1 = 0,\ TRT_1 = 0)$$
$$(i = 1,\ 2, \ldots,\ 25;\ j = 1,\ 2) \tag{5.11}$$

ここに，p_{ij} は i 番目の研究，j 番目の治療群における虚血性心疾患発生率，$TRIAL_i$ は i 番目の研究の効果，TRT_j は j 番目の治療群の効果

表 5.5 血清コレステロール値を低下させる長期治療による虚血性心疾患 (ischaemic heart disease) 発生リスクを検討した 25 の RCT のデータ (Thompson, 1993)

Trial	Intervention	Patients	Serum cholesterol reduction (mmol/l)	Average duration (years)	No. of IHD events/no. of subjects(%) Treated	No. of IHD events/no. of subjects(%) Control
1 CDP	Drug	Secondary	0.55	6.2	676/2222 (30.4)	936/2789 (33.6)
2 WHO	Drug	Primary	0.55	5.3	173/5331 (3.2)	210/5296 (4.0)
3 LRC	Drug	Prymary	0.65	7.4	157/1906 (8.2)	193/1900 (10.2)
4 Minnesota	Diet	Primary	0.70	1.0	131/4541 (2.9)	121/4516 (2.7)
5 DART	Diet	Scondary	0.26	2.0	132/1018 (13.0)	144/1015 (14.2)
6 POSCH	Surgery	Secondary	1.43	9.7	82/421 (19.5)	125/417 (30.0)
7 Helsinki	Drug	Primary	0.69	5.0	56/2051 (2.7)	84/2030 (4.1)
8 Stockholm	Drug	Secondary	0.84	5.0	73/279 (26.2)	101/276 (36.6)
9 Scottish	Drug	Secondary	0.85	3.6	54/350 (15.4)	75/367 (20.4)
10 Los Anggeles	Diet	Primary	0.87	3.5	52/424 (12.3)	65/422 (15.4)
11 Oslo	Diet	Secondary	1.13	5.0	61/229 (26.6)	81/229 (35.4)
12 Newcastle	Drug	Secondary	0.68	4.5	54/244 (22.1)	85/253 (33.6)
13 VA drug-lipid	Drug	Secondary	0.59	5.0	42/145 (29.0)	69/284 (24.3)
14 Upjohn	Drug	Mixed	0.49	1.9	36/1149 (3.1)	42/1129 (3.7)
15 MRC	Diet	Secondary	0.95	3.8	46/199 (23.1)	51/194 (26.3)
16 London Hospitals	Diet	Secondary	0.57	3.0	47/130 (36.2)	50/134 (37.3)
17 EXCEL	Drug	Mixed	1.08	1.0	62/6582 (0.9)	20/1663 (1.2)
18 Sydney	Diet	Secondary	0.31	2.5	37/221 (16.7)	24/237 (10.1)
19 NHLBI	Drug	Secondary	0.85	5.0	6/71 (8.5)	11/72 (15.3)
20 St Mary's	Diet	Secondary	0.61	1.6	8/28 (28.6)	11/52 (21.2)
21 STARS	Diet	Secondary	1.06	3.3	3/60 (5.0)	5/30 (16.7)
22 Mc Caughan	Drug	Mixed	0.68	1.0	2/88 (2.3)	2/30 (6.7)
23 CLAS	Drug	Secondary	1.35	2.0	1/94 (1.1)	5/94 (5.3)
24 FATS	Drug	Secondary	1.48	2.7	2/94 (2.1)	0/52 (0.0)
25 Gross	Drug	Secondary	0.56	1.6	1/23 (4.3)	0/29 (0.0)

表 5.6 血清コレステロール値を低下させる長期治療による虚血性心疾患発生リスクを検討した 25 の RCT のデータ（表 5.5）をロジスティック回帰分析用に変換したデータセット

試験 TRIAL	介入 INT	患者 PAT	chol CHOL	追跡期間 DUR	治療群 TRT	IHD発生 IHD	患者数 SUBJ
1	1	2	0	6.2	1	936	2789
1	1	2	0.68	6.2	2	322	1119
1	1	2	0.42	6.2	2	354	1103
2	1	1	0	5.3	1	210	5296
2	1	1	0.55	5.3	2	173	5331
3	1	1	0	7.4	1	193	1900
3	1	1	0.65	7.4	2	157	1906
4	2	1	0	1	1	121	4516
4	2	1	0.7	1	2	131	4541
5	2	2	0	2	1	144	1015
5	2	2	0.26	2	2	132	1018
6	3	2	0	9.7	1	125	417
6	3	2	1.43	9.7	2	82	421
7	1	1	0	5	1	84	2030
7	1	1	0.69	5	2	56	2051
8	1	2	0	5	1	101	276
8	1	2	0.84	5	2	73	279
9	1	2	0	3.6	1	75	367
9	1	2	0.85	3.6	2	54	350
10	2	1	0	3.5	1	65	422
10	2	1	0.87	3.5	2	52	424
11	2	2	0	5	1	81	229
11	2	2	1.13	5	2	61	229
12	1	2	0	4.5	1	85	253
12	1	2	0.68	4.5	2	54	244
13	1	2	0	5	1	69	284
13	1	2	0.59	5	2	42	145
14	1	3	0	1.9	1	42	1129
14	1	3	0.49	1.9	2	36	1149
15	2	2	0	3.8	1	51	194
15	2	2	0.95	3.8	2	46	199
16	2	2	0	3	1	50	134
16	2	2	0.57	3	2	47	130
17	1	3	0	1	1	20	1663
17	1	3	1.08	1	2	62	6582
18	2	2	0	2.5	1	24	237
18	2	2	0.31	2.5	2	37	221
19	1	2	0	5	1	11	72
19	1	2	0.85	5	2	6	71
20	2	2	0	1.6	1	11	52
20	2	2	0.61	1.6	2	8	28
21	2	2	0	3.3	1	5	30
21	2	2	1.06	3.3	2	3	60
22	1	3	0	1	1	2	30
22	1	3	0.68	1	2	2	88
23	1	2	0	2	1	5	94
23	1	2	1.35	2	2	1	94
24	1	2	0	2.7	1	0	52
24	1	2	1.48	2.7	2	1	94
25	1	2	0	1.6	1	0	29
25	1	2	0.56	1.6	2	1	23

INT: 1=Drug, 2=Dietary, 3=Surgery
PAT: 1=Primary, 2=Secondary, 3=Mixed
TRT: 1=control, 2=treated

表 5.7 血清コレステロール低減を目的とした 25 の RCT のメタ・アナリシスでの統合オッズ比の推定値

モデル	方法	点推定値	95% 信頼区間	均一性の検定 χ^2 (df, p 値)
母数モデル				
	漸近分散の方法 [a]	0.821	0.768 – 0.877	39.04 (22, 0.014)
	漸近分散の方法 [b]	0.822	0.769 – 0.879	40.57 (24, 0.019)
	Peto の方法	0.822	0.769 – 0.878	42.69 (24, 0.011)
	Mantel-Haenszel 法 [b]	0.822	0.769 – 0.878	40.57 (24, 0.019)
	Logistic 回帰モデル	0.821	0.768 – 0.877	46.79 (25, 0.005)
変量モデル				
	DerSimonian-Laird 法 [a]	0.802	0.722 – 0.891	
	DerSimonian-Laird 法 [b]	0.805	0.725 – 0.894	

a: IHD の患者発生 0 の二つの試験は除外した.
b: IHD の患者発生 0 の二つの試験は,a, b, c, d それぞれに 0.5 を加えた.

である.一意解を得るために通常は第 1 カテゴリーの値を 0 とおく.このとき,$\exp(\widehat{TRT_2})$ が統合オッズ比の推定値となる.TRT_2 の推定値と標準誤差は $-0.197(0.034)$ であったので,オッズ比の推定値と 95%信頼区間は $\exp(-0.197) = 0.821$, $\exp(-0.197 \pm 1.96 \times 0.034) = 0.768$ – 0.877 と計算される.このモデルの適合度(均質性の検定)は deviance の値(χ^2 尤度比検定統計量)が 46.79(自由度 25)となるからその p 値は 0.005 となる.この表から,母数モデルの四つの方法の推定値は IHD の患者発生数 0 の取り扱い方にかかわらずほとんど同じであり,無視できない異質性が観察されている.変量モデルの推定値のバラツキが少々広がっている.

Thompson は母数モデルの無視できない heterogeneity を検討するなかでコレステロールの減少量に試験間で大きな差があることに注目した.つまり,図 5.10 に示すように「コレステロールの減少量が大きい試験ほど治療効果が大きい(オッズ比が小さい)」という違い,すなわち量反応関係の有無を検討した.そのモデルは式 (5.11) と同様に

$$\log \frac{p_{ij}}{1-p_{ij}} = \mu + TRIAL_i + TRT_j + \beta CHOL \qquad (5.12)$$

であり,特に,連続変数 $CHOL$ の係数 β, 2 値変数 TRT の効果を検討することにある.表 5.8 にはこれらの変数を含めたり除外したりした三つのモデルの Deviance 表とその回帰係数を示した.ここで注目すべきは

5.4 感度分析・メタ回帰分析

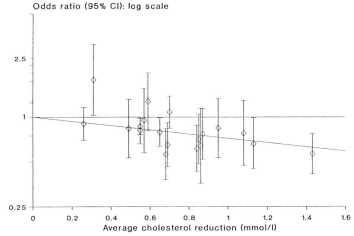

Figure 5 Estimated odds ratios and 95% confidence intervals for IHD events according to extent of serum cholesterol reduction in each trial. Overall summary of results indicated by sloping line. Results of the seven smallest trials combined.

図 5.10 コレステロール減少量と治療効果との間の量反応関係（Thompson, 1993）

表 5.8 血清コレステロール低減を目的とした 25 の RCT のメタ・アナリシスにおけるロジスティック回帰分析の deviance 表

モデル	自由度	Deviance	回帰係数（標準誤差）
TRIAL	26	80.73	
TRIAL+TRT	25	46.79	TRT: -0.197 (0.034)
TRIAL+CHOL	25	33.60	CHOL: -0.327 (0.048)
TRIAL+TRT+CHOL	24	31.44	TRT: 0.134 (0.091)
			CHOL: -0.502 (0.128)

1) モデル「TRIAL+TRT」に CHOL を追加するとモデルの適合度は大きく改善されている（$\chi_1^2 = 46.79 - 31.44 = 15.4$, $p = 0.00009$）．
2) しかし，モデル「TRIAL+CHOL」に TRT を追加してもモデルの適合度は有意ではない（$\chi_1^2 = 33.6 - 31.44 = 2.16$, $p = 0.14$）．
3) この検討からモデル「TRIAL+CHOL」が「TRIAL+TRT」よりベターであり，そのモデルの適合度（均質性）の検定は χ^2 尤度比検定統計量 $= 33.6$（自由度 25）でその p 値は 0.12 となり，ほどほどに適合していると言える．

モデル「TRIAL+CHOL」の結果の解釈は，「コレステロール 1 mmol/l 減少す

表 5.9 血清コレステロール低減を目的とした 25 の RCT のメタ・アナリシスでの要因毎のロジスティック回帰分析によるサブ・グループ解析の例

要因	方法	試験の数	統合オッズ比	
			点推定値	95% 信頼区間
介入の種類				
	drug	15	0.802	0.741 – 0.869
	dietary	9	0.933	0.818 – 1.064
	surgery	1	0.565	0.411 – 0.778
患者のタイプ				
	primary	5	0.832	0.741 – 0.933
	secondary	17	0.817	0.751 – 0.889
	mixed	3	0.793	0.567 – 1.108
追跡期間				
	2 年以下	8	0.943	0.807 – 1.101
	2～5 年	13	0.759	0.669 – 0.864
	5 年以上	4	0.815	0.745 – 0.891

るにしたがって IHD 発生オッズ比は $\exp(-0.327) = 0.72$ 減少する」となる．次に，

1) 介入の種類別 INT（drug, dietary, surgery）
2) 患者のタイプ PAT（primary, secondary, mixed）
3) 追跡期間別 DUR（2 年以下，2～5 年，5 年以上）

について，それぞれの要因毎のサブ・グループ解析をロジスティック回帰モデルで行ってみよう．例えば，介入 INT の種類別に統合オッズ比を推定するモデルにおいては推定すべきオッズ比に相当する部分は治療 TRT と介入 INT との交互作用項となるので

$$\log \frac{p_{ijk}}{1-p_{ijk}} = \mu + TRIAL_i + (TRT * INT)_{jk}$$
$$((TRT * INT)_{1k} = 0, \ k = 1, 2, 3) \quad (5.13)$$

となり，それぞれの推定値は $\widehat{(TRT * INT)}_{2k}, \ k = 1, 2, 3$ となる．結果は表 5.9 に示した．介入の種類では dietary で効果が有意でない．追跡期間でみると 2 年以下が有意でない．これら相互の関連性を調べるためには多変量で解析する必要があることは言うまでもないがここでは省略する．

6

Publication biasへの挑戦

過去に実施された研究すべてが登録されていれば**公表バイアス**（publication bias）の心配はないが現実はその理想にほど遠い．本章では公表バイアスへの挑戦と題してバイアスの検出法，未公表論文数の推定，公表バイアス調整によるeffect size の推定法などを紹介する．ただ，欠損値の「**穴埋め（imputation）**」同様，無から有を生み出すのは困難極まりない．挑戦は始まったばかりである．

6.1 公表バイアスの検出

メタ・アナリシスの解析対象となる研究（文献）数が K 個あるとする．各文献からコピーあるいは計算して得られた effect size の推定値，その推定誤差分散，標本の大きさを

$$(\widehat{\theta}_i,\ s_i^2,\ n_i), \quad i=1,\ldots,K$$

としよう．funnel plot は x 軸に effect size の推定値，y 軸に分散の逆数，あるいは標本の大きさをプロットするものであり，その対称性をもって公表バイアスを検討しようという視覚的道具であることは 2.4.7 項ですでに述べた．funnel plot が対称であるということは effect size とその分散（あるいは分散の逆数，標本の大きさ）との相関が 0 であることを意味する．この性質を利用した検定方法が提案されている．ただ，メタ・アナリシスの対象となる研究の数が一般には少ないので検出力は低く，そのため有意水準は慣例の 5% ではなく 10% と設定することが薦められている．

1) **Begg の順位相関** (1994)

この方法は，effect size の推定値の標準化された値 t_i と分散 s_i^2 との Kendall 順位相関係数を計算してその有意性を検討する方法である．基本的には順位相関係数であるから Kendall に限らず，Spearman の順位相関係数でも O.K. である．

$$t_i = \frac{\widehat{\theta}_i - \widehat{\theta}}{s_i^*} \tag{6.1}$$

ここに，$\widehat{\theta}$ はメタ・アナリシスによって統合された推定値，s_i^{2*} は $\widehat{\theta}_i - \widehat{\theta}$ の分散であり，

$$\widehat{\theta} = \left(\sum \widehat{\theta}_i/s_i^2\right) \Big/ \sum \left(1/s_i^2\right) \tag{6.2}$$

$$s_i^{2*} = s_i^2 - \left(\sum 1/s_j^2\right)^{-1} \tag{6.3}$$

である．

2) **Egger *et al.* の回帰法** (1997b)

この方法は次の単回帰分析を適用する方法である．

$$\left(\frac{\widehat{\theta}_i}{s_i}\right) = \alpha + \beta \left(\frac{1}{s_i}\right) + 誤差 \tag{6.4}$$

つまり，帰無仮説 H_0：「funnel plot は対称形である」という仮定のもとでは回帰式は原点を通り，その傾きはメタ・アナリシスで求めたい統合された推定値に等しい：

$$\alpha = 0, \quad \widehat{\beta} = \widehat{\theta}$$

という性質を利用する．したがって，この回帰式では

$$H_0 : \alpha = 0 \tag{6.5}$$

を検定するものである．この回帰式では $\text{Var}(\widehat{\theta}_i/s_i) = 1$ であるから通常の重みなし回帰式を適用する．

3) Macaskill *et al.* の回帰法 (2001)

この方法は従属変数に funnel plot の y 軸である effect size, 独立変数に x 軸の標本の大きさとした重み付き回帰分析であり, funnel plot 回帰法とも呼ばれる.

$$\widehat{\theta_i} = \alpha + \beta n_i + 誤差 \tag{6.6}$$

funnel plot が対称形であれば, この回帰式の傾きが 0 となることから

$$H_0 : \beta = 0 \tag{6.7}$$

を検定する方法である. この方法は effect size が対数オッズ比である場合に提案されているが, ほかの場合にも適用可能である. ただ, 対数オッズ比の場合の重み付き回帰分析の重みに関しては, 従来の $1/a_i + 1/b_i + 1/c_i + 1/d_i$ ではなく $1/(a_i + b_i) + 1/(c_i + d_i)$ とする方が性質が良くなることをシミュレーションで示している.

Macaskill *et al.* (2001) は Egger *et al.* (1997b) の方法では独立変数が推定値の標準偏差の逆数であることから誤差を含み, 通常の回帰分析の仮定を満足せず, 誤差の影響により傾きの推定値がバイアスをもつことを指摘した. 彼らは, 上記の三つの方法をシミュレーションで比較した. いずれも検出力は低いが, 前者二つは第 1 種の過誤の割合が名義水準より大きいことから彼らの提案した funnel plot の回帰分析を薦めている.

[例題]: 心筋梗塞後の 2 次予防のための β ブロッカーの治療効果

表 3.2 の β ブロッカーの治療効果のメタ・アナリシスについて三つの方法を適用してみよう. Begg の方法による Kendall の順位相関係数は $r = -0.059$ (両側 $p = 0.742$) となり有意ではない. Egger *et al.* の回帰分析の結果は図 6.1 に示すとおりである. y 切片が $-0.152(\pm 0.646)$ で原点を通る帰無仮説は否定できない (t 値 $= -0.235$, 自由度 $df = 15$, 両側 $p = 0.817$). なお, 傾きが -0.215 と推定され漸近分散法に基づくオッズ比の統合値の対数 $\log(0.783) = -0.245$ に近いことがわかる. Macaskill *et al.* の回帰法の結果は図 6.2 に示すとおりである. 推定された回帰式の傾きは -0.847×10^{-6} とほぼ 0 に等しかった

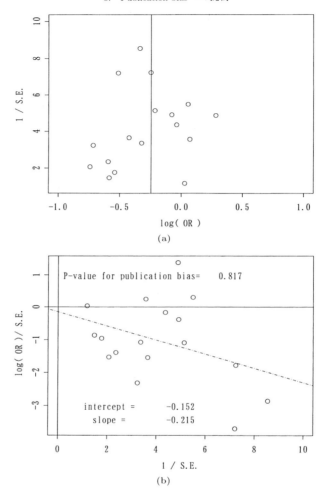

図 6.1 心筋梗塞後の2次予防—— β ブロッカーの長期投与の治療効果(死亡率リスク減少)のメタ・アナリシスにおける (a) funnel plot (y 軸が $1/SE$) と (b) Egger et al. (1997b) の回帰分析

(t 値 $= -0.163$, 自由度 $df = 15$, 両側 $p = 0.873$). いずれも有意ではない.

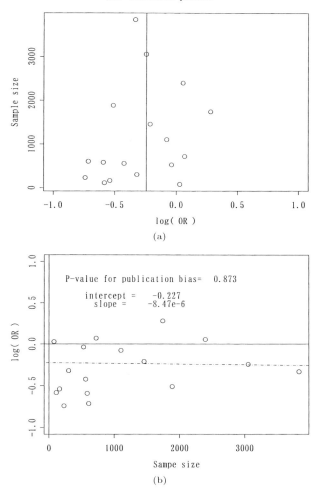

図 6.2 心筋梗塞後の 2 次予防— β ブロッカーの長期投与の治療効果（死亡率リスク減少）のメタ・アナリシスにおける (a) funnel plot（y 軸が標本サイズ）と (b) Macaskill *et al.* (2001) の回帰分析

6.2　File-drawer problem

　公表バイアスは別名 file-drawer problem（書類引き出し問題）とも呼ばれる．この名称は Rosenthal (1979) によるもので，公表バイアスは公表されな

いまま書類をいれる引き出しの中に放り込まれてしまっている研究結果が多く存在するためであるという意味である．Rosenthal は 4.4 節で解説した p 値を統合する逆正規法を利用して書類引き出しの中に眠っている未公表の研究結果の数を推定する簡単な方法を提案している．逆正規法とは各研究結果の p 値 p_i から正規分布のパーセント点 $Z(p_i)$ を求め統合 p 値を次の統計量 Z

$$Z = \frac{1}{\sqrt{K}} \sum_{i=1}^{K} Z(p_i) \sim N(0, 1) \qquad (6.8)$$

から計算する方法であった．Rosenthal は，「現在のメタ・アナリシスの結果が有意な結果である」

$$Z > Z\left(\frac{\alpha}{2}\right)$$

という前提に立って，未公表論文を追加したメタ・アナリシスによって「有意差なし」という結論を導きだすための最小の未公表論文の数を推定した．ただ，彼は「未公表論文だけをメタ・アナリシスすると効果は 0」という根拠のない仮定で計算したのである．未公表論文の数を K_0 とすると次の計算が成立する：

$$\frac{1}{\sqrt{K+K_0}} \sum_{i=1}^{K} Z(p_i) < Z\left(\frac{\alpha}{2}\right)$$
$$\Downarrow$$
$$K_0 > -K + \frac{\left(\sum_{i=1}^{K} Z(p_i)\right)^2}{Z(\alpha/2)^2} \qquad (6.9)$$

Rosenthal の意図は未公表論文の数を推定することにあるのではない．現在の有意な結果の信憑性の尺度として K_0 を利用したのである．つまり，「計算された K_0 の数がその分野の「常識」に照らし合わせても非現実的なほど大きい数字であれば公表された有意な結果を覆すことはほとんど不可能，つまり，現在の結果は信頼してよい．しかし，未公表論文の数が小さくても有意差なしという結論がでるのであれば，現在の有意な結果は疑わしい」という推論をするのに利用できるだろうということであった．問題は「未公表論文だけをメタ・アナリシスすると効果は 0」という仮定の意味である．前節の funnel plot でみるように，その仮定の意味は希薄である．

6.2 File-drawer problem

Iyengar and Greenhouse (1988) はこの点について,もし未公表論文の原因が統計的に有意とならなかったことが大きな原因であると仮定した場合の修正を提案している.つまり,各論文の Z 値が $Z(\alpha)$ より小さいという条件付き分布 $f(x \mid Z(\alpha))$ から選択されたものと仮定する.

$$f(x \mid Z(\alpha)) = \begin{cases} \frac{\phi(x)}{\Phi(Z(\alpha))} & \text{for } x \leq Z(\alpha) \\ 0 & \text{otherwise} \end{cases} \quad (6.10)$$

ここに $\phi(\cdot)$, $\Phi(\cdot)$ は正規分布の密度関数,分布関数である.この打ち切られた分布の平均値は

$$M(\alpha) = -\phi(Z(\alpha))/\Phi(Z(\alpha))$$

であるから,未公表論文の数を α の関数として $K_0(\alpha)$ とおくと,式 (6.9) は

$$\frac{1}{\sqrt{K + K_0(\alpha)}} \left(\sum_{i=1}^{K} Z(p_i) + K_0(\alpha) M(\alpha) \right) < Z\left(\frac{\alpha}{2}\right) \quad (6.11)$$

と修正される.$M(\alpha)$ の値は,

$$M(0.01) = -0.0269, \quad M(0.05) = -0.1085$$

と小さく 0 に近い数字であるが,未公表論文数 $K_0(\alpha)$ の推定には大きな影響がある.例えば,Rosenthal (1979) の例を引用すると,あるテーマの $K = 94$ の論文によるメタ・アナリシスで有意な結果を示した ($p < 0.001$).この場合,$\sum Z(p_i) = 95.32$ である.Rosenthal の方法だと $K_0 = 3263$ となり,この数字が非常に大きいので,公表された論文の有意な結果は覆されないだろうという推論が成立する.一方,Iyengar and Greenhouse の方法だと $K_0(0.05) = 507$ となり,やはり大きな数字であるが Rosenthal の推定値よりはかなり小さめに推定していることがわかる.Orwin (1983) は「有意差なし」の基準を「意味のある最小の effect size」に置き換えた議論を展開している.

6.3 公表バイアスの調整——選択モデル

未公表論文の存在による公表バイアスの問題を単なる有意差ありなしの問題として考えるのではなく,「選択バイアス」の問題と捉え,選択(公表)バイアスの確率モデルを導入するアプローチが考えられる.つまり,もし,公表バイアスが存在しなければ,ある研究から得られる effect size θ の推定値 x は確率分布 $f(x \mid \theta)$ にしたがうと考える.もちろん,メタ・アナリシスの目的は未知のパラメータ θ の推測である.ここで選択バイアスを重み関数 $w(x)$ で定義する.

$$w(x) = \Pr\{\text{effect size が } x \text{ である研究がメタ・アナリシスに選ばれる}\} \tag{6.12}$$

このように考えることにより effect size が x である研究が公表されたという条件付きの下での x の確率分布が

$$g(x \mid \theta) = \frac{f(x \mid \theta)w(x)}{\int_{-\infty}^{\infty} f(t \mid \theta)w(t)dt} \tag{6.13}$$

となる.$f(\cdot)$,$w(\cdot)$ に対する適当なモデルを導入することにより θ を含むモデルのパラメータの最尤推定量が計算できる.その例は Iyengar and Greenhouse (1988),Hedges and Olkin (1985) などを参照されたい.この方法は理論的には興味深い方法であるが,計算が煩雑で,かつ,現実に適用するためには適切な確率分布の導入がポイントとなるがそれは容易ではない.

6.4 公表バイアスの調整——対称な funnel plot の再生

Duval and Tweedie (2000a,b) は観測された「非対称な funnel plot」から「対称な funnel plot」を再生する簡単なノンパラメトリック法を提案している.対称な funnel plot を再生するのに必要な未公表論文数を推定するとともに再生された funnel plot から effect size を推定するという魅力的な方法である.そこでの唯一の仮定は「公表バイアスがなければ **funnel plot は対称形となる**」と

いうもので特定の分布形を仮定しないので適用は簡単である．そのプロセスを彼らの論文の Figure 1（図 6.3）を利用して説明しよう．図 6.3 の (a) は 35 の点を乱数でシミュレートした funnel plot で，これがすべての論文と仮定する．その統合 effect size は 0.080 (95%CI : $-0.018 - 0.178$) である．図 6.3(b) は最も左側に位置していた五つの論文を未公表として削除した funnel plot である．この場合の effect size は 0.124 (95%CI : $0.037 - 0.210$) で公表バイアスの影響がでている．Duval-Tweedie 法は図 6.3(b) の非対称な funnel plot から左に隠れている未公表論文の数を推定するために，右端に位置する論文を，funnel plot が対称形となるまで繰り返し削除（trim）して未公表論文の数を推定し，推定された数だけ右端から一つずつ左に対称に配置（fill）して未公表の研究の点と「見なす（impute）」方法である．図 6.3(c) の白丸の五つの点は未公表論文の推定値であるが，それは右端から大きい順に五つの点を統合値の回りに左右対称に移動した点である．この最後の funnel plot から推定された effect size は 0.082 (95%CI : $-0.011 - 0.176$) とオリジナルの推定値に近い値が復元されている．

実データへの適用例として図 6.4 には Raudenbush (1984) の学生の知能指数（IQ）向上のための教育の効果を評価した 19 の無作為化研究のメタ・アナリシスの funnel plot（黒丸）を示した．教育の効果指標としては知能指数の変化の平均値の差を標準化した指標を利用している．三つの白丸は Duval-Tweedie 法で推定された未公表論文の**見なし値**（imputed value）である．同様に図 6.5 には McIntosh and Olliaro (1998) の抗マラリア薬の評価を行った 13 の RCT をレビューしたメタ・アナリシスでの funnel plot（黒丸）を示した．評価指標は死亡オッズ比であるので x 軸は対数オッズ比である．六つの白丸は Duval-Tweedie 法による未公表研究の見なし値である．これらの結果はうまくいった例のようにも見えるが，後に見るように，実際にはそううまくはいかない．

6.4.1 未公表論文数の推定

一般性を失うことなく funnel plot の左端の点より左の方に論文 k_0 個が未公表のため欠けていて非対称形となっていると仮定しよう．まず真の effect size θ が既知と考える．このとき

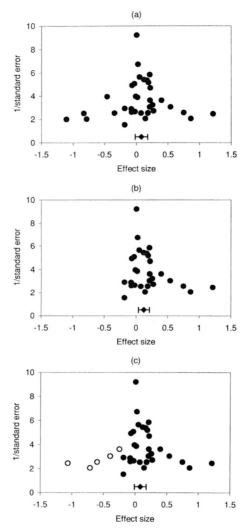

Figure 1. Funnel plots of (a) 35 simulated studies, with an overall effect size of .080 with a 95% confidence interval of (−.018, .178); (b) with the five "left-most" studies suppressed with an overall effect size estimated at .124 with a 95% confidence interval of (.037, .210); and (c) "Filled" funnel plot with overall effect size estimated using trim and fill as .082, with a 95% confidence interval of (−.011, .176).

図 6.3 Duval and Tweedie (2000a) の方法のデモンストレーション．(a) オリジナルデータの funnel plot，(b) 公表バイアスの例，(c) 再生された funnel plot．詳細は本文参照

6.4 公表バイアスの調整—対称な funnel plot の再生

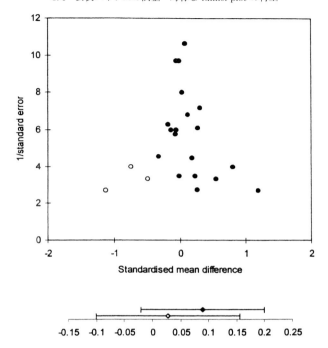

Figure 1. Top panel is a funnel plot of standardized mean differences of teacher expectancy of IQ from Raudenbush (1984). Solid circles are original data, open circles are imputed filled values. Bottom panel shows overall mean and 95% CI of standardized mean differences before and after allowing for publication bias.

図 **6.4** Duval and Tweedie (2000b) の方法の適用例：学生の知能指数（IQ）向上のための教育の効果のメタ・アナリシス

$$y_i = \widehat{\theta}_i - \theta \tag{6.14}$$

とおき，絶対値 $|y_i|$ の順位を r_i^* とする．このとき次の二つの統計量を定義する．

$$\begin{aligned}\gamma^* = {}& y_i \text{ が正でかつ最大の順位 } K \text{ まで}\\ & \text{連なっている連の長さ（length of run）}\end{aligned} \tag{6.15}$$

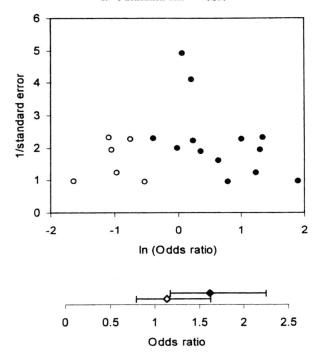

1/standard error
ln (Odds ratio)
Odds ratio
Figure 2. Top panel is a funnel plot of log odds ratios of mortality in studies of malaria from McIntosh and Olliaro (1998). Solid circles are original data, open circles are imputed filled values. Bottom panel shows overall mean and 95% CI of odds ratios before and after allowing for publication bias.

図 6.5 Duval and Tweedie (2000b) の方法の適用例：抗マラリア薬のメタ・アナリシス

$$T_K = \sum_{y_i>0} r_i^* \quad \text{（Wilcoxon 順位和）} \tag{6.16}$$

もし，右側に未公表の論文の存在が疑われる場合には

$$\gamma^* = y_i \text{ が負でかつ最大の順位 } K \text{ まで連なっている連の長さ} \tag{6.17}$$

$$T_K = \sum_{y_i<0} r_i^* \tag{6.18}$$

となる．例えば，$K = 11$ の論文からの絶対値 y_i の順位に符号をつけて表現すると，

$$-1,\ 2,\ -3,\ -4,\ 5,\ -6,\ 7,\ 8,\ 9,\ 10,\ 11$$

となったとしよう．このデータでは 7, 8, 9, 10, 11 が正で長さが5であるから $\widehat{\gamma} = 5$ となり，Wilcoxon 順位和 $T_K = 2 + 5 + 7 + 8 + 9 + 10 + 11 = 52$ となる．欠けている研究の数 k_0 の推定量として Duval and Tweedie は次の三つの推定量を提案した．

$$R_0 = \gamma^* - 1 \tag{6.19}$$

$$L_0 = \frac{4T_K - K(K+1)}{2K - 1} \tag{6.20}$$

$$Q_0 = K - \frac{1}{2} - \sqrt{2K^2 - 4T_K + \frac{1}{4}} \tag{6.21}$$

先ほどの例では，$R_0 = 4$，$L_0 = (4 \times 52 - 11 \times 12)/21 = 3.6$，$Q_0 = 4.65$ となる．k_0 は整数であるからこれらの統計量も最も近い整数に丸めると $R_0 = L_0 = 4$，$Q_0 = 5$ となる．実際にどれを使うかについては，三つとも同じ整数となれば問題はないが，異なった場合には，k_0 が大きい（k_0 が K の25%以上）と想定される場合に L_0，小さければ R_0 が薦められる．

6.4.2 Trim-fill アルゴリズム

前項の未公表論文数の推定法は，effect size θ が既知である場合に漸近的一致性が成り立つ．しかし，現実には未知であるため，以下に示す反復収束法が提案されている．

1) Step 1. 変量モデルで effect size $\widehat{\theta}^{(1)}$ を推定し，$y_i^{(1)} = \widehat{\theta}_i - \widehat{\theta}^{(1)}$ とおいて $\widehat{k}_0^{(1)}$ を推定する．

2) Step 2. funnel plot の最右端の方に位置する点から $\widehat{k}_0^{(1)}$ 個の点を除く (trim)．残りの点から同様に $\widehat{\theta}^{(2)}$ を推定し，$y_i^{(2)} = \widehat{\theta}_i - \widehat{\theta}^{(2)}$ とおいて $\widehat{k}_0^{(2)}$ を推定する．

3) Step 3. 同様の手続きを除く点がなくなるまで繰り返す．つまり，$\widehat{\theta}^{(J-1)} = \widehat{\theta}^{(J)}$ となった時点で繰り返しは終了．最終的に除かれた点の総数を $\widehat{k}_0$ とおく．

4) Step 4. 右側の最大値から $\widehat{k}_0$ 個のデータを $\widehat{\theta}^{(J)}$ の回りに対称な位置に配置して (fill), 対称な funnel plot を再生する．推定誤差の値は対称なデータと同じ値を採用する．最後に，impute された $\widehat{k}_0$ 個のデータを加えた $K + \widehat{k}_0$ データに基づいて effect size $\widehat{\theta}^{(F)}$ を推定しなおす．

$$y_j^* = 2\widehat{\theta}^{(J)} - y_{K-j+1}, \quad j = 1, \ldots, \widehat{k}_0 \quad (6.22)$$

$$\sigma_j^* = \sigma_{K-j+1} \quad (6.23)$$

このノンパラメトリック法の特徴はオリジナルデータの一部を推定値の回りに「対称」に配置した点が未公表論文の imputed value となることに注意したい．つまり，未公表論文を含めた funnel plot が対称であることを仮定しているからであるが，理論的にはそうであっても，実際のデータを利用する場合は必ずしも対称形ではない．これは順位を利用する方法の限界である．

[例題]：心筋梗塞後の 2 次予防のための β ブロッカーの治療効果

表 3.2 の β ブロッカーの治療効果のメタ・アナリシスの funnel plot の大きい方から右側五つの論文が未公表であったと仮定して Duval and Tweedie の方法でどの程度もとの推定値と funnel plot が再現されるかを検討してみよう．オリジナルデータでは $\widehat{OR} = 0.791$ (95%CI : 0.695 – 0.900) であったことを思い出しておく．ここでの effect size は対数オッズ比である．

1) Step 1. まず，右側の五つの論文がないものとして $K = 12$ の論文で変量モデルでの統合された対数オッズ比を計算すると

$$\widehat{\theta}^{(1)} = \log(\widehat{OR}) = -0.3514, \quad \widehat{OR} = 0.703 \ (95\%CI : 0.626 – 0.792)$$

となる．公表バイアスでオッズ比がかなり減少している．さて，絶対値 $|y_i| = |\log(\widehat{OR}_i) - \widehat{\theta}^{(1)}|$ の順位に符号をつけて表現すると，

$$1, \ 2, \ -3, \ 4, \ 5, \ -6, \ -7, \ -8, \ -9, \ 10, \ -11, \ -12$$

となる．三つの推定量を計算すると，この場合は符号が負の順位和であることに注意して

$$R_0 = 2 - 1 = 1, \quad T_{12} = 56, \quad L_0 = 2.957, \quad Q_0 = 3.484$$

となる．Duval and Tweedie の推薦にしたがって L_0 を利用して計算を進めよう．そうすると，まず，左側の三つの論文を除いて第 2 ステップに進む．

2) Step 2. 残った 9 個の論文で変量モデルでの統合された対数オッズ比は，

$$\widehat{\theta}^{(2)} = \log(\widehat{OR}) = -0.3250$$

となった．絶対値 $|y_i|$ の順位に符号をつけると

$$1, \ -2, \ 3, \ -4, \ 5, \ -6, \ -7, \ 8, \ -9$$

となる．したがって，

$$R_0 = 0, \quad T_9 = 28, \quad L_0 = 1.294, \quad Q_0 = 1.411$$

となり，左側 1 個の論文を除いて計算を進める．

3) Step 3. 同様に残った 8 個のデータでの統合対数オッズ比は，

$$\widehat{\theta}^{(3)} = \log(\widehat{OR}) = -0.3227$$

となった．絶対値 $|y_i|$ の順位に符号をつけると

$$1, \ -2, \ 3, \ -4, \ 5, \ -6, \ -7, \ 8$$

となり，

$$R_0 = -1, \quad T_8 = 19, \quad L_0 = 0.266, \quad Q_0 = 0.272$$

となった．もう除くデータはないのでこれで反復は終了である．

4) Step 4. 最終的に左側四つのデータを step 3 における推定値の回りに配置して，funnel plot を再生したのが図 6.6 である（黒四角と丸の 16 論文）．ここで，「黒四角」と「＋（除かれた 5 個）」の点がオリジナルの 17 論文であり，四つの白丸は impute された点である．最終的な推定値は指

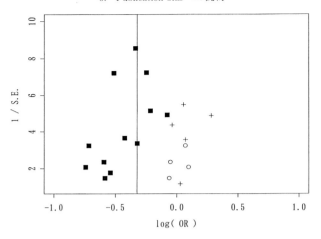

図 6.6 心筋梗塞後の 2 次予防— β ブロッカーの長期投与の治療効果（死亡率リスク減少）のメタ・アナリシスにおける funnel plot：「黒四角」と「＋」がオリジナルの 17 論文で,「＋」の 5 点を除いて Duval-Tweedie 法を適用した結果四つの白丸が impute された

数変換してオッズ比に戻すと

$$0.724\ (95\%CI : 0.647 - 0.811)$$

となった．オッズ比は最初の 12 個の論文から推定した値 0.703 よりは改善しているが 0.791 ほどまでは復元されていない．この原因の一つに 17 個全体の funnel plot 自体がそんなに対称形を示していないことと，impute された四つの論文は未公表として除いた五つの論文より精度が悪い（症例数が少ない），つまり，重みが小さいことが考えられる．

7 トピックス：診断検査とROC曲線

疾患 D に対する理想的な診断検査があるとすれば，疾患 D がある人は「＋」（陽性），ない人は「−」（陰性）と判定してくれるであろう．しかし，残念ながら定量的な検査値 z の分布は図 7.1 に示すように疾患 D 群とそれ以外の non-D 群の分布が重なるのが普通である．したがって診断検査の特性を評価し，そのメタ・アナリシスを実施するには少々厄介な手続きが必要になる．

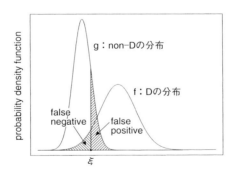

図 7.1 定量的な検査値 z の D の分布と non-D の分布の関連，カットオフ値 ξ で変化する偽陽性の確率と偽陰性の確率の関連

7.1 カットオフ値と検査特性

定量的な検査の場合には，あるカットオフ値（cut-off point）ξ を適切に定めて（7.2 節参照），例えば，検査値が大きいほど疾患 D の疑いが大きいとす

表 7.1 それぞれの施設 i におけるある診断検査と標準的診断 (gold standard) による診断結果の 2×2 分類表 ($i = 1, \ldots, K$)

ある検査の診断	Gold Standard による診断結果		計
	疾患 D	non-D	
陽性	a_i	b_i	$a_i + b_i$
陰性	c_i	d_i	$c_i + d_i$
計	$a_i + c_i$	$b_i + d_i$	n_i

れば,

$$\text{検査の診断} = \begin{cases} +, & z \geq \xi \\ -, & z < \xi \end{cases} \tag{7.1}$$

と判定することになる.

100%完全でない診断検査により被検者は

- 真陽性 (true positive): 正しく D と判定される.
- 偽陽性 (false positive): D でないのに, 誤って D と判定される.
- 真陰性 (true negative): 正しく non-D と判定される.
- 偽陰性 (false negative): D であるのに, 誤って non-D と判定される.

のいずれかに判定される. つまり, 診断検査はこの四つの分類確率の大きさによって決定される. それぞれの分類の真の確率を知ることはできないが, それに近い確率として疾患 D に対する「最も診断精度の高い検査法 (標準検査, gold standard, reference method)」に基づく診断結果と比較することにより, ある施設を訪れた患者データを利用して表 7.1 のようにまとめられる.

- 真陽性の頻度 a_i
- 偽陽性の頻度 b_i
- 真陰性の頻度 d_i
- 偽陰性の頻度 c_i

通常この表から診断検査の特性を表現する指標として

$$S_e = \Pr\{+ \mid D\} = \text{感度 (sensitivity)} = \frac{a_i}{a_i + c_i} \tag{7.2}$$

$$S_p = \Pr\{- \mid \text{non-}D\} = \text{特異度 (specificity)} = \frac{d_i}{b_i + d_i} \tag{7.3}$$

の二つがよく利用される. 診断の目的から言えば, 検査で陽性が検出された場合に疾患 D が存在する検査後確率 $\Pr\{D \mid +\}$ の大きさが問題である. これを

陽性予測値（positive predictive value）とも言う．Bayesの定理により

$$\Pr\{D \mid +\} = \frac{\Pr\{D\} \Pr\{+ \mid D\}}{\Pr\{+\}} \tag{7.4}$$

ここに，$\Pr\{D\}$ は疾患 D の有病率（検査前確率）である．これを利用すると，$\Pr\{\text{non-}D \mid +\} = 1 - \Pr\{D \mid +\}$ であるから検査で陽性と判定された場合に本当に疾患 D であるオッズは

$$O_+ = \frac{\Pr\{D \mid +\}}{1 - \Pr\{D \mid +\}} = \frac{\Pr\{D\}}{1 - \Pr\{D\}} \cdot \frac{\Pr\{+ \mid D\}}{\Pr\{+ \mid \text{non-}D\}} \tag{7.5}$$

ここに，右辺の第 2 項は**陽性尤度比**（likelihood ratio for the positive result）であり，それは

$$陽性尤度比 = \frac{\Pr\{+ \mid D\}}{\Pr\{+ \mid \text{non-}D\}} = \frac{S_e}{1 - S_p} \tag{7.6}$$

と計算できる．したがって，

$$検査後オッズ = 検査前オッズ \times 陽性尤度比 \tag{7.7}$$

となる．一般には，有病率 $\Pr\{D\}$，検査前オッズは当該医療機関では推定できない．しかし，陽性尤度比が大きいほど検査後オッズが検査前に比して大きく変動することは理解できる．**陰性尤度比**も同様に定義でき，

$$陰性尤度比 = \frac{\Pr\{- \mid D\}}{\Pr\{- \mid \text{non-}D\}} = \frac{1 - S_e}{S_p} \tag{7.8}$$

これを利用すると，**陰性予測値**（negative predictive value）$\Pr\{\text{non-}D \mid -\}$ についても同様に，検査で陰性と判定された場合に本当に疾患 D ではないオッズが

$$O_- = \frac{\Pr\{\text{non-}D \mid -\}}{1 - \Pr\{\text{non-}D \mid -\}} = \frac{1 - \Pr\{D\}}{\Pr\{D\}} \cdot \frac{\Pr\{- \mid \text{non-}D\}}{\Pr\{- \mid D\}} \tag{7.9}$$

と計算できる．つまり，式 (7.5), (7.9) より陽性尤度比が大きく，陰性尤度比が小さい（2 種類のオッズがともに大きい）ほど検査の診断パワーが高いということになる．したって，その総合指標として二つのオッズを掛け合わせると，

未知の有病率 $\Pr\{D\}$ が消えて

$$\begin{aligned}
O_+ \times O_- &= \frac{\Pr\{D\mid +\}}{1-\Pr\{D\mid +\}} \cdot \frac{\Pr\{\text{non-}D\mid -\}}{1-\Pr\{\text{non-}D\mid -\}} \\
&= \frac{\Pr\{+\mid D\}}{\Pr\{+\mid \text{non-}D\}} \cdot \frac{\Pr\{-\mid \text{non-}D\}}{\Pr\{-\mid D\}} \\
&= \frac{\text{陽性尤度比 (positive likelihood ratio)}}{\text{陰性尤度比 (negative likelihood ratio)}} \\
&= \frac{\Pr\{+\mid D\}/\Pr\{-\mid D\}}{\Pr\{+\mid \text{non-}D\}/\Pr\{-\mid \text{non-}D\}} \\
&= \frac{(a/c)}{(b/d)} = \frac{ad}{bc} \\
&= OR \quad (\text{odds ratio}) \qquad (7.10)
\end{aligned}$$

となる．つまり，診断パワーの指標としてオッズ比が利用できることがわかる．

7.2 カットオフ値の推定

カットオフ値をどう決定するか？ これはそんなに容易な問題ではない．図 7.1 でみるように，カットオフ値を変化させると感度，特異度が変化し，一方が大きくなると他方が小さくなるというように両者を同時に大きくすることはできない．健常者の約 **95%** が入る臨床的基準範囲（正常範囲）の上限，例えば，$\bar{X} \pm 2SD$ など設定したり，次節で解説する **ROC** 曲線を描いて感度 **100%**，特異度 **100%** の点（xy 座標の点 $(0, 1)$）に近いカットオフ値を選んだりしているのを文献でよく見かけるがこれらは適切ではない．

適切な方法というのは，2 種類の誤診，偽陽性と偽陰性，の結果として期待される損失を最小（利益を最大）にする値として決定することである．図 7.1 に示すように，疾患 D，対象疾患以外 non-D の分布の確率密度関数をそれぞれ $f(\cdot)$, $g(\cdot)$ とし，偽陰性の結果により一人あたりの平均損失を C_1，偽陽性の結果により一人あたりの平均損失を C_2 とするとカットオフ値を ξ としたときに生じる一人あたり平均損失の期待値は，

$$C(\xi) = \Pr\{D\}C_1 \int_\infty^\xi f(x)dx + (1-\Pr\{D\})C_2 \int_\xi^\infty g(x)dx \quad (7.11)$$

となる.これを最小にするカットオフ値 ξ は ξ で偏微分した方程式の解である.すなわち,

$$\Pr\{D\}C_1 f(\xi) = (1 - \Pr\{D\})C_2 g(\xi)$$

つまり

$$f(\xi) = \frac{1 - \Pr\{D\}}{\Pr\{D\}} \cdot \frac{C_2}{C_1} g(\xi) \tag{7.12}$$

の解となる[*1].最もナイーブな方法は,$f(\cdot)$, $g(\cdot)$ のデータからヒストグラム(必要なら平滑化による滑らかな分布曲線を推定して)を作成して前者のヒストグラムと後者のヒストグラムの $C_2(1-\Pr\{D\})/(\Pr\{D\}C_1)$ 倍のヒストグラムの交点として求める方法である.この解を求めるには適切な有病率 $\Pr\{D\}$ の推定値と損失の比 C_2/C_1 の値を見積もることであろう.一人あたりの平均損失または利益の推定には最近の医療経済学的アプローチが必要である.

7.3 ROC 曲 線

さて,表 7.2 には angiography を標準法とした duplex doppler ultrasound 法の検査特性(Hasselblad and Hedges, 1995)を調べた 14 の文献データを示してある.このように $K = 14$ 個の研究結果を利用して診断検査のメタ・アナリシスを実施する場合,感度,特異度をそれぞれ独立に,または前節で導いたオッズ比を第 2 章,あるいは第 3 章で述べた方法にしたがって重み付き平均を計算することは正しくない.なぜなら,感度,特異度は図 7.1 に示すようにカットオフ値の関数として変化し,個々の研究で使用したカットオフ値 ξ_i が対象とした疾患の特性の違いにより異なっている可能性が高いからである.オッズ比も感度と特異度の関数であり同様である.このように未知のカットオフ値の関数として変化する診断特性を表現する重要な指標として **ROC 曲線** (receiver operating characteristic curve) を利用することができる.これは,カットオフ値を小さい値から大きい値へと連続的に動かしたとき,x 軸に偽陰

[*1] $f(\cdot)$, $g(\cdot)$ 分布に確率分布を仮定する方法,あるいは仮定しない方法の具体例は,丹後俊郎「臨床検査への統計学」,第 7 章:臨床検査診断の評価,朝倉書店,1986 を参照.

表 7.2 Angiography を標準法とした duplex doppler ultrasound 法の検査特性 (Hasselblad and Hedges, 1995)

研究	真陽性 True positive a_i	偽陽性 False positive b_i	偽陰性 False negative c_i	真陰性 True negative d_i
1	26	2	4	83
2	11	2	1	5
3	68	8	3	34
4	74	0	12	111
5	84	13	20	99
6	40	7	3	41
7	16	9	1	109
8	96	15	20	206
9	11	2	2	57
10	91	5	5	57
11	46	3	9	42
12	15	2	1	93
13	58	16	10	121
14	26	1	4	74

性率 $(1 - S_p)$, y 軸に真陽性率 (S_e) をプロットしてできる曲線のことである. 曲線が y 軸, $y = 1$ に近く, 左隅 $(S_e = 1, S_p = 1)$ に近い検査ほど性能が良い. 図 7.2 は表 7.2 のデータをプロットしたものである. なお, 4 番目の研究では false positive の頻度が 0 となっている. このようにいずれかの頻度が 0 となる場合には

$$a \leftarrow a + 0.5, \quad b \leftarrow b + 0.5, \quad c \leftarrow c + 0.5, \quad d \leftarrow d + 0.5$$

として計算する. この例では左隅の方に集積しているので性能が悪くないことを示している.

また第 1 章で紹介した Guyatt *et al.* (1992) の図 1.12 に示す五つの検査法の比較では serum ferritin が他の検査法に比較して優れていることがわかる. ちなみに, この**曲線下面積**(AUC, area under curve)の意味は, 任意に選んだ二人, 疾患 D を有する患者と疾患 D を有しない患者, の検査の値をそれぞれ, X, Y とすると,

$$AUC = \Pr\{X \ (D \text{ の任意の患者}) > Y \ (\text{non-}D \text{ の任意の被検者})\}$$

(7.13)

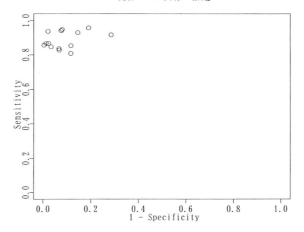

図 7.2　Angiography を標準法とした duplex doppler ultrasound 法の検査特性（Hasselblad and Hedges, 1995）を調べた 14 の研究それぞれの特異度，感度のプロット

という確率を意味する．つまり，AUC が大きいほど診断検査の性能が大きいことになる．

7.4　統合 ROC 曲線の推定

個々の研究で検討した検査法の ROC 曲線は一般に未知である．したがって，過去の研究から得られる表 7.1 のデータを利用したメタ・アナリシスでは，これまでのメタ・アナリシスと同様な方法で個々の ROC 曲線の重み付き曲線を描くことはできない．したがって，ここでは，共通の ROC 曲線を仮定して，個々の研究から計算できる $(1 - S_p, S_e)$ を (x, y) 軸平面にプロットして，共通の ROC 曲線を推定することを試みる．この曲線を**統合 ROC 曲線**（summary ROC curve）という．

7.4.1　重み付き単回帰分析

さて，それでは，表 7.2，図 7.2 のデータにどのように ROC 曲線をあてはめるのだろうか？　この統合 ROC 曲線を推定するためには，7.1 節で述べた検査

の診断パワーを表現する指標として陽性尤度比と陰性尤度比との比で定義できる陽性オッズ比（OR）を利用することができる．

感度は真陽性（TP），1 − 特異度は偽陽性（FP）であるので，ここで，改めて $p_{TP} = S_e, p_{FP} = 1 - S_p$ とおくと，

$$OR = \frac{陽性尤度比 \text{ (positive likelihood ratio)}}{陰性尤度比 \text{ (negative likelihood ratio)}}$$
$$= \frac{p_{TP}/(1 - p_{TP})}{p_{FP}/(1 - p_{FP})} \tag{7.14}$$

となる．これに対して，未知のカットオフ値の影響を表現する統計量として，感度のオッズと特異度のオッズの比

$$S = \frac{\Pr\{+ \mid D\}/\Pr\{- \mid D\}}{\Pr\{- \mid \text{non-}D\}/\Pr\{+ \mid \text{non-}D\}}$$
$$= \frac{p_{TP}/(1 - p_{TP})}{(1 - p_{FP})/p_{FP}} \tag{7.15}$$

を考えることが可能である．なぜなら，S の分子，分母はそれぞれ，

$$\Pr\{z \geq \xi \mid D\}/\Pr\{z < \xi \mid D\},$$

$$\Pr\{z \geq \xi \mid \text{non-}D\}/\Pr\{z < \xi \mid \text{non-}D\}$$

を表しており，カットオフ値が変化するにつれて感度，特異度のオッズの変化の程度の比となっている．この値が1であれば，カットオフ値は感度，特異度ともに同じオッズを与えていることになる．そこで，診断検査のオッズ比がカットオフ値の関数として変化しているか否かを調べるために，次の重み付き単回帰分析を利用することができる．

$$\log OR = \widehat{\alpha} + \widehat{\beta} \log S + (不等分散の正規誤差) \tag{7.16}$$

もし，$\widehat{\beta} = 0$ と仮定できれば，

$$\widehat{OR} = \exp(\widehat{\alpha}) \tag{7.17}$$

であり，第3章で述べたオッズ比に関する方法が適用できる．さて，この回帰

式から，$y = p_{TP}, x = p_{FP}$ とおいて統合 ROC 曲線を導くと

$$\log \frac{y}{1-y} - \log \frac{x}{1-x} = \widehat{\alpha} + \widehat{\beta}\left(\log \frac{y}{1-y} + \log \frac{x}{1-x}\right)$$

つまり，

$$\frac{y}{1-y} = e^{\frac{\widehat{\alpha}}{1-\widehat{\beta}}} \times \left(\frac{x}{1-x}\right)^{\frac{1+\widehat{\beta}}{1-\widehat{\beta}}}$$

となるから，

$$y = \left\{1 + e^{-\frac{\widehat{\alpha}}{1-\widehat{\beta}}} \times \left(\frac{x}{1-x}\right)^{-\frac{1+\widehat{\beta}}{1-\widehat{\beta}}}\right\}^{-1} \quad (7.18)$$

となる．

[例題]：Angiography を標準法とした duplex doppler ultrasound 法の検査特性における，統合 ROC 曲線の重み付き単回帰分析による推定

表 7.2 のデータに基づいて統合 ROC 曲線を推定してみよう．図 7.3 には式 (7.16) の重み付き回帰式（重みは $\log OR$ の分散の逆数）である．各研究のプロットは重みの大きさに比例した円で表現している．y 切片とその標準誤差は 4.204 (± 0.257)，傾きのそれは -0.231 (± 0.234) であり，傾きが 0 であること

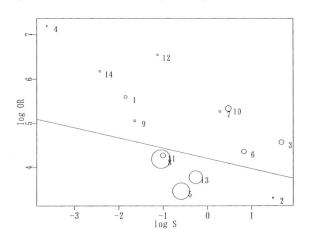

図 **7.3** $\log S$ と $\log OR$ に対する重み付き回帰直線

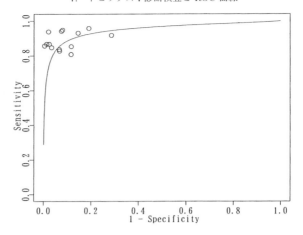

図 7.4 Angiography を標準法とした duplex doppler ultrasound 法の検査特性に関する重み付き単回帰分析で推定された統合 ROC 曲線

を否定できなかった $(p = 0.343)$. 有意ではないものの, その推定値を式 (7.18) に代入して統合 ROC 曲線を描いたのが図 7.4 である.

なお, 傾きが 0 であることを否定できなかったので, 診断パワーはオッズ比で統合できることになる. 診断検査のオッズ比は一般に大きい数字となることが多いので, ここでは**対数オッズ比**を計算してみよう. 対数オッズ比の統合推定値は漸近分散法では 4.31 $(95\%CI : 3.98 - 4.66)$, Mantel-Haenszel 法では 4.41 $(95\%CI : 4.08 - 4.74)$ であった. 均質性の検定はそれぞれ有意であった $(p = 0.046, 0.043)$. DerSimonian-Laird 法では 4.57 $(95\%CI : 4.07 - 5.07)$ であった.

7.4.2 Bayesian モデル

ここでは, 検査値の D 群の分布 f, non-D 群の分布 g に具体的な分布を仮定する方法を紹介しよう. 例えば, それぞれ分散の異なるロジスティック分布 (ほぼ正規分布に近い)

$$S_e = \Pr\{z > \xi \mid D\} = \left[1 + \exp\left(\frac{\xi - \mu_1}{\sigma_1}\right)\right]^{-1} \quad (7.19)$$

$$1 - S_p = \Pr\{z > \xi \mid \text{non-}D\} = \left[1 + \exp\left(\frac{\xi - \mu_2}{\sigma_2}\right)\right]^{-1} \quad (7.20)$$

を仮定すると，統合 ROC 曲線は具体的な関数として推定できる（Moses *et al.*, 1993）：

$$y = \left[1 + \exp\left(\frac{\widehat{\sigma}_1}{\widehat{\sigma}_2} \log \frac{x}{1-x} + \frac{\widehat{\mu}_2 - \widehat{\mu}_1}{\widehat{\sigma}_2}\right)\right]^{-1} \quad (7.21)$$

もちろん現実の分布がこの分布にしたがう根拠はないが，統合 ROC 曲線の推定問題の具体的なイメージが理解できる方法である．なお，二つのロジスティック分布が等分散 $\sigma_1 = \sigma_2$ である場合にはオッズ比がカットオフ値に関係なく（前項の，傾き $\beta = 0$ の場合に相当）次式で推定できる．

$$\widehat{OR} = \exp\left(\frac{\widehat{\mu}_2 - \widehat{\mu}_1}{\widehat{\sigma}_2}\right) \quad (7.22)$$

さて，式 (7.21), (7.22) のパラメータの推定に際しては，以下に解説する Bayesian モデルを適用できる．まず，表 7.2 に示すような 2 種類の陽性頻度 a_i, b_i それぞれに，独立な二項分布を仮定する：

$$a_i \sim \text{Binomial}(p_{TP,i}, a_i + c_i) \quad (7.23)$$
$$b_i \sim \text{Binomial}(p_{FP,i}, b_i + d_i) \quad (7.24)$$

ここで，$p_{TP,i}, p_{FP,i}$ は研究 i の真陽性確率，偽陽性確率であり，それは式 (7.19), (7.20) より次のロジスティック回帰モデルで表現できる：

$$\log \frac{p_{TP,i}}{1 - p_{TP,i}} = -\frac{\xi_i - \mu_1}{\sigma_1} \quad (7.25)$$
$$\log \frac{p_{FP,i}}{1 - p_{FP,i}} = -\frac{\xi_i - (\mu_1 + \delta)}{\sigma_1 \times r} \quad (7.26)$$

ここに，ξ_i は研究 i のカットオフ値，$\mu_2 = \mu_1 + \delta$, $\sigma_2 = \sigma_1 \times r$ であり，r は分散比である．μ_2, σ_2 の代わりに δ, r を導入している理由は，Gibbs sampling の乱数列の収束をよくするためである．超パラメータの事前分布は

$$\mu_1 \sim N(0, 1000)$$

$$\delta \sim N(0, 1000)$$
$$\sigma_1 \sim Gamma(0.01, 0.01)$$
$$r \sim Gamma(0.01, 0.01)$$
$$\xi_i \sim N(0, 1000), \quad i = 1, \ldots, 14$$

などとおける．この解析には MCMC 法が必要であるが，ここでは専用ソフト WinBUGS, OpenBUGS のプログラムを用いて簡単に解析できる．

実は，式 (7.25), (7.26) は順序回帰モデル (ordinal regression model) の特別なケースとして導かれる (Tosteson and Begg, 1988)．Rutter and Gatsonis (2001) は共変量調整が可能な順序回帰モデルに基づく Bayesian アプローチを提案しているが，ここでは省略しよう．

[例題]：Angiography を標準法とした duplex doppler ultrasound 法の検査特性における，統合 ROC 曲線の Bayesian モデルによる推定

その WinBUGS プログラムを図 7.5, 7.6 に示した．WinBUGS プログラムでの注意点は以下のとおりである：

```
model {
   for(i in 1:Num){
  nd[i]<- tp[i]+fn[i]
  nnd[i]<- fp[i]+tn[i]
}
   for( i in 1 : Num ) {
  tp[i] ~ dbin(ptp[i], nd[i])
  fp[i] ~ dbin(pfp[i], nnd[i])
  logit(pfp[i]) <- - (xi[i] - 100-m1)/sig1
  logit(ptp[i]) <- - (xi[i] - 100-m1-delta)/(sig1*rate)
  xi[i] ~ dnorm(0.0,1.0E-5)
   }
   sig1 ~ dgamma(0.01,0.01)
   rate ~ dgamma(0.01,0.01)
   m1 ~ dnorm(0.0,1.0E-3)
   delta ~ dnorm(0.0,1.0E-3)
   m2<- m1+delta
   sig2<- sig1*rate
   lgor<- (m2 -m1)/sig2
}
```

図 7.5 統合 ROC 曲線推定の WinBUGS プログラム

7.4 統合 ROC 曲線の推定   157

```
<Initial values>
list(m1 = 0, delta=0, sig1=1, rate=1,
mu = c(100, 100, 100, 100, 100, 100, 100, 100, 100, 100,
       100, 100, 100, 100))
<Data>
list(Num=14)
tp[] fp[] fn[] tn[]
26   2   4  83
11   2   1   5
68   8   3  34
74   0  12 111
84  13  20  99
40   7   3  41
16   9   1 109
96  15  20 206
11   2   2  57
91   5   5  57
46   3   9  42
15   2   1  93
58  16  10 121
26   1   4  74
END
```

図 7.6　統合 ROC 曲線推定の WinBUGS プログラム（初期値とデータ）

* m1, m2, sig1, sig2 はそれぞれ, $\mu_1, \mu_2, \sigma_1, \sigma_2$.
* delta は平均の差, rate は分散の比.
* xi[i] は研究 i のカットオフ値である.
* 平均値 μ_1, μ_2 については，絶対値には意味がないので，このプログラムでは μ_1 が 100 に近くなるように 100 を加えている.
* これに合わせて, xi[i] の初期値はすべて 100 と設定している.
* lgor <- (m2-m1)/sig2 は等分散の場合の対数オッズ比を意味する.

プログラムの実行においては，burn-in sample 数を 20,000，sample size = 100,000 回の繰り返しで推定した．それぞれのパラメータの Gibbs sampling の乱数列と事後分布のヒストグラムは省略するが，推定結果は表 7.3 に示すとおりである．その推定値を式 (7.21) に代入して推定された統合 ROC 曲線を，前節の重み付き単回帰分析で推定された統合 ROC 曲線（点線）と一緒にプロットしたのが図 7.7 である．二つの曲線はほぼ類似しているが，詳細に観察すると，単回帰分析で推定された曲線よりデータのより中心部を通過しており，わずかである

表 7.3 Angiography を標準法とした duplex doppler ultrasound 法の検査特性の統合 ROC 曲線にかかわる主要なパラメータ推定値 (burn-in sample = 20,000, sample size = 100,000)

パラメータ	mean	95%信用区間
μ_1	-18.43	$(-76.65, 37.98)$
μ_2	97.71	$(27.02, 168.5)$
σ_1	18.15	$(9.311, 28.74)$
σ_2	35.56	$(20.46, 53.74)$
r	2.092	$(1.017, 3.768)$
ξ_1	144.0	$(78.57, 210.1)$
ξ_2	102.3	$(36.63, 167.6)$
ξ_3	106.0	$(45.38, 164.6)$
ξ_4	148.5	$(84.16, 212.5)$
ξ_5	126.6	$(63.55, 188.9)$
ξ_6	113.6	$(52.23, 173.2)$
ξ_7	126.4	$(63.87, 187.5)$
ξ_8	132.3	$(69.16, 195.0)$
ξ_9	142.9	$(76.71, 210.4)$
ξ_{10}	118.9	$(57.48, 178.5)$
ξ_{11}	134.2	$(69.84, 198.1)$
ξ_{12}	144.8	$(79.49, 211.1)$
ξ_{13}	121.1	$(59.09, 181.1)$
ξ_{14}	147.8	$(82.09, 213.5)$

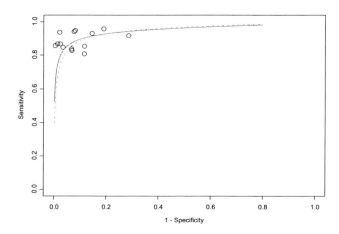

図 7.7 Angiography を標準法とした duplex doppler ultrasound 法の検査特性に関して，Bayesian モデルで推定された統合 ROC 曲線と重み付き単回帰分析で推定された統合 ROC 曲線 (点線)

7.4 統合 ROC 曲線の推定

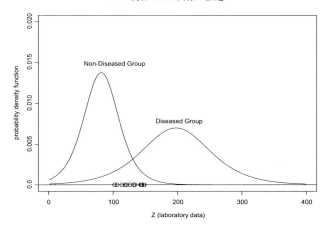

図 7.8 Angiography を標準法とした duplex doppler ultrasound 法の検査特性に関して，Bayesian モデルで推定された二つの集団の確率密度関数と研究毎のカットオフ値（x 軸上の○印）

が，より妥当な推定曲線であることが観察される．また，推定された疾患 D をもつ群（Diseased Group）と疾患 D をもたない群（Non-Diseased Group）の検査値の確率密度関数の推定値（μ_1 の値は推定値に 100 を加えている）とそれぞれの研究のカットオフ値の推定値を図 7.8 にプロットした．この解析では，r の推定値が 2.092（$95\% CI : 1.017 - 3.768$）と信用区間が 1 より大となり，等分散が否定されたが，それを無視して，等分散を仮定したモデル（sig2 <- sig1 と設定し，rate は削除）では，対数オッズ比 lgor が 4.55（$95\% CI : 4.22 - 4.89$）と推定され，先の例題の DerSimonian and Laird 法による推定値に近い値を示した．

8

トピックス：外国臨床試験成績の日本への外挿
――ブリッジング試験

　新薬の承認に際して，ヨーロッパ，米国と日本の3地域間での規制当局の規制要件の調整を図るための会議が1990年に設立された．これが，俗に言うICH（International Conference on Harmonization of Technical Requirements for the Registration of Pharmaceuticals for Human Use）である．ICHと言えばGCP（Good Clinical Practice）がよく知られている．1997年に新GCPが公布されたことにより日本の臨床試験のあり方に大きな影響を与え，国際的水準での臨床試験の実施環境が整えられた．このGCPはICHの臨床的有効性部門（efficacy section）で検討されているガイドラインの一つでICH E6と呼ばれている．外国の臨床データを受け入れる際にクリアしておかなければならない人種・民族的要因の違いの取り扱いに関するガイドラインがICH E5であり「外国臨床データ受け入れの際に考慮すべき人種民族的要因についての指針（E5: Guideline for ethnic factors in the acceptability of foreign clinical data）」としてまとめられ，1998年に実施されている．このガイドラインに基づいて計画実施されるのがブリッジング試験（bridging study）である．ブリッジングとは外挿を意味する．海外で承認されている新薬が日本で承認を受けるためにはこれまでは第1相から第3相までの臨床試験を実施し第3相でプラセボ，あるいは，標準薬に有意に勝る必要があった．しかし，今回のICH E5にしたがえば，第2相の用量反応臨床試験の成績が海外の対応する用量反応臨床試験の成績と「類似」していれば第3相を実施することなく承認につながるだけに，日本の製薬企業はこのブリッジング試験に夢中である．「外国臨床データ」を受け入れることができるかということはメタ・アナリシスで言えば，外国と

日本の成績が「統合可能か否か」という問題と同じと考えることができる．ここでは，この観点からブリッジング試験の評価に最小限必要な統計的な考え方とその評価法であるメタ・アナリシスを解説する．

8.1　内因性・外因性民族的要因

　外国臨床データの外挿を検討する場合，人種・民族的要因を考慮する必要がある．**民族的要因**（ethnic factors）は**内因性**（intrinsic）と**外因性**（extrinsic）に分けられ，内因性要因は個人の属性，生理，病理，遺伝，ライフスタイルなどの体内にある因子をさし，外因性要因とは体外に存在する気候，大気汚染，文化，教育，医療，疾病の定義・診断・治療法などの因子をさす．これらの要因の影響は，薬の場合には**薬物動態試験**（PK, pharmacokinetics），**薬物力学動態試験**（PD, pharmacodynamics），第2相用量反応臨床試験などで調べることになる．薬物動態，薬物力学動態は主に内因性要因に関与し，用量反応試験は内因性に外因性要因がプラスされる．これらの要因はこれまで解説してきているすべてのメタ・アナリシスにおいて考慮されなければならない問題でもある．

　一般に，民族的要因の影響が少ないことはあっても「ない」ことは希なこと，と考えられるので，薬物動態，薬物力学動態などのパラメータが日本人と外国人（外国人といっても欧州と米国では異なる可能性もある）で異なる可能性が大である．したがって，異なったとしても，必要に応じて，その結果に基づいて外国に対応する用量を調整（しかし，その方法についてはあまり議論されていない）した上で日本人に対する第2相用量反応臨床試験を実施すればよい．第2相用量反応臨床試験では，内因性に外因性の要因がプラスされるので，用量反応試験の反応パターンにおいても外国人と日本人との間に同等性は期待できず，「類似性」を期待することになる．

8.2　用量反応パターンの類似性

　民族的要因の差を推定するためには0 dose，すなわち，「プラセボ群の反応成績」が必要である．つまり，試験にエントリーした患者の背景因子の本質的な

差がなければプラセボ群の反応成績の差が「民族的要因」の差となって現れていると考えられる．この仮定が正しいとすると，用量反応パターンの類似性とは反応パターンの「平行性」を意味し，その距離が民族的要因による差の推定値と考えられる．つまり，ブリッジング試験では用量反応パターンの平行性を検証することが第一の目的となる．言い換えれば，「試験を実施した国と用量との間に交互作用がない」ことを示すことになる．メタ・アナリシスの言葉で言えば effect size（効果の大きさ）の均質性の検定（test for heterogeneity）である．

8.3 プロトコール

　ブリッジング試験の形態は論文検索によるメタ・アナリシスとは異なり，いわゆる個人データに基づくメタ・アナリシス（MAP, meta-analysis of individual patient data, 1.9節参照）の典型である．その目的からいって，可能な限り外国の臨床試験と同一のプロトコールで行うべきであることは言うまでもない．患者の適格性，選択基準，除外基準，用法，用量（必要な調整は認められる），エンドポイント，問題症例の取り扱いなどである．しかし，それは簡単なことではない．例えば，これまでの日本の多くの臨床試験ではエンドポイントを含めた評価方法が海外のそれに比べて十分評価されていない方法を採用してきていることが少なくないため，欧米の評価方法を日本に適用しようとすると臨床医の訓練が必要となり，臨床医が十分それに習熟していることを示す小規模の試験が別途必要となるケースがあることに注意しなければならない．また，症例数も基本的には同一であるべきであるが，外国の試験がすでに承認されている場合にはその成績に基づいた症例数の修正が可能である．ただ，合理的な理由なく症例数を低く設定することは許されない．なぜならば，ブリッジング試験の第一の目的が交互作用がないことを消極的に検証する方法で，検出力が低いからである．

　さて，統計解析の基本的なプロトコールとして，エンドポイントが
1) 平均値の比較
2) 割合の比較

の二つに分けて解説しよう．

8.3.1 エンドポイントが平均値の場合

まず，平均値の場合には表 8.1 に示すような二つの試験の用量反応パターンの母数であるとする．つまり，地域 i（日本：$i=1$，米国：$i=2$），用量 j $(=0, 1, 2, 3)$ の反応母平均を μ_{ij} とし，用量反応パターン $\{\mu_{i0}, \mu_{i1}, \mu_{i2}, \mu_{i3}\}$ の地域間の差を $\{\delta_0, \delta_1, \delta_2, \delta_3\}$ とする．このとき，パターンの平行性とは

$$H_0 : \delta_0 = \delta_1 = \delta_2 = \delta_3 \tag{8.1}$$

を意味する．effect size で言えば

$$低用量 : \mu_{21} - \mu_{20} = \mu_{11} - \mu_{10}$$
$$中用量 : \mu_{22} - \mu_{20} = \mu_{12} - \mu_{10}$$
$$高用量 : \mu_{23} - \mu_{20} = \mu_{13} - \mu_{10}$$

の三つが同時に成立することと同値である（表 8.2）．この統計解析は当該エンドポイント Y の投与前（ベースライン）値，施設など主要な交絡因子を共変量とした共分散分析（analysis of covariance）と呼ばれる線形モデルを適用する：

$$Y = \mu + \alpha_i + \beta_j + \gamma_{ij} + (交絡因子群) + 誤差 \tag{8.2}$$

ここに α_i は試験が実施された国の効果，β_j は用量の効果，γ_{ij} は国と用量の交互作用効果を表すダミー変数である．帰無仮説

表 8.1 平均値 μ をエンドポイントとしたブリッジング試験の用量反応パターン（分散は等分散を仮定）

地域	用量			
	プラセボ	低用量	中用量	高用量
日本	μ_{10}	μ_{11}	μ_{12}	μ_{13}
米国	μ_{20}	μ_{21}	μ_{22}	μ_{23}
差	δ_0	δ_1	δ_2	δ_3

表 8.2 表 8.1 に示した平均値をエンドポイントとしたブリッジング試験の用量別 effect size

地域	effect size		
	低用量	中用量	高用量
日本	$\mu_{11} - \mu_{10}$	$\mu_{12} - \mu_{10}$	$\mu_{13} - \mu_{10}$
米国	$\mu_{21} - \mu_{20}$	$\mu_{22} - \mu_{20}$	$\mu_{23} - \mu_{20}$

$$H_0 : \gamma_{ij} = 0 \tag{8.3}$$

が棄却できなければ用量反応パターンが平行であることをを否定できず，その距離は $\widehat{\alpha}_1 - \widehat{\alpha}_2$ で推定される．

一方，メタ・アナリシスの観点からは，交互作用効果の存在が否定されれば，地域の差がない，つまり，均質性が（消極的ではあるが）主張できる．その際，プラセボに対する各用量の統合された effect size の点推定は

$$\widehat{\beta}_1 - \widehat{\beta}_0 = \widehat{\mu}_{低用量} - \widehat{\mu}_{プラセボ} \tag{8.4}$$

$$\widehat{\beta}_2 - \widehat{\beta}_0 = \widehat{\mu}_{中用量} - \widehat{\mu}_{プラセボ} \tag{8.5}$$

$$\widehat{\beta}_3 - \widehat{\beta}_0 = \widehat{\mu}_{高用量} - \widehat{\mu}_{プラセボ} \tag{8.6}$$

で推定される．それぞれの必要な信頼区間は線形モデルから容易に計算できる．もし，用量がプラセボ以外に 1 種類の場合であれば，それぞれの試験毎に effect size が一つであり，交絡因子の調整が必要でない場合には 3.2 節で解説した平均値を利用した方法が利用できる．

8.3.2 エンドポイントが割合の場合

割合の場合にも表 8.3，8.4 に示すような二つの試験の用量反応パターンの母数であるとする．つまり，地域 i （日本：$i = 1$，米国：$i = 2$），用量 $j (= 0, 1, 2, 3)$ の母割合を p_{ij} とし，用量反応パターン $\{p_{i0}, p_{i1}, p_{i2}, p_{i3}\}$ の地域間の差を

表 8.3　割合 p をエンドポイントとしたブリッジング試験の用量反応パターン

地域	用量			
	プラセボ	低用量	中用量	高用量
日本	p_{10}	p_{11}	p_{12}	p_{13}
米国	p_{20}	p_{21}	p_{22}	p_{23}
差	δ_0	δ_1	δ_2	δ_3

表 8.4　表 8.3 に示した割合をエンドポイントとしたブリッジング試験の用量別 effect size（割合の差）

地域	effect size		
	低用量	中用量	高用量
日本	$p_{11} - p_{10}$	$p_{12} - p_{10}$	$p_{13} - p_{10}$
米国	$p_{21} - p_{20}$	$p_{22} - p_{20}$	$p_{23} - p_{20}$

8.3 プロトコール

$\{\delta_0,\ \delta_1,\ \delta_2,\ \delta_3\}$ とする．このとき，パターンの平行性とは

$$H_0 : \delta_0 = \delta_1 = \delta_2 = \delta_3 \tag{8.7}$$

を意味する．割合の差を effect size と考えれば，平均値と同様に

$$\text{低用量}: p_{21} - p_{20} = p_{11} - p_{10}$$
$$\text{中用量}: p_{22} - p_{20} = p_{12} - p_{10}$$
$$\text{高用量}: p_{23} - p_{20} = p_{13} - p_{10}$$

の三つが同時に成立することと同値である．この統計解析は2値データであるエンドポイント $Y\ (=0,\ 1)$ の確率 $p = \Pr\{Y = 1\}$ を被説明変数とし，施設など主要な交絡因子を共変量として，**リンク関数**（link function）$g(\cdot)$ を利用した一般化線形モデルを適用する：

$$g(p) = \mu + \alpha_i + \beta_j + \gamma_{ij} + (\text{交絡因子群}) + 誤差 \tag{8.8}$$

ここに $\alpha_i,\ \beta_j,\ \gamma_{ij}$ は式 (8.2) と同様に試験を実施した国の効果，用量の効果，国と用量の交互作用効果を表すダミー変数である．帰無仮説

$$H_0 : \gamma_{ij} = 0 \tag{8.9}$$

が棄却できなければ用量反応パターンが $g(p)$ の尺度で平行であることを否定できず，その距離は $\widehat{\alpha}_1 - \widehat{\alpha}_2$ で推定される．

一方，メタ・アナリシスの観点からは，交互作用効果の存在が否定されれば，国の差がない，つまり，$g(p)$ の尺度で **effect size の均質性**が（消極的ではあるが）主張できる．割合に関する effect size は一般に「割合の差，オッズ比」などがよく利用され，それぞれに応じて

$$\text{割合の差}: g(p) = p \tag{8.10}$$
$$\text{オッズ比}: g(p) = \log \frac{p}{1-p} \tag{8.11}$$

と使い分ける必要が生じる．その際，プラセボに対する各用量の統合された effect size の点推定は $g(p)$ の尺度で

$$\widehat{\beta}_1 - \widehat{\beta}_0 = g(\widehat{p})_{低用量} - g(\widehat{p})_{プラセボ} \tag{8.12}$$

$$\widehat{\beta}_2 - \widehat{\beta}_0 = g(\widehat{p})_{中用量} - g(\widehat{p})_{プラセボ} \tag{8.13}$$

$$\widehat{\beta}_3 - \widehat{\beta}_0 = g(\widehat{p})_{高用量} - g(\widehat{p})_{プラセボ} \tag{8.14}$$

で推定される．リンク関数がロジット関数であれば対数オッズ比となることに注意したい．例えば，低用量については，

$$\widehat{\beta}_1 - \widehat{\beta}_0 = \log\left(\frac{\widehat{p}_{低用量}}{1 - \widehat{p}_{低用量}} \cdot \frac{1 - \widehat{p}_{プラセボ}}{\widehat{p}_{プラセボ}}\right)$$

となる．したがって，

$$\begin{aligned}\exp(\widehat{\beta}_1 - \widehat{\beta}_0) &= \widehat{OR}_{低用量} \\ \exp(\widehat{\beta}_2 - \widehat{\beta}_0) &= \widehat{OR}_{中用量} \\ \exp(\widehat{\beta}_3 - \widehat{\beta}_0) &= \widehat{OR}_{高用量}\end{aligned} \tag{8.15}$$

となる．それぞれの必要な信頼区間は線形モデルから容易に計算できる．もっとも，用量がプラセボ以外に1種類で，かつ，交絡因子の調整が不要であれば，第3章で解説した方法が利用できる．

8.4 実　　　　　例

ここでは，ブリッジング試験で承認された数少ない医薬品のなかから二つほど実例を紹介する．

8.4.1 勃起不全治療薬：sildenafil

シルデナフィル（sildenafil）は勃起不全治療薬として承認申請がなされブリッジング試験で承認を受けたものである．エンドポイントとしては国際勃起機能スコアの中から「性交のための十分な勃起が達成され，維持される度合い」を表現すると考えられた「挿入成功頻度スコア（frequency of successful penetration）」，「勃起維持スコア（maintenance of erection）」の二つのスコアが用いられた．日本のブリッジング試験では米国と同一の用量（プラセボ，25 mg,

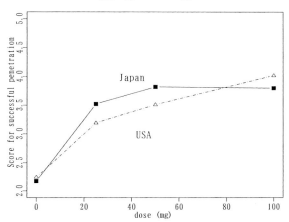

図 8.1 勃起不全治療薬 sildenafil のブリッジング試験：挿入成功頻度スコア（frequency of successful penetration）の用量反応関係の日米比較

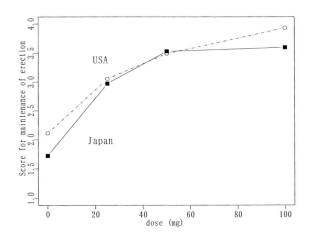

図 8.2 勃起不全治療薬 sildenafil のブリッジング試験：勃起維持スコア（maintenance of erection）の用量反応関係の日米比較

50 mg，100 mg）で用量反応試験が実施された．エンドポイントの結果が図 8.1, 8.2, 安全性の結果が図 8.3 に示されている．二つのエンドポイントの結果では 50 mg までのパターンは類似しているものの，100 mg まで増量すると米国では

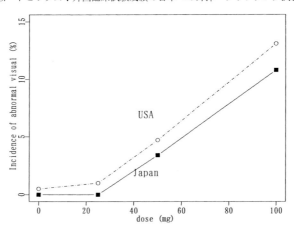

図 8.3 勃起不全治療薬 sildenafil のブリッジング試験：安全性の発現率の用量反応関係の日米比較

有効性が増加するのに日本では有効性が 50 mg で飽和する傾向を示している．一方で安全性（視覚障害が認められる）の発現率が増量とともに直線的に増加が観察される．資料からはどのような統計手法で解析されたかは不明であるが，50 mg から 100 mg まで増量しても有効性が上昇せず，安全性のリスクだけが上昇している点から 25 mg から 50 mg の範囲で承認されたものである．

8.4.2 抗アレルギー薬：fexofenadine

塩酸フェキソフェナジン（fexofenadine）は世界各国で「季節性アレルギー性鼻炎，慢性蕁麻疹」の効能で承認されている terfenadine の主活性代謝物である．日本では「アレルギー性鼻炎，蕁麻疹」を効能効果として輸入承認申請がなされブリッジング試験で承認されたものである．

図 8.4 に慢性蕁麻疹の用量反応試験の結果を示す．日本での試験と海外の二つの試験の成績の比較である．本剤 1 回プラセボ（10 mg），60 mg，120 mg，1 日 2 回，1 週間投与による二重盲検試験である．ただ，日本ではプラセボ群を設定することへの倫理的問題が大きく議論されプラセボに限りなく近い用量として 10 mg が設定された．エンドポイントは患者日誌による合計症状スコア

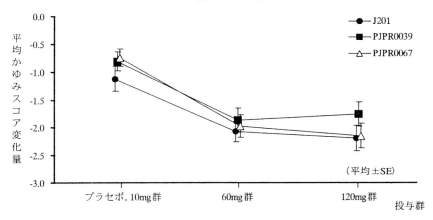

図 8.4 抗アレルギー薬 fexofenadine のブリッジング試験：平均かゆみスコア変化量の用量反応関係の海外データ 2 種類との比較

（かゆみおよび発疹）の投与前後の変化量である．エンドポイントの統計解析はスコア変化量の群間比較であり，施設，観察期間のスコアを調整した共分散分析で評価している．海外との比較では，同様に共分散分析により試験地域と用量との間の交互作用効果の検討を行っている．その結果，症状スコアの変化量において試験地域間に有意な交互作用が認められず，有害事象・副作用にも差がなく海外と日本との間には用量反応性に差はないと考えられ承認されたものである．

9

多変量メタ・アナリシス

　表 9.1 には，p53 がん抑制遺伝子の変異が中咽頭扁平上皮がんのリスク因子となるかどうかを調査した六つの観察研究のデータが掲載されている（Tandon et al., 2010; Jackson et al., 2011）．それは，二つのエンドポイント，全生存率と無病生存率，に関する正常な p53 遺伝子群に対する p53 遺伝子の変異群の推定対数ハザード比とその標準誤差のデータである（第 4 章参照）．全生存率のデータはすべて揃っているが，無病生存率に関しては，三つの研究でしか報告されていない．この表からは，全生存率の対数ハザード比が負である研究においては，無病生存率の対数ハザード比の推定値も負である，というように，明らかに，二つのハザード比の間には相関がある．この相関を無視して，それぞれ独立にメタ・アナリシスを行うことは適切と言えるだろうか？　図 9.1 にはそれぞれ独立に変量効果のメタ・アナリシスを行った結果の forest plot を示した．全生存率，無病生存率の対数ハザード比の統合推定値（pooled estimate）は，

表 9.1　p53 がん抑制遺伝子の変異の有無が中咽頭扁平上皮がんのリスク因子かどうかを調査した六つの観察研究が報告している 2 種類の生存率に関する正常な p53 遺伝子群に対する p53 遺伝子の変異群の対数ハザード比のデータ（Jackson et al., 2011）

研究	全生存率		無病生存率	
No.	$y_1 = \log(HR_1)$	s_1（標準誤差）	$y_2 = \log(HR_2)$	s_2（標準誤差）
1	-0.18	0.56	-0.58	0.56
2	0.79	0.24		
3	0.21	0.66		
4	-0.63	0.29	-1.02	0.39
5	1.01	0.48		
6	-0.64	0.40	-0.69	0.40

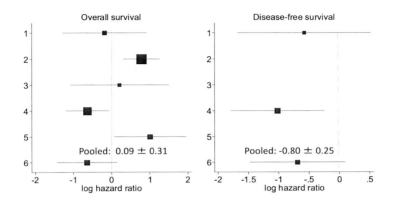

図 9.1 全生存率と無病生存率，それぞれの正常な p53 遺伝子群に対する p53 遺伝子の変異群の推定対数ハザード比に関する一変量メタ・アナリシスの結果（変量モデル）の forest plot

それぞれ，$0.09 \pm 0.31(s.e.)$，$-0.80 \pm 0.25(s.e.)$ であった．ハザード比に変換すると，それぞれ，1.09 ($95\%CI : 0.59 - 2.03$)，0.45 ($95\%CI : 0.28 - 0.73$) と推定された．この結果は，一見，無病生存率には p53 遺伝子の変異が効果があるかのような印象を与える．

このように，複数のエンドポイント（結果変数）が存在する場合に，それぞれ独立にメタ・アナリシスを行うのではなく，変数間の相関を上手に利用した多変量メタ・アナリシス（multivariate meta-analysis）を適用する方がより有益な情報を得る場合がある（Riley et al., 2007; Jackson et al., 2011）．

9.1 多変量メタ・アナリシスのデータと考え方

メタ・アナリシスの対象となる研究の数が K 個あり，すべての研究に共通な m 個のエンドポイント（結果変数）があるとしよう．それぞれの推定値と標準誤差を

$$\boldsymbol{y}_i = (y_{1i}, y_{2i}, \ldots, y_{mi})^t; \ (s_{1i}, s_{2i}, \ldots, s_{mi}), \ i = 1, 2, \ldots, K \quad (9.1)$$

としよう．従来の一変数のメタ・アナリシスと異なり，多変数の場合は，変数

間の相関係数も計算できるはずである.つまり,二つの変数 j, k の共分散 $\mathrm{Cov}(y_{ji}, y_{ki})$ の推定値

$$\widehat{\mathrm{Cov}}(y_{ji}, y_{ki}) = \widehat{\rho}_{Wjk(i)} s_{ji} s_{ki} \tag{9.2}$$

がそれぞれの研究では得られるはずである.ここに $\widehat{\rho}_{Wjk(i)}$ は研究 i 内の変数 j, k 間の「研究内相関係数(within-study correlation coefficient)」であり,「研究内分散共分散行列(within-study variance covariance matrix)」$\boldsymbol{S}_i$ が計算できる:

$$\boldsymbol{S}_i = \begin{pmatrix} (s_{1i})^2 & \widehat{\rho}_{W12(i)} s_{1i} s_{2i} & \cdots & \widehat{\rho}_{W1m(i)} s_{1i} s_{mi} \\ \widehat{\rho}_{W12(i)} s_{1i} s_{2i} & (s_{2i})^2 & \cdots & \widehat{\rho}_{W2m(i)} s_{2i} s_{mi} \\ \vdots & \vdots & \ddots & \vdots \\ \widehat{\rho}_{W1m(i)} s_{1i} s_{mi} & \widehat{\rho}_{W2m(i)} s_{mi} s_{2i} & \cdots & (s_{mi})^2 \end{pmatrix} \tag{9.3}$$

つまり,まずは,

$$\boldsymbol{y}_i \mid \boldsymbol{\mu}_i \sim N(\boldsymbol{\mu}_i, \boldsymbol{S}_i), \quad i = 1, 2, \ldots, K \tag{9.4}$$

というモデルを仮定する.ここでは,多変量メタ・アナリシス(multivariate meta-analysis)の変量モデル[*1](random-effects model)を考えるので,研究 i の平均値 $\boldsymbol{\mu}_i$ は真値(全体の平均値)$\boldsymbol{\mu}$ とは異なり,それは無視できない研究間の異質性(heterogeneity)を表現する「研究間分散共分散行列」(between-study variance covariance matrix)$\boldsymbol{\Sigma}$ をもつ多変量正規分布

$$\boldsymbol{\mu}_i \sim N(\boldsymbol{\mu}, \boldsymbol{\Sigma}), \ i = 1, 2, \ldots, K \tag{9.5}$$

にしたがう確率変数と仮定する.これらの仮定(式 (9.4) – (9.5))より,多変量メタ・アナリシスのモデルは

$$\boldsymbol{y}_i \sim N(\boldsymbol{\mu}, \boldsymbol{S}_i + \boldsymbol{\Sigma}), \ i = 1, 2, \ldots, K \tag{9.6}$$

と表現できる.つまり,

[*1] 多変量メタ・アナリシスの変量(variable,変数)と紛らわしいので注意したい.

9.1 多変量メタ・アナリシスのデータと考え方

$$\mathrm{Var}(\boldsymbol{y}_i) = \boldsymbol{S}_i(\mathrm{within}) + \boldsymbol{\Sigma}(\mathrm{between})$$

$$= \begin{pmatrix} (s_{1i})^2 & \widehat{\rho}_{W12(i)}s_{1i}s_{2i} & \cdots & \widehat{\rho}_{W1m(i)}s_{1i}s_{mi} \\ \widehat{\rho}_{W12(i)}s_{1i}s_{2i} & (s_{2i})^2 & \cdots & \widehat{\rho}_{W2m(i)}s_{2i}s_{mi} \\ \vdots & \vdots & \ddots & \vdots \\ \widehat{\rho}_{W1m(i)}s_{1i}s_{mi} & \widehat{\rho}_{W2m(i)}s_{mi}s_{2i} & \cdots & (s_{mi})^2 \end{pmatrix}$$

$$+ \begin{pmatrix} (\tau_1)^2 & \rho_{B12}\tau_1\tau_2 & \cdots & \rho_{B1m}\tau_1\tau_m \\ \rho_{B12}\tau_1\tau_2 & (\tau_2)^2 & \cdots & \rho_{B2m}\tau_2\tau_m \\ \vdots & \vdots & \ddots & \vdots \\ \rho_{B1m}\tau_1\tau_m & \rho_{B2m}\tau_m\tau_2 & \cdots & (\tau_m)^2 \end{pmatrix} \quad (9.7)$$

であり，$\boldsymbol{S}_i$ は既知であることに注意したい．しかし，論文に掲載されていなければ，多変量メタ・アナリシスでは，この研究内相関係数 $\widehat{\rho}_{Wjk(i)}$ をある値に設定（仮定）して解析を進めなければならない（Riley *et al.*, 2009）．一方，$\boldsymbol{\Sigma}$ は，一変量メタ・アナリシスの変量モデルでの研究間のバラツキである異質性の大きさ τ^2 の多変量への拡張であり，データから推定する必要がある．一変量の場合は，計算が簡単なことから，DerSimonian-Laird のモーメント推定量を利用することが多い．多変量の場合は，最近，Jackson *et al.* (2010) が多変量へ拡張したモーメント推定量を提案しているが，制限付き最尤推定量（REML, restricted maximum likelihood estimator）を利用する（5.1 節参照）ことが多い．それは，次式を最小にする推定量である．

$$-2\log \mathrm{REML} = -2\log L(\widehat{\mu}, \Sigma) + \log \left| \sum_i (\boldsymbol{S}_i + \boldsymbol{\Sigma})^{-1} \right| \quad (9.8)$$

さて，統合推定値 $\widehat{\boldsymbol{\mu}}$ の計算においては，推定された研究間分散共分散 $\widehat{\boldsymbol{\Sigma}}$ の下で，最尤法，つまり

$$-2\log L(\mu, \boldsymbol{\Sigma}) = \sum_i \left\{ \log |\boldsymbol{S}_i + \widehat{\boldsymbol{\Sigma}}| + (\boldsymbol{y}_i - \boldsymbol{\mu})^t (\boldsymbol{S}_i + \widehat{\boldsymbol{\Sigma}})^{-1} (\boldsymbol{y}_i - \boldsymbol{\mu}) \right\}$$

を最小にする推定量

$$\widehat{\boldsymbol{\mu}} = \left\{ \sum_i (\boldsymbol{S}_i + \widehat{\boldsymbol{\Sigma}})^{-1} \right\}^{-1} \left(\sum_i (\boldsymbol{S}_i + \widehat{\boldsymbol{\Sigma}})^{-1} \boldsymbol{y}_i \right)$$

$$\mathrm{Cov}(\widehat{\boldsymbol{\mu}}) \approx \mathrm{Cov}(\widehat{\boldsymbol{\mu}} \mid \widehat{\boldsymbol{\Sigma}}) = \left\{ \sum_i (\boldsymbol{S}_i + \widehat{\boldsymbol{\Sigma}})^{-1} \right\}^{-1}$$

を使用する．なお，この共分散行列の推定値の妥当性は漸近的である．しかし，上述した $\widehat{\boldsymbol{\mu}}$ の分散推定値には，推定値 $\widehat{\boldsymbol{\Sigma}}$ の不確実性が考慮されていないので，推定された分散の大きさは実際より小さ目となる（downward bias）．そこで，小標本の場合には

1) $\widehat{\boldsymbol{\mu}}$ の信頼区間，検定には Satterthwaite (1941) の自由度調整の t 分布を利用する，
2) 推定値 $\widehat{\boldsymbol{\Sigma}}$ の不確実性を考慮した Kenward-Roger (1997) の方法を利用する，

$$\mathrm{Cov}(\widehat{\boldsymbol{\mu}}) = E_{\widehat{\boldsymbol{\Sigma}}}\{\mathrm{Cov}(\widehat{\boldsymbol{\mu}} \mid \widehat{\boldsymbol{\Sigma}})\} + \mathrm{Var}_{\widehat{\boldsymbol{\Sigma}}}\{E(\widehat{\boldsymbol{\mu}} \mid \widehat{\boldsymbol{\Sigma}})\}$$

3) 対数尤度を $\boldsymbol{\mu}, \boldsymbol{\Sigma}$ の 2 回偏微分行列の逆数で評価する方法（White, 2009; STATA: mvmeta）: $\boldsymbol{\theta} = (\boldsymbol{\mu}, \boldsymbol{\Sigma})$ とおいた

$$\mathrm{Cov}(\widehat{\boldsymbol{\theta}}) = \left[\frac{\partial^2 \log L(\boldsymbol{\mu}, \boldsymbol{\Sigma})}{\partial \boldsymbol{\theta} \partial \boldsymbol{\theta}^t} \right]^{-1}_{\widehat{\theta}}$$

などの対応策を考える必要がある．

ところで，表 9.1 では三つの試験で無病生存率のデータは報告がされていない．このように欠測データがある場合には，欠測データの影響が無視できる重みの調整を行えばよい．それには，研究内分散には極めて大きい値を，研究内相関係数は 0 とおけばよい．統計ソフト STATA の多変量メタ・アナリシスのプログラム「mvmeta」[*1] ではそのデフォルトとして

- 欠測データの値は 0,
- 推定誤差は他の推定誤差の最大値の 10^4 倍,
- 関連する試験内相関係数は 0，つまり，共分散の項は 0

とおいて欠測データの影響が無視できる状況を作り出している．

[*1] このプログラムの詳細は STATA マニュアル，White (2009) を参照のこと．なお，プログラムについて質問があれば White に直接連絡されたい．現時点の所属は MRC Biostatistics Unit, Institute of Public Health, UK.

9.2 統計ソフト **STATA** を利用した解析例

ここでは，多変量メタ・アナリシスのプログラムとしてよく利用されている統計ソフト STATA の「mvmeta」を利用した表 9.1 の解析例を示す．全生存率，無病生存率それぞれの一変量メタ・アナリシス，二変量メタ・アナリシスを研究内相関係数 $\widehat{\rho}_{W12(i)}$ は共通の値をとると仮定し，0.5, 0.7, 0.8, 0.9 と変えて繰り返す感度分析（sensitivity analysis）を行った．なお，一変量のメタ・アナリシスは，第 3 章で解説したオッズ比の計算アルゴリズム 3.2, 3.3 を利用して，対数オッズ比の代わりに対数ハザード比 $\log \widehat{HR}$ を入れ替えて計算した結果と同じである．その STATA プログラムと出力結果を下の囲みの中に示す．

STATA プログラム

```
use "C:\stata\p53.dta", clear
format y1 s1 y2 s2 %6.2f
list, noobs clean
generate S11=s1^2
generate S22=s2^2
mvmeta y S, vars(y1)
mvmeta y S, vars(y2)
mvmeta y S, wscorr(0.5) bscov(uns)
```

STATA プログラムの解説

* p53.dta は表 9.1 のデータファイルを指定している．その中身は list, noobs clean で表示している．

* mvmeta y S, vars(y1) は，全生存率（y1）の一変量メタ・アナリシスの実行で，y は (y1, y2) を意味し，S は研究内分散共分散行列を意味する．

* wscorr(0.5) は研究内相関係数を 0.5 に設定．

* bscov(uns) は研究間（between-study）分散共分散行列 Σ の構造は特に（等分散などの）指定はしない無構造（unstructured）を指定している．

STATA 出力（一部）- No.1

```
 do "C:\stata\p53prog.do"
. use "C:\stata\p53.dta", clear
. format y1 s1 y2 s2 %6.2f
. list, noobs clean
    study      y1     s1      y2     s2
        1   -0.18   0.56   -0.58   0.56
        2    0.79   0.24      .      .
        3    0.21   0.66      .      .
        4   -0.63   0.29   -1.02   0.39
        5    1.01   0.48      .      .
        6   -0.64   0.40   -0.69   0.40
. generate S11=s1^2
. generate S22=s2^2
(3 missing values generated)

. mvmeta y S, vars(y1)
Multivariate meta-analysis
Variance-covariance matrix = unstructured
Method = reml                             Number of dimensions   = 1
Restricted log likelihood = -6.5016243    Number of observations = 6
------------------------------------------------------------
              | Coef.   Std. Err.   z   P>|z|  [95% Conf. Interval]
--------------+---------------------------------------------
Overall_mean |
           y1 | .086448  .3143454  0.28  0.783  -.5296577   .7025537
------------------------------------------------------------
Estimated between-studies SDs and correlation matrix:
         SD         y1
y1   .6368902        1
```

STATA 出力（一部）- No.2

```
. mvmeta y S, vars(y2)
Multivariate meta-analysis
Variance-covariance matrix = unstructured
```

```
Method = reml                           Number of dimensions   = 1
Restricted log likelihood = -1.060856   Number of observations = 3
------------------------------------------------------------
             | Coef.    Std. Err.   z    P>|z|  [95% Conf. Interval]
-------------+----------------------------------------------
Overall_mean |
          y2 | -.8035836 .2498566 -3.22  0.001  -1.293294  -.3138737
------------------------------------------------------------
Estimated between-studies SDs and correlation matrix:
            SD            y2
y2   2.196e-14            1

. mvmeta y S, corr(0.5) bscov(uns)
Note: wscorr(0.5) used for all covariances

Multivariate meta-analysis
Variance-covariance matrix = unstructured
Method = reml                           Number of dimensions   = 2
Restricted log likelihood = -7.20715    Number of observations = 6
------------------------------------------------------------
             | Coef.    Std. Err.   z    P>|z|  [95% Conf. Interval]
-------------+----------------------------------------------
Overall_mean |
          y1 |  .0917015  .3117481  0.29 0.769  -.5193135  .7027165
          y2 | -.4260861  .452304  -0.94 0.346  -1.312586  .4604134
------------------------------------------------------------
Estimated between-studies SDs and correlation matrix:
            SD            y1            y2
y1   .62988164            1             .
y2   .38219781            1             1
```

これらの結果を表 9.2 にまとめた．無病生存率だけの統合推定値は $-0.80(0.25)$ と一見効果があるようにみえるが，全生存率との間の相関を考慮すると $\hat{\rho}_{w12} = 0.5, 0.7, 0.8, 0.9$ と上昇するにつれ，$\hat{\mu}_2 = -0.43, -0.32, -0.28, -0.26$ とその絶対値は標準誤差を下回り，効果が消えていくのが観察される．

表 9.2 p53 がん抑制遺伝子の変異の有無が中咽頭扁平上皮がんのリスク因子かどうかを調査した六つの観察研究が報告している 2 種類の生存率に関する正常な p53 遺伝子群に対する p53 遺伝子の変異群の対数ハザード比 – Sensitivity Analysis via STATA mvmeta

	Univariate	within-study correlation			
		$\rho_{w12}=0.5$	$\rho_{w12}=0.7$	$\rho_{w12}=0.8$	$\rho_{w12}=0.95$
$\hat{\mu}_1$	0.09(0.31)	0.09(0.31)	0.09(0.31)	0.10(0.31)	0.10(0.31)
$\hat{\tau}_1$	0.64	0.63	0.63	0.62	0.62
$\hat{\mu}_2$	$-0.80(0.25)$	$-0.43(0.46)$	$-0.32(0.42)$	$-0.28(0.41)$	$-0.26(0.37)$
$\hat{\tau}_2$	0.00	0.38	0.46	0.49	0.46
$\hat{\rho}_{B12}$		1	1	1	1

9.3 多変量メタ・アナリシスの問題点

前節の例は研究数も少なく,少々,極端な例であり,一般には,一変量メタ・アナリシスの結果とそう変わるものではない.例えば,表 9.3 には小児神経芽腫のリスク因子と考えられる MYCN 遺伝子と染色体 1p (choromosome 1p) について,MYCN 遺伝子の「増幅なし (non-amplified)」に対する「増幅あり

表 9.3 合計 73 の観察研究で報告している 4 種類の生存率の対数ハザード比 $y_j = \log(HR_j)\ (j=1,\ldots,4)$ の推定値と推定誤差の一部のデータ (Jackson et al., 2011)

研究 No.	無病生存率		全生存率	
	MYCN の増幅の有無	染色体 1p の存在の有無	MYCN の増幅の有無	染色体 1p の存在の有無
	y_1	y_2	y_3	y_4
1			1.31 (0.82)	
2			3.33 (0.71)	
3			2.37 (0.72)	
4	1.64 (0.51)		1.54 (0.52)	
5			2.07 (0.69)	
6	-0.11 (0.67)		-0.14 (0.81)	
7	1.46 (0.41)	0.80 (0.44)	1.51 (0.48)	0.95 (0.52)
.	.	.	.	.
73			0.91 (0.66)	
当該項目を報告した研究数	34	8	50	10

(amplified)」の効果,染色体 1p の「存在(presence)」に対する「欠失(deletion)」の効果などを全生存率と無病生存率で調べた 73 の観察研究のデータ(Riley, 2009; Jackson et al., 2011) が掲載されている.データは,生存率の種類別,リスク因子別に対数ハザード比とその推定誤差である.すべての研究がこれら 4 種類のデータを報告しているわけではなく,表に示すとおり,4 種類のデータの報告数は,それぞれ,34, 8, 50, 10 とばらばらである.なお,MYCNは特に古くから神経芽腫へのかかわりが研究されており,MYCN 遺伝子の増幅は,現状では確実な予後不良因子となっている.

その統合結果は,表 9.4 に掲載した.そこでは,一変量メタ・アナリシスの結果と研究内相関係数を共通に三つの値に設定(仮定)した多変量メタ・アナリシスの結果を示し,研究間標準偏差 τ の推定に際しては,制限付き最尤推定量を用いた結果とモーメント推定量を用いた結果の両方が掲載されている.推定値はどの方法を利用してもほとんど変わっていないとみることができる.MYCN遺伝子と染色体 1p はどの結果でも同じ程度の有意なリスク因子であることが認められる.

つまり,次章のネットワーク・メタ・アナリシスのように,問題の定式化が多変量メタ・アナリシスの構造に帰着される場合を除けば,統合推定値とその標準誤差は一変量メタ・アナリシスの結果とそう変わるものではない.また,研究内相関係数を共通の値に設定(仮定)しなければ多変量メタ・アナリシスは適

表 9.4 4 種類の項目の $y_j = \log(HR_j)$ の統合値 $\widehat{\mu}_j$,( )内は標準誤差 s_j,[ ] 内は研究間の標準偏差 $\widehat{\tau}_j$ (Jackson et al., 2011)

	Univariate	すべての試験に共通に仮定された研究内相関係数		
		$\rho_w = 0$	$\rho_w = 0.3$	$\rho_w = 0.7$
制限付き最尤推定量				
$\widehat{\mu}_1$	1.58 (0.14) [0.57]	1.58 (0.13) [0.59]	1.58 (0.12) [0.57]	1.59 (0.11) [0.56]
$\widehat{\mu}_2$	1.33 (0.29) [0.67]	1.29 (0.26) [0.82]	1.25 (0.26) [0.75]	1.18 (0.28) [0.75]
$\widehat{\mu}_3$	1.69 (0.13) [0.61]	1.73 (0.13) [0.70]	1.72 (0.13) [0.68]	1.71 (0.12) [0.67]
$\widehat{\mu}_4$	1.26 (0.23) [0.47]	1.17 (0.22) [0.64]	1.15 (0.22) [0.64]	1.15 (0.20) [0.62]
モーメント推定量				
$\widehat{\mu}_1$	1.58 (0.14) [0.60]	1.60 (0.14) [0.70]	1.59 (0.13) [0.66]	1.58 (0.12) [0.61]
$\widehat{\mu}_2$	1.33 (0.28) [0.64]	1.28 (0.29) [0.78]	1.27 (0.27) [0.74]	1.27 (0.25) [0.70]
$\widehat{\mu}_3$	1.69 (0.13) [0.65]	1.72 (0.13) [0.72]	1.71 (0.13) [0.69]	1.71 (0.12) [0.66]
$\widehat{\mu}_4$	1.26 (0.24) [0.49]	1.25 (0.27) [0.72]	1.24 (0.25) [0.68]	1.22 (0.22) [0.61]

用できない場合が多く想定され，その仮定の妥当性の問題も生じる．したがって，通常の一変量メタ・アナリシスが適用できるだけの研究数があれば，多変量メタ・アナリシスは感度分析的な方法として位置づけるべきかもしれない．

10

ネットワーク・メタ・アナリシス

ネットワーク・メタ・アナリシス（network meta-analysis）は文献的には mixed treatments comparisons, multiple treatments meta-analysis などとも呼ばれ，有効性の評価を行いたいと考えている治療法（複数可）に関連して，過去に実施された利用可能なすべての試験[*1)]データ（試験デザイン）を利用することにより，従来の対照群との2群比較だけのメタ・アナリシス（pairwise meta-analysis と呼ばれている）より治療効果の better estimate が得られる可能性があるといわれている（Gleser and Olkin, 1994; Higgins and Whitehead, 1996; Lumley, 2002; Lu and Ades, 2004, 2006）．

図 10.1 と表 10.1 には，3種類の禁煙治療（B=self help, C=individual counselling, D=group counselling）の効果を評価する 24 の介入試験（Lu and Ades,

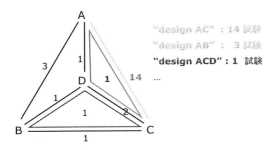

図 10.1 禁煙治療の効果を評価した 24 の介入試験の 4 種類の禁煙治療間のネットワーク

[*1)] 本書のこれまでの章では研究（study）という表現を使用してきたが，ここでは，臨床試験を意識して，試験（trials）という表現を使用する．

表 10.1 禁煙治療の効果を評価した 24 の介入試験の試験デザインとその頻度

Design No.	Design	Number of trials	treatment			
			No contact	Self help	individual counselling	Group counselling
1	ACD	1	A		C	D
2	BCD	1		B	C	D
3	AB	3	A	B		
4	AC	14	A		C	
5	AD	1	A			D
6	BC	1		B	C	
7	BD	1		B		D
8	CD	2			D	D

2006; Hasselblad, 1998) の試験デザインの種類と頻度を示したもので, A は無治療 (no contact) 群を意味する. 例えば, 禁煙治療 C と A を比較した試験は 14 個, B と A を比較した試験は 3 個, C と D と A の三つを比較した試験は 1 個などである. これらの試験のエンドポイント (結果変数) は禁煙が成功した (1) か失敗した (0) かの 2 値変数 (binary variable) である. 特に, 図 10.1 は 24 個の試験における, 4 種類の治療法のネットワークが描かれている, とみることができ, このネットワークを介して治療効果を推定するという意味でネットワーク・メタ・アナリシスと言われる所以がある.

ただ, 言うまでもなく, 異なった試験, 試験デザイン間には本質的にそれぞれの治療効果を変化させる様々な要因, 例えば,

- 試験の対象 (study population, inclusion/exclusion criteria)
- 治療の内容 (治療方法, 用量, 用法)

があり, それらの違いの吟味のない, 単に広く収集されたデータの統計学的な統合は不適切である. 統計学的には図 10.1 に示すように, 治療法 (A, B, C, D) の間のネットワーク上では, エビデンス (治療効果) の「一致性, 整合性」(consistency, coherence) の有無を確認する手続きが重要となる. なお「不一致性, 不整合性」(inconsistency, incoherence) という概念は, 従来のメタ・アナリシスにおける「異質性」(heterogeneity) とは異なる概念であるが, ある状況ではこの両者は区別できない場合も生じることに注意したい.

ここで, 一般的な約束事として,

1) メタ・アナリシスで推定したい, 治療法 X に対する治療法 Y の真の効果

の大きさを加法モデル（additive model）の下で μ^{XY} と表現する．μ はエンドポイントの種類によって，平均値の差，対数オッズ比，対数リスク比，対数ハザード比などが考えられる．禁煙治療の試験の例では，治療法 $X(=B,C,D)$ の対照治療法である A に対する効果の大きさに対数オッズ比をとっているので $\mu^{AX} = \log OR^{AX}$ となる．

2) 試験 i における治療法 X に対する治療法 Y の真の効果の大きさを μ_i^{XY} と表現して，μ^{XY} と区別する．

3) 二つの治療法 A と B を比較している試験デザインを「design AB」，三つの治療法 B, C, D を比較している試験デザインを「design BCD」などと表現する．

10.1　間接比較と一致性

さて，表 10.2 には 24 の介入試験のデータ[*1)]の一部を掲載した．試験 i の治療群 $X(=A,B,C,D)$ の禁煙成功例数 d_i^X とサンプルサイズ n_i^X が掲載されて

表 10.2 禁煙治療の効果を評価した 24 の介入試験のデータ（禁煙成功例数 d とサンプルサイズ n）の一部

Trial No.	Trial design	4 種類の試験のデータ							
		治療法 A (対照群)		治療法 B		治療法 C		治療法 D	
		d^A	n^A	d^B	n^B	d^C	n^C	d^D	n^D
1	ACD	9	140	.	.	23	140	10	138
2	BCD	.	.	11	78	12	85	29	170
3	AB	79	702	77	694	.	.	.	.
4	AB	18	671	21	535	.	.	.	.
5	AB	8	116	19	146	.	.	.	.
6	AC	75	731	.	.	363	714	.	.
7	AC	2	106	.	.	9	205	.	.
⋮	⋮	⋮	⋮	⋮	⋮	⋮	⋮	⋮	⋮
20	AD	0	20	.	.	.	.	9	20
21	BC	.	.	20	49	16	43	.	.
22	BD	.	.	7	66	.	.	32	127
23	CD	.	.	.	.	12	76	20	74
24	CD	.	.	.	.	9	55	3	26

[*1)] 全体のデータは後述の Bayesian アプローチの節の WinBUGS プログラムに掲載されている．

いる．試験 1 は「design ACD」であり，三つの治療法 A, C, D を直接に比較している．つまり，A-C, A-D, C-D の比較は直接比較（direct comparison）であるといい，三つの推定値 $\widehat{\mu}_1^{AC}, \widehat{\mu}_1^{AD}, \widehat{\mu}_1^{CD}$ が得られている．ここに

$$\widehat{\mu}_1^{AC} = \log \widehat{OR}_1^{AC} = \left(\log \frac{d_1^C}{n_1^C - d_1^C}\right) - \left(\log \frac{d_1^A}{n_1^A - d_1^A}\right)$$

$$\widehat{\mu}_1^{CD} = \log \widehat{OR}_1^{CD} = \left(\log \frac{d_1^D}{n_1^D - d_1^D}\right) - \left(\log \frac{d_1^C}{n_1^C - d_1^C}\right)$$

であるので，

$$\text{推定値} : \widehat{\mu}_1^{AD} = \widehat{\mu}_1^{AC} + \widehat{\mu}_1^{CD} \tag{10.1}$$

となる．この関係を，同一試験内には**一致性（consistency）**があると表現する．また，試験 i の治療群 X の禁煙成功率を p_i^X とおくと，

$$\mu_1^{AC} = \log OR_1^{AC} = \left(\log \frac{p_1^C}{1-p_1^C}\right) - \left(\log \frac{p_1^A}{1-p_1^A}\right)$$

$$\mu_1^{CD} = \log OR_1^{CD} = \left(\log \frac{p_1^D}{1-p_1^D}\right) - \left(\log \frac{p_1^C}{1-p_1^C}\right)$$

であるので，真値においても

$$\text{真値} : \mu_1^{AD} = \mu_1^{AC} + \mu_1^{CD} \tag{10.2}$$

と，同一試験内の一致性が成立するのは明白であろう．これらの一致性の等式は三角形 ACD の三辺についてベクトル記号を利用して

$$\vec{AD} = \vec{AC} + \vec{CD} \tag{10.3}$$

と表現するとわかりやすいかもしれない（図 10.2）．

一方，治療法 B が含まれていないため A-B, B-C, B-D の比較は試験 1 からはできない．しかし，A-B は試験 3, 4, 5 から，B-C は試験 21 から，B-D は試験 22 から直接比較の推定値が得られるので，この意味ではすべての組み合

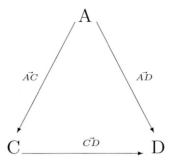

図 10.2 Triangle equality

わせの比較の推定値が得られることになる．

ところが，問題はそう簡単ではない．例えば，比較 A-C は試験 6 から，C-D は試験 23 から，とそれぞれ異なった試験のデータを利用して，式 (10.1) のような一致性を仮定して，比較 A-D の推定値の一つとして

$$\widehat{\mu}_{6,23}^{AD} = \widehat{\mu}_6^{AC} + \widehat{\mu}_{23}^{CD} \tag{10.4}$$

と推定値 $\widehat{\mu}_{6,23}^{AD}$ を計算してよいのだろうか？　また，直接的な比較試験が行われている試験 1 と試験 20 からの推定値 ($\widehat{\mu}_1^{AD}, \widehat{\mu}_{20}^{AD}$) と同様な推定値と考えてよいか？　という問題が浮上する．

一般に，A-D は直接的には比較試験をしていないけれども，試験（デザイン）に無関係に**一致性の等式**（consistency equation）

$$\mu^{AD} = \mu^{AC} + \mu^{CD} \tag{10.5}$$

が成立すると仮定して，二つの異なる試験のデータから計算された推定値 $\widehat{\mu}^{AD}$ を**間接比較**（indirect comparison）による推定値と呼ぶ．つまり，式 (10.5) の一致性が仮定できれば，間接比較による推定値は妥当であるが，一致性が仮定できない，つまり，**不一致性**（inconsistency）があれば，間接比較による推定値を利用することはできない．ネットワーク・メタ・アナリシスとは，まさに，この間接比較を利用してすべての試験データから治療群間の比較を行う方法であり，それが妥当な推定結果であるためには統計学的に有意な不一致性が存在しないことが前提となる．

10.2 異質性と不一致性の統計モデル

試験間の**異質性**（heterogeneity）に関しては，すでに，2.2節での**変量モデル**（random-effects model）で解説しているが，不一致性の概念と混同しないように，本章のネットワーク・メタ・アナリシスで使用している表現を利用して再度解説しよう．

表10.2では，試験デザイン「design AB」の比較試験が試験3, 4, 5と三つある．それぞれの試験の真の効果の大きさを $\mu_3^{AB}, \mu_4^{AB}, \mu_5^{AB}$ とすると，母数モデルであれば $\mu_3^{AB} = \mu_4^{AB} = \mu_5^{AB}$ を仮定するが，現実には，2.2節で解説したように，$\mu_3^{AB} \neq \mu_4^{AB} \neq \mu_5^{AB}$ と考えるのが妥当であり，したがって，変量モデルが登場する．そこでは，試験間の無視できない違い，つまり，異質性を正規分布にしたがう確率変数

$$\mu_i^{AB} \sim N(\mu^{AB}, (\tau^{AB})^2), \ i = 3, 4, 5 \tag{10.6}$$

でモデル化している．このことは，試験が二つある「design CD」，14個ある「design AC」についても同様であり，それぞれの異質性の大きさを表す $(\tau^{CD})^2, (\tau^{AC})^2$ が推定すべきパラメータとなる．逆に言えば，同じ試験デザイン間には不一致性という概念はなく，異質性という概念だけが存在する．したがって，不一致性の問題が生じるのは，同じ治療効果 μ^{AB} を二つ以上の異なる試験デザインから推定しようとする場合に生じる．つまり，不一致性のモデルとは，**各治療の効果（主効果，main effect）に加えて試験デザインと治療との間の交互作用**（design-by-treatment interaction）**を考慮したモデル**と考えることができる（Higgins *et al.*, 2012; White *et al.*, 2012）．例えば，表10.2の4つの異なる試験デザイン「design ACD」，「AC」，「AD」，「BC」を考えてみよう．

1) 治療効果 μ^{AC} は二つの試験デザイン，「design ACD」と「design AC」から推定できる．「design ACD」における真の治療効果を μ^{AC} で表すと，不一致性があるとは，「design AC」の治療効果は μ^{AC} に一致せず，$\mu^{AC} + w_4^{AC}$ と表すことができる．この違いの w_4^{AC} は試験デザインと治

療との間の交互作用と考えることができる．w_4 の 4 は表 10.1 に示す試験デザインの番号である．一方，「design AC」の真の効果を μ^{AC} と表す場合は，「design ACD」の A-C の効果に $\mu^{AC} + w_1^{AC}$ とおけばよい．

2) 同様に，治療効果 μ^{AD} は，「design ACD」の真の治療効果を μ^{AD} で表すと，不一致性がある場合は，「design AD」の治療効果を $\mu^{AD} + w_5^{AD}$ と表すことができる．

3) 一方，「design BC」については，間接比較の一致性 (10.5) の下では $\mu^{BC} = \mu^{AC} - \mu^{AB}$ と推定できる．しかし，不一致性がある場合は，「design AB」の治療効果を μ^{AB}，「design ACD」の A-C の治療効果を μ^{AC} とおいた場合，「design ACD」との違いを仮定した $\mu^{BC} = (\mu^{AC} + w_6^{AC}) - \mu^{AB}$，あるいは，「design AB」との違いを仮定した $\mu^{BC} = \mu^{AC} - (\mu^{AB} + w_6^{AB})$ と表現できる．

このように，交互作用項の入れ方は様々であるが，いずれにしてもネットワーク・メタ・アナリシスの**一致性のないモデル**（inconsistency model）に必要な交互作用項の推定可能な数は，表 10.1 に示すような異なる試験デザインの集合の中で比較されている 2 群比較 $A-X$ の総数からで推定すべき μ^{AX} の効果の数を引いた値となる．つまり，治療法の総数を T，異なる試験デザインの数を D，「design $d(=1,\ldots,D)$」で比較している治療法の数を T_d とすると，必要な交互作用の数，つまり，自由度 df は

$$df = \sum_{d=1}^{D}(T_d - 1) - (T-1) \tag{10.7}$$

で与えられる．例えば，表 10.1 に示す禁煙治療の試験の場合では，「design ACD」，「design BCD」は 3 群比較試験なので，$T_d = 3$，他の 6 個の試験デザインは 2 群比較なので，$T_d = 2$ は 6 個である．したがって，交互作用項の自由度は $df = 10 - 3 = 7$ となる．ただし，すでに説明したように，交互作用項のおき方はいろいろあり，それぞれのモデルの解釈も異なることに注意したい．

10.3　ロジスティック回帰モデル

ここでは，表 10.2 に示されている禁煙治療のデータ（禁煙成功の有無）のように試験のエンドポイントが 2 値データ（binary data）の場合について，5.3 節の β ブロッカーの長期投与の治療効果のモデルにおいても紹介したように，その基本的な統計モデルであるロジスティック回帰モデル（logistic regression model）を考えよう．試験 i $(= 1, \ldots, 24)$ で比較している治療群の集合を S_i，禁煙治療群 X $(= A, B, C, D)$ のデータ (d_i^X, n_i^X) に対する禁煙成功率の確率を p_i^X，対照治療群を $b = b_i$，

$$\delta_{XY} = \begin{cases} 0, & (X = Y) \\ 1, & (X \neq Y) \end{cases}$$

とおくと表 10.2 のデータの性質より

$$d_i^X \sim \mathrm{Binomial}(p_i^X, \ n_i^X), \ X \in S_i, \ i = 1, 2, \ldots, K \qquad (10.8)$$

を仮定できる．その下で，一致性を仮定したモデル（consistency model）は，次のロジスティック回帰モデルで表現できる：

$$\log\left(\frac{p_i^X}{1 - p_i^X}\right) = \alpha_i + \mu_i^{bX} \delta_{bX} \qquad (10.9)$$

$$\mu_i^{bX} \sim N(\mu^{bX}, (\tau^{bX})^2) \qquad (10.10)$$

$$\mu^{bX} = \mu^{AX} - \mu^{Ab} \qquad (10.11)$$

表 10.3 には，一致性を仮定したロジスティック回帰モデルの線形モデルの部分の全体像を示した．次に，不一致性を表現するモデル（inconsistency model），つまり「試験デザインと治療との間の交互作用」を考慮したロジスティック回帰モデル（White et al., 2012）を紹介しよう．ここでは，少々用語の変更が必要で

$$i : 1, \ldots, n_d \ \ (\text{試験デザイン } d \text{ の中での番号})$$
$$\mathcal{S}_d : \text{design } d \text{ で比較している治療法の集合}$$

10.3 ロジスティック回帰モデル

表 10.3 禁煙治療の効果を評価した 24 の介入試験のデータに対する一致性を仮定した
ロジスティック回帰モデルの線形モデル部分

No.	design	線形モデル			
		A	B	C	D
1	ACD	α_i		$\alpha_i + \mu_i^{AC}$	$\alpha_i + \mu_i^{AD}$
2	BCD	α_i		$\alpha_i + \mu_i^{BC}$	$\alpha_i + \mu_i^{BD}$
3	AB	α_i	$\alpha_i + \mu_i^{AB}$		
4	AC	α_i		$\alpha_i + \mu_i^{AC}$	
5	AD	α_i			$\alpha_i + \mu_i^{AD}$
6	BC	α_i		$\alpha_i + \mu_i^{BC}$	
7	BD	α_i			$\alpha_i + \mu_i^{BD}$
8	CD	α_i			$\alpha_i + \mu_i^{CD}$

$$X : A \text{ (全体での対照群)}, B, C, D$$

$$b(d) = b : \text{design } d \text{ での対照群}$$

と定義しなおす.そうすると,モデルは次のように変更できる:

$$r_{di}^X \sim \text{Binomial}(p_{di}^X, n_{di}^X), \ X \in \mathcal{S}_d \tag{10.12}$$

ここで,交互作用項 w_d^{AX} をその有無にかかわらず含めると,

$$\log\left(\frac{p_{di}^X}{1-p_{di}^X}\right) = \alpha_{di} + \mu_{di}^{bX}\delta_{bX} \tag{10.13}$$

$$\mu_{di}^{bX} = (\mu^{AX} + w_d^{AX} + \beta_{di}^{AX}) - (\mu^{Ab} + w_d^{Ab} + \beta_{di}^{Ab})$$

$$= (\mu_d^{AX} + \beta_{di}^{AX}) - (\mu_d^{Ab} + \beta_{di}^{Ab}) \tag{10.14}$$

$$(\beta_{di}^{AB}, \beta_{di}^{AC}, \ldots) \sim N(\mathbf{0}, \boldsymbol{\Sigma}) \tag{10.15}$$

と表現できる.さて,White et al. (2012) の「不一致性を表現したモデル」を
「一致性を仮定したモデル」に変えるには,$di \to i$ と変更して

$$\log\left(\frac{p_i^X}{1-p_i^X}\right) = \alpha_i + \mu_i^{bX}\delta_{bX} \tag{10.16}$$

$$\mu_i^{bX} = (\mu^{AX} - \mu^{Ab}) + (\beta_i^{AX} - \beta_i^{Ab}) \tag{10.17}$$

$$(\beta_i^{AB}, \beta_i^{AC}, \ldots) \sim N(\mathbf{0}, \boldsymbol{\Sigma}) \tag{10.18}$$

となり,式 (10.8) – (10.11) のモデルとは少々異なり,対照群 A に対する治
療効果を常に意識したモデルであることがわかる.これらは,ネットワーク・

メタ・アナリシスの基本的なモデルとして位置づけられる．これから解説するSTATAを利用した多変量メタ・アナリシスの方法や，WinBUGSなどを利用したBayesianモデルなどは，これらの基本モデルを単純化あるいは修正している．

10.4 正規線形モデル

ここでは，表10.2に示されている禁煙治療のネットワーク構造を利用し，前節と同じ記号を使用して，試験のエンドポイントが正規分布にしたがう連続変数（continuous variable）の場合の正規線形モデル（normal linear model）を考える．試験 i，禁煙治療群 X のエンドポイントの平均値を y_i^X，その標準誤差を s_i^X とし，平均値 y_i^X の期待値を θ_i^X としよう．そうすると，治療法 X の対照治療法 A に対する効果の大きさを，平均値の差として，

$$\mu^{AX} = \theta^X - \theta^A \tag{10.19}$$

で定義できる．まず，一致性を仮定した正規線形モデルは

$$y_i^X \sim N(\theta_i^X, (s_i^X)^2),\ X \in S_i,\ i = 1, 2, \ldots, K \tag{10.20}$$

$$\theta_i^X = \alpha_i + \mu_i^{bX} \delta_{bX} \tag{10.21}$$

$$\mu_i^{bX} \sim N(\mu^{bX},\ (\tau^{bX})^2) \tag{10.22}$$

$$\mu^{bX} = \mu^{AX} - \mu^{Ab} \tag{10.23}$$

となる．一方，不一致性を表現する「試験デザインと治療との間の交互作用」を考慮した正規線形モデルは

$$y_{di}^X \sim N(\theta_{di}^X, (s_{di}^X)^2),\ X \in \mathcal{S}_d \tag{10.24}$$

$$\theta_{di} = \alpha_{di} + \mu_{di}^{bX} \delta_{bX} \tag{10.25}$$

$$\mu_{di}^{bX} = (\mu^{AX} + w_d^{AX} + \beta_{di}^{AX}) - (\mu^{Ab} + w_d^{Ab} + \beta_{di}^{Ab})$$

$$= (\mu_d^{AX} + \beta_{di}^{AX}) - (\mu_d^{Ab} + \beta_{di}^{Ab}) \tag{10.26}$$

$$(\beta_{di}^{AB}, \beta_{di}^{AC}, \ldots) \sim N(\mathbf{0},\ \mathbf{\Sigma}) \tag{10.27}$$

である．ここでも，式 (10.24) の「不一致性を表現したモデル」を「一致性を仮定したモデル」に変えてみると，$di \to i$ と変更して

$$\theta_i^X = \alpha_i + \mu_i^{bX} \delta_{bX} \tag{10.28}$$

$$\mu_i^{bX} = (\mu^{AX} - \mu^{Ab}) + (\beta_i^{AX} - \beta_i^{Ab}) \tag{10.29}$$

$$(\beta_i^{AB}, \beta_i^{AC}, \ldots) \sim N(\mathbf{0}, \mathbf{\Sigma}) \tag{10.30}$$

となる．ただ，正規線形モデルの場合は，試験毎の分散の推定に，等分散を仮定する場合と不等分散を仮定する場合の二つの場合を考える必要があることに注意したい．

10.5 多変量メタ・アナリシス

ここでは，表 10.2 に示されている禁煙治療のデータを例にとり，前章で解説した多変量メタ・アナリシスの変量モデル（式 (9.6)）を利用し統計ソフト STATA の「mvmeta」を利用して解析する方法（White *et al.*, 2012）を紹介する．

10.5.1 一致性を仮定したモデル

多変量メタ・アナリシスを適用する際には以下の問題を考慮する必要がある．特に，以下の (a), (c), (d) については，後述する Bayesian アプローチには不要であるが，頻度論的アプローチであるプログラム mvmeta では必要である．

(a) データの補強

ここで述べるデータの補強（data augmentation）とは，対照治療群 (A) が含まれていない試験デザインにおいて，サンプルサイズ $n^A = h$ を小さく設定し（例えば $h = 0.01$），禁煙成功率 $p^A = p$ を試験全体の平均値（表 10.2 の場合は $p = 0.1$）に設定した対照群 A を新たに追加してデータを補強する方法である．つまり，禁煙成功例数は $d^A = h \times p = 0.001$ となる．この方法を利用すると，解析に使用するデータは表 10.2 に示す内容から表 10.4 に示す内容へと変わる．

この方法の利点は推定方法を変えることなく補強した対照群 A の重みが小

表 10.4 禁煙治療の効果を評価した 24 の介入試験のデータ（禁煙成功例数 d とサンプルサイズ n）で対照群 A のデータを data augmentation method で追加したデータセットの一部

Trial No.	Trial design	4 種類の試験のデータ							
		治療法 A (対照群)		治療法 B		治療法 C		治療法 D	
		d^A	n^A	d^B	n^B	d^C	n^C	d^D	n^D
1	ACD	9	140	.	.	23	140	10	138
2	BCD	.001	.01	11	78	12	85	29	170
3	AB	79	702	77	694	.	.	.	.
4	AB	18	671	21	535	.	.	.	.
5	AB	8	116	19	146	.	.	.	.
6	AC	75	731	.	.	363	714	.	.
7	AC	2	106	.	.	9	205	.	.
⋮	⋮	⋮	⋮	⋮	⋮	⋮	⋮	⋮	⋮
20	AD	0	20	.	.	.	.	9	20
21	BC	.001	.01	20	49	16	43	.	.
22	BD	.001	.01	7	66	.	.	32	127
23	CD	.001	.01	.	.	12	76	20	74
24	CD	.001	.01	.	.	9	55	3	26

さい（情報量が小さい）ため推定・検定への影響は無視できる点にある．この方法により，すべての試験デザインには対照群 A が含まれることになり，前節の一致性が仮定できる基本モデル（式 (10.8) – (10.11)）は，対照治療群 A が含まれていない試験デザインであっても，必ず対照治療群 A に対する効果 μ^{AX} を説明変数に入れることができる．つまり，

$$\log\left(\frac{p_i^A}{1-p_i^A}\right) = \alpha_i \tag{10.31}$$

$$\log\left(\frac{p_i^X}{1-p_i^X}\right) = \alpha_i + \mu_i^{AX} \tag{10.32}$$

とおける．表 10.5 に data augmentation method を利用し一致性を仮定したロジスティック回帰モデルの線形モデルの部分の全体像を示した．

式 (10.31), (10.32) より

$$\mu_i^{AX} = \log(OR_i^{AX}) \tag{10.33}$$

であるから，すべての試験 i において，治療法 B, C, D の存在の有無にかかわ

表 10.5 禁煙治療の効果を評価した 24 の介入試験のデータに対する一致性を仮定したロジスティック回帰モデルの線形モデル部分．White et al. (2012) らの data augmentation method を利用した変量モデルの多変量メタ・アナリシスによる方法

No.	Design	線形モデル			
		A	B	C	D
1	ACD	α_i		$\alpha_i + \mu_i^{AC}$	$\alpha_i + \mu_i^{AD}$
2	BCD		$\alpha_i + \mu_i^{AB}$	$\alpha_i + \mu_i^{AC}$	$\alpha_i + \mu_i^{AD}$
3	AB	α_i	$\alpha_i + \mu_i^{AB}$		
4	AC	α_i		$\alpha_i + \mu_i^{AC}$	
5	AD	α_i			$\alpha_i + \mu_i^{AD}$
6	BC		$\alpha_i + \mu_i^{AB}$	$\alpha_i + \mu_i^{AC}$	
7	BD		$\alpha_i + \mu_i^{AB}$		$\alpha_i + \mu_i^{AD}$
8	CD			$\alpha_i + \mu_i^{AC}$	$\alpha_i + \mu_i^{AD}$

らず

$$\boldsymbol{\mu}_i = (\mu_i^{AB}, \mu_i^{AC}, \mu_i^{AD})^t \sim N(\boldsymbol{\mu}, \boldsymbol{\Sigma}),\ \boldsymbol{\mu} = (\mu^{AB}, \mu^{AC}, \mu^{AD})^t \tag{10.34}$$

というモデルが可能となる．そうすると，$\boldsymbol{\mu}$ の推定には

$$\boldsymbol{y}_i = \begin{pmatrix} y_{1i} \\ y_{2i} \\ y_{3i} \end{pmatrix} = \begin{pmatrix} \log \widehat{OR}_i^{AB} \\ \log \widehat{OR}_i^{AC} \\ \log \widehat{OR}_i^{AD} \end{pmatrix} \tag{10.35}$$

$$\boldsymbol{S}_i = \begin{pmatrix} s_{1i}^2 & & \\ s_{12i} & s_{2i}^2 & \\ s_{13i} & s_{23i} & s_{3i}^2 \end{pmatrix}$$

$$= \begin{pmatrix} \widehat{\mathrm{Var}}[\log \widehat{OR}_i^{AB}] & & \\ \widehat{\mathrm{Cov}}(\log \widehat{OR}_i^{AB}, \log \widehat{OR}_i^{AC}) & \widehat{\mathrm{Var}}[\log \widehat{OR}_i^{AC}] & \\ \widehat{\mathrm{Cov}}(\log \widehat{OR}_i^{AB}, \log \widehat{OR}_i^{AD}) & \widehat{\mathrm{Cov}}(\log \widehat{OR}_i^{AC}, \log \widehat{OR}_i^{AD}) & \widehat{\mathrm{Var}}[\log \widehat{OR}_i^{AD}] \end{pmatrix} \tag{10.36}$$

とおくことにより，式 (9.6) の多変量メタ・アナリシスの変量モデル

$$\boldsymbol{y}_i \sim N(\boldsymbol{\mu}, \boldsymbol{S}_i + \boldsymbol{\Sigma}) \tag{10.37}$$

となる．ここに，例えば，

$$\widehat{\mathrm{Var}}[\log \widehat{OR}_i^{AB}] = \widehat{\mathrm{Var}}\left(\log \frac{d_i^B}{n_i^B - d_i^B}\right) + \widehat{\mathrm{Var}}\left(\log \frac{d_i^A}{n_i^A - d_i^A}\right)$$

$$= \frac{1}{d_i^B} + \frac{1}{n_i^B - d_i^B} + \frac{1}{d_i^A} + \frac{1}{n_i^A - d_i^A} \quad (10.38)$$

$$\widehat{\mathrm{Cov}}(\log \widehat{OR}_i^{AB}, \log \widehat{OR}_i^{AC})$$
$$= \widehat{\mathrm{Cov}}\left(\log \frac{d_i^B}{n_i^B - d_i^B} - \log \frac{d_i^A}{n_i^A - d_i^A}, \ \log \frac{d_i^C}{n_i^C - d_i^C} - \log \frac{d_i^A}{n_i^A - d_i^A}\right)$$
$$= \widehat{\mathrm{Var}}\left(\log \frac{d_i^A}{n_i^A - d_i^A}\right)$$
$$= \frac{1}{d_i^A} + \frac{1}{n_i^A - d_i^A} \quad (10.39)$$

であることに注意したい.次に,この data augmentation method の妥当性をチェックしよう.例えば,試験 24 の C-D の 2 群比較の場合を見てみよう.$n_{24}^A = 0.1, d_{24}^A = 0.001$ として計算してみると

$$\boldsymbol{y}_{24} = \begin{pmatrix} 0 \\ 0.57 \\ 0.16 \end{pmatrix}, \ \boldsymbol{S}_{24} = \begin{pmatrix} 10^8 & 0 & 0 \\ 0 & 1111.2 & 1111.1 \\ 0 & 1111.1 & 1111.5 \end{pmatrix}$$

となる.なお,$\boldsymbol{y}_{24}$ の第一成分が 0, $\boldsymbol{S}_{24}$ の $(1,1)$ 成分が 10^8, $(1,2), (1,3), (2,1), (2,2)$ 成分が 0 とおいてあるのは,試験 24 には治療群 B がないためで,それに関連するデータが欠測となっている.それゆえ,後述の「(c) 欠測データの処理法」のルールを適用している.この $\boldsymbol{y}_{24}, \boldsymbol{S}_{24}$ から $\log \widehat{OR}_{24}^{CD}$ とその分散を計算してみると,$\boldsymbol{c} = (0, -1, 1)^t$ とおいて

$$\log \widehat{OR}_{24}^{CD} = \boldsymbol{c}^t \boldsymbol{y}_{24} = -0.4055$$
$$\widehat{\mathrm{Var}}[\log \widehat{OR}_{24}^{CD}] = \boldsymbol{c}^t \boldsymbol{S}_{24} \boldsymbol{c} = 0.5096$$

と直接 $\log \widehat{OR}^{CD}, \widehat{\mathrm{Var}}[\log \widehat{OR}^{CD}]$ を計算した結果と同じであり,推定・検定への影響は無視できることがわかる.

(b) 試験間分散共分散のモデル

試験間分散共分散行列 $\boldsymbol{\Sigma}$,つまり,試験間の異質性(heterogeneity)のモデル化については次の二つの場合が考えられる:

1) 無構造モデル (unstructured model)

　試験間分散も相関もすべて異なるというモデルで，最も一般的ではあるが，推定方程式が収束しないという問題が特に，一致性のないモデルではよく起こる．

2) 等分散・等相関モデル (compound symmetry model)

　すべての治療間で等分散 τ^2 を仮定する：

$$\mu_i^{XY} \sim N(\mu^{XY}, \tau^2) \text{ for any } X, Y$$

もし，試験 i が，治療法 A, X, Y の3群比較試験だとすると，試験内一致性 $\mu_i^{XY} = \mu_i^{AY} - \mu_i^{AX}$ が成立するので

$$\tau^2 = \mathrm{Var}(\mu_i^{XY}) = \mathrm{Var}(\mu_i^{AY} - \mu_i^{AX})$$
$$= \tau^2 + \tau^2 - 2\tau^2 \mathrm{Corr}(\mu_i^{AY}, \mu_i^{AX})$$

から

$$\mathrm{Corr}(\mu_i^{AY}, \mu_i^{AX}) = \frac{1}{2}$$

が成立する．したがって，次の形になる：

$$\boldsymbol{\Sigma} = \tau^2 \boldsymbol{P}(0.5) = \frac{1}{2}\tau^2 (\boldsymbol{I} + \boldsymbol{J}) = \frac{\tau^2}{2}\left\{ \begin{pmatrix} 1 & 0 & 0 \\ 0 & 1 & 0 \\ 0 & 0 & 1 \end{pmatrix} + \begin{pmatrix} 1 & 1 & 1 \\ 1 & 1 & 1 \\ 1 & 1 & 1 \end{pmatrix} \right\} \tag{10.40}$$

ここで $\boldsymbol{I}$ は単位行列，$\boldsymbol{J}$ はすべての要素が1である行列で，$\boldsymbol{P}(\rho)$ は

$$\boldsymbol{P}(\rho)_{ij} = \begin{cases} 1, & (i = j) \\ \rho, & (i \neq j) \end{cases} \tag{10.41}$$

である．

(c) 欠測値の処理法

　さて，式 (10.37) の多変量メタ・アナリシスでは，試験すべてにおいて $\boldsymbol{y} = (y_{1i}, y_{2i}, y_{3i})$ の3成分が揃っているわけではない．2群比較の試験では2成分

が欠測であり，3群比較の試験では1成分が欠測となる．つまり，欠測データが多いのであるが，前章でも解説したように，欠測データの影響が無視できる重みの調整を行えばよい．統計ソフト STATA の多変量メタ・アナリシスのプログラム「mvmeta」ではそのデフォルトとして

- 欠測データの値は 0,
- 推定誤差は他の推定誤差の最大値の 10^4 倍,
- 関連する試験内相関係数は 0，つまり，共分散の項は 0

とおいて欠測データの影響が無視できる状況を作っている．例えば，表 10.2 の試験 1 と試験 3 についてみてみよう．欠測部分に「*」印をおくと

$$\text{Trial 1 (design ACD)}: \bm{y}_1 = \begin{pmatrix} * \\ 1.10 \\ 0.13 \end{pmatrix}, \bm{S}_1 = \begin{pmatrix} * & & \\ * & 0.17 & \\ * & 0.12 & 0.23 \end{pmatrix}$$

$$\text{Trial 3 (design AB)}: \bm{y}_3 = \begin{pmatrix} -0.02 \\ * \\ * \end{pmatrix}, \bm{S}_3 = \begin{pmatrix} 0.03 & & \\ * & * & \\ * & * & * \end{pmatrix}$$

となるので，上記のルールを利用すると，それぞれの要素は以下のようになる．

$$\text{Study 1 (design ACD)}: \bm{y}_1 = \begin{pmatrix} 0 \\ 1.10 \\ 0.13 \end{pmatrix}, \bm{S}_1 = \begin{pmatrix} 10^8 & & \\ 0 & 0.17 & \\ 0 & 0.12 & 0.23 \end{pmatrix}$$

$$\text{Study 3 (design AB)}: \bm{y}_3 = \begin{pmatrix} -0.02 \\ 0 \\ 0 \end{pmatrix}, \bm{S}_3 = \begin{pmatrix} 0.03 & & \\ 0 & 10^8 & \\ 0 & 0 & 10^8 \end{pmatrix}$$

(d) 頻度 0 への対応

禁煙治療の試験の例では，禁煙成功の頻度が 0 の場合への対応である．表 10.2 を見ると，試験 20 において A 群のデータが $\{d_A = 0, n_A = 20\}$，D 群のデータが $\{d_D = 9, n_D = 20\}$ となっている．この場合は，2×2 分割表からオッズ比を計算する場合によく行うように，すべてのセル（禁煙成功，禁煙不

10.5 多変量メタ・アナリシス

成功) に 0.5 を加える必要がある.したがって,試験 20 のデータは解析時には $\{d_A = 0.5, n_A = 21\}$, D 群のデータが $\{d_D = 9.5, n_D = 21\}$ となる.この操作は後述する Bayesian アプローチには不要である.

これで準備は整ったので,表 10.2 のデータを STATA の「mvmeta」で解析してみよう.

STATA mvmeta プログラム No.1：データ入力,S_i の作成

```
cd c:\stata
use SemiSmoking.dta, clear
// FIRST STAGE OF ANALYSIS
// Augment data in reference arm
local h 0.01
local p 0.1
replace d1 = 'p' * 'h' if missing(n1)
replace n1 = 'h' if missing(n1)
// Form log odds ratios and variance-covariance matrix
forvalues j = 1/4 {
  gen logodds'j'= log(d'j'/(n'j'-d'j'))
  gen var'j' = 1/d'j' +1/(n'j'-d'j')
}
forvalues j = 2/4 {
  gen y'j'= logodds'j'-logodds1
  gen double S'j''j' = var'j'+ var1
  local j1= 'j'+1
  forvalues k ='j1'/4 {
  gen double S'j''k' = var1 if !missing(logodds'j', logodds'k')
   }
}
drop logodds* var*
```

STATA mvmeta プログラム No.2：多変量メタ・アナリシス

```
//SECOND STAGE OF ANALYSIS
//Fit consistency model with fully structured Sigma
mat P3 = 0.5 * (I(3) + J(3,3,1))
```

```
// compound symmetry model
mvmeta y S, bscov(prop P3) longparm
// unstructured model
mvmeta y S, bscov(uns) longparm
```

STATA プログラムの解説

* プログラムでは，治療群 A, B, C, D を数字 1, 2, 3, 4 で表している．
* SemiSmoking.dta は表 10.2 のデータファイルを指定している．
* local h 0.01, local p 0.1 で data augmentation method の h, p の値を設定し，replace d1 = 'p' * 'h' if missing(n1) で対照群 A の禁煙成功例数の値 d1 を $p \times h = 0.0001$ と計算している．
* gen logodds'j'= log(d'j'/(n'j'-d'j')) と gen var'j' = 1/d'j'+1/(n'j'-d'j') は各群の対数オッズとその分散を計算している．
* gen double S'j''j' = var'j'+ var1 と gen double S'j''k' = var1 if !missing(logodds'j', logodds'k') で試験内分散共分散 S を計算している．
* mat P3 = 0.5 * (I(3) + J(3,3,1)) で，式 (10.40) の試験間分散共分散を計算している．
* mvmeta y S, bscov(prop P3) longparm により等分散・等相関を試験間分散共分散（bscov）に仮定した多変量メタ・アナリシスを実行する．

以下に等分散・等相関モデルと無構造モデルを適用した結果の一部を囲みの下に示す．表 10.6 には二つのモデルの治療効果の推定値をオッズ比 $\exp(\mu^{AX})$ で示した．

表 10.6 禁煙治療の効果を評価した 24 の介入試験：White et al. の一致性を仮定した多変量メタ・アナリシスの方法で推定された治療効果．なお，等分散・等相関モデルの異質性の大きさは $\hat{\tau} = 0.6744$

治療効果	等分散・等相関モデル			無構造モデル		
	OR	両側 p-値	95% 信頼区間	OR	両側 p-値	95% 信頼区間
μ^{AB}	1.49	0.229	0.78, 2.85	1.39	0.275	0.77, 2.53
μ^{AC}	2.02	<0.001	1.37, 2.98	1.98	0.002	1.29, 3.03
μ^{AD}	2.38	0.021	1.14, 4.97	2.31	0.023	1.12, 4.73

STATA mvmeta: 等分散・等相関モデルの出力の一部

```
Multivariate meta-analysis
Variance-covariance matrix = proportional P3
Method = reml                            Number of dimensions    =    3
Restricted log likelihood = -54.946271   Number of observations  =   24
-----------------------------------------------------------------
         |   Coef.    Std. Err.     z    P>|z|   [95% Conf. Interval]
---------+-------------------------------------------------------
y2 _cons | .3984937   .3310691    1.20   0.229   -.2503899   1.047377
---------+-------------------------------------------------------
y3 _cons | .7023605   .1990889    3.53   0.000    .3121534   1.092568
---------+-------------------------------------------------------
y4 _cons | .8658847   .3762388    2.30   0.021    .1284702   1.603299
-----------------------------------------------------------------
Estimated between-studies SDs and correlation matrix:
            SD          y2          y3          y4
y2  .67441955           1           .           .
y3  .67441955          .5           1           .
y4  .67441955          .5          .5           1
```

STATA mvmeta: 無構造モデルの出力の一部

```
Multivariate meta-analysis
Variance-covariance matrix = unstructured
Method = reml                            Number of dimensions    =    3
Restricted log likelihood = -53.827003   Number of observations  =   24
-----------------------------------------------------------------
         |   Coef.    Std. Err.     z    P>|z|   [95% Conf. Interval]
---------+-------------------------------------------------------
y2 _cons | .3326096   .3048729    1.09   0.275   -.2649303    .9301495
---------+-------------------------------------------------------
y3 _cons | .681016    .2189727    3.11   0.002    .2518373   1.110195
---------+-------------------------------------------------------
y4 _cons | .8357493   .3664539    2.28   0.023    .1175127   1.553986
-----------------------------------------------------------------
```

```
Estimated between-studies SDs and correlation matrix:
          SD          y2          y3          y4
y2   .31410927         1           .           .
y3   .7497685     .93625688        1           .
y4   .72245796    .85583574    .61956461       1
```

10.5.2 不一致性を表現したモデル

一致性の等式が成立しない理由は，試験デザインと治療との間の交互作用（design-by-treatment interaction）がある場合であり，その交互作用項の入れ方について 10.2 節で解説した．表 10.7 に禁煙治療のデータに対する一つの試験デザインと治療との間の交互作用を考慮したモデル（inconsistency model I）のデザイン毎の交互作用項の入れ方と治療効果の期待値を示した．10.2 節ですでに述べたように，禁煙治療の試験データでは交互作用の自由度は 7 であるから，交互作用項を七つ入れる必要がある．入れ方は様々であるが，この inconsistency model I では，治療効果 μ^{AC} に関して，三つの試験デザイン「BCD」，「AC」，「BC」に，治療効果 μ^{AD} に関して，四つの試験デザイン「BCD」，「AD」，「BD」，「CD」に交互作用項を入れている．一方，表 10.8 には別の inconsistency model II を示した．ここでは，治療効果 μ^{AB} に関して，一つの試験デザイン「AB」，治療効果 μ^{AC} に関して，二つの試験デザイ

表 10.7 Inconsistency model I: 禁煙治療の効果を評価した 24 の介入試験のデータに対する一つの「試験デザインと治療との間の交互作用を考慮したモデル」で，デザイン毎の交互作用項の入れ方と治療効果の期待値が示されている

d des	Design	A $y1$	B $y2$	C $y3$	D $y4$
1	ACD	-	-	μ^{AC}	μ^{AD}
2	BCD	-	μ^{AB}	$\mu^{AC} + w_2^{AC}$	$\mu^{AD} + w_2^{AD}$
3	AB	-	μ^{AB}	-	-
4	AC	-	-	$\mu^{AC} + w_4^{AC}$	-
5	AD	-	-	-	$\mu^{AD} + w_5^{AD}$
6	BC	-	μ^{AB}	$\mu^{AC} + w_6^{AC}$	-
7	BD	-	μ^{AB}	-	$\mu^{AD} + w_7^{AD}$
8	CD	-	-	μ^{AC}	$\mu^{AD} + w_8^{AD}$

10.5 多変量メタ・アナリシス

表 10.8 Inconsistency model II: 禁煙治療の効果を評価した 24 の介入試験のデータに対する model I とは異なる model で，デザイン毎の交互作用項の入れ方と治療効果の期待値が示されている

d des	Design	A $y1$	B $y2$	C $y3$	D $y4$
1	ACD	Ref	-	μ^{AC}	μ^{AD}
2	BCD	Ref	μ^{AB}	μ^{AC}	$\mu^{AD}+w_2^{AD}$
3	AB	Ref	$\mu^{AB}+w_3^{AB}$	-	-
4	AC	Ref	-	$\mu^{AC}+w_4^{AC}$	-
5	AD	Ref	-	-	$\mu^{AD}+w_5^{AD}$
6	BC	Ref	μ^{AB}	$\mu^{AC}+w_6^{AC}$	-
7	BD	Ref	μ^{AB}	-	$\mu^{AD}+w_7^{AD}$
8	CD	Ref	-	μ^{AC}	$\mu^{AD}+w_8^{AD}$

ン「AC」，「BC」に，治療効果 μ^{AD} に関して，四つの試験デザイン「BCD」，「AD」，「BD」，「CD」に交互作用項を入れている．一般に，試験デザインと治療との間の交互作用を考慮したモデルは次の多変量メタ回帰モデル (multivariate meta-regression model) の形で表現できる．

$$y_{di} \sim N(\boldsymbol{\mu} + \boldsymbol{X}_d \boldsymbol{w}, \boldsymbol{S}_{di} + \boldsymbol{\Sigma}) \tag{10.42}$$

ここで，Inconsistency model I においては

$$\boldsymbol{\mu} = (\mu^{AB}, \mu^{AC}, \mu^{AD})^t \tag{10.43}$$

$$\boldsymbol{w} = (w_2^{AC}, w_2^{AD}, w_4^{AC}, w_5^{AD}, w_6^{AC}, w_7^{AD}, w_8^{AD})^t \tag{10.44}$$

であり，$\boldsymbol{X}_d$ の例をあげると

$$\text{Design ACD}: \boldsymbol{X}_1 = \begin{pmatrix} 0 & 0 & 0 & 0 & 0 & 0 & 0 \\ 0 & 0 & 0 & 0 & 0 & 0 & 0 \\ 0 & 0 & 0 & 0 & 0 & 0 & 0 \end{pmatrix}$$

$$\text{Design BCD}: \boldsymbol{X}_2 = \begin{pmatrix} 0 & 0 & 0 & 0 & 0 & 0 & 0 \\ 1 & 0 & 0 & 0 & 0 & 0 & 0 \\ 0 & 1 & 0 & 0 & 0 & 0 & 0 \end{pmatrix}$$

$$\text{Design AC}: \boldsymbol{X}_4 = \begin{pmatrix} 0 & 0 & 0 & 0 & 0 & 0 & 0 \\ 0 & 0 & 1 & 0 & 0 & 0 & 0 \\ 0 & 0 & 0 & 0 & 0 & 0 & 0 \end{pmatrix}$$

などとなる．なお，式 (10.42) では，交互作用項が試験デザインで規定されているので，試験デザイン番号 d を陽に表現しているが，これ以降では，式 (10.37) の一致性のモデルと統一するため，行列 $\boldsymbol{X}_d$ の添え字を試験の番号 i に変えて

$$y_i \sim N(\boldsymbol{\mu} + \boldsymbol{X}_i \boldsymbol{w}, \boldsymbol{S}_i + \boldsymbol{\Sigma}) \tag{10.45}$$

と表現する．したがって，$\boldsymbol{X}_i$ の内容は，試験 i の試験デザインが d であれば式 (10.42) の $\boldsymbol{X}_d$ とおくなど，定義しなおしておけばよい．さて，$(\boldsymbol{\mu}, \boldsymbol{w})$ の推定には，一致性を仮定したモデルと同様に，最尤法を利用する．つまり

$$\begin{aligned}&-2\log L \\&= \sum_i \left\{ \log | \boldsymbol{S}_i + \boldsymbol{\Sigma} | + (\boldsymbol{y}_i - \boldsymbol{\mu} - \boldsymbol{X}_i \boldsymbol{w})^t (\boldsymbol{S}_i + \boldsymbol{\Sigma})^{-1} (\boldsymbol{y}_i - \boldsymbol{\mu} - \boldsymbol{X}_i \boldsymbol{w}) \right\}\end{aligned} \tag{10.46}$$

を最小にする推定値（$\widehat{\boldsymbol{\Sigma}}$ が推定されたという条件下で）を使用する．

$$\widehat{\boldsymbol{\mu}} = \left\{ \left(\sum_i \boldsymbol{A}_i\right) \left(\sum_i \boldsymbol{B}_i\right) \left(\sum_i \boldsymbol{A}_i^t\right) - \sum_i (\boldsymbol{S}_i + \widehat{\boldsymbol{\Sigma}})^{-1} \right\}^{-1} \tag{10.47}$$

$$\times \left(\left(\sum_i \boldsymbol{A}_i\right) \left(\sum_i \boldsymbol{B}_i\right) \left(\sum_i \boldsymbol{C}_i^t\right) - \sum_i (\boldsymbol{S}_i + \widehat{\boldsymbol{\Sigma}})^{-1} \boldsymbol{y}_i \right) \tag{10.48}$$

$$\widehat{\boldsymbol{w}} = \left(\sum_i \boldsymbol{B}_i\right)^{-1} \left(\sum_i \boldsymbol{A}^t (\boldsymbol{y}_i - \widehat{\boldsymbol{\mu}})\right) \tag{10.49}$$

ここで，

$$\boldsymbol{A}_i = (\boldsymbol{S}_i + \widehat{\boldsymbol{\Sigma}})^{-1} \boldsymbol{X}_i$$
$$\boldsymbol{B}_i = \boldsymbol{X}_i^t (\boldsymbol{S}_i + \widehat{\boldsymbol{\Sigma}})^{-1} \boldsymbol{X}_i$$
$$\boldsymbol{C}_i = \boldsymbol{X}_i^t (\boldsymbol{S}_i + \widehat{\boldsymbol{\Sigma}})^{-1} \boldsymbol{y}_i$$

さて，最尤法に基づく $(\boldsymbol{\mu}, \boldsymbol{w})$ の分散推定値には，REML 推定値 $\widehat{\boldsymbol{\Sigma}}$ の不確実性が考慮されていないので，推定された分散の大きさは実際より小さ目となる (downward bias)．その対応策は 9.1 節参照のこと．

一方，交互作用項のおき方の違いによらず，**一致性の検定**（test for consistency）

$$H_0 : \boldsymbol{w} = \boldsymbol{0}, \ H_1 : \boldsymbol{w} \neq \boldsymbol{0} \tag{10.50}$$

には次の Wald 検定が利用できる：

$$\widehat{\boldsymbol{w}}^t \mathrm{Cov}(\widehat{\boldsymbol{w}})^{-1} \widehat{\boldsymbol{w}} \ \sim_{H_0} \ \chi^2_{df} \ 分布 \tag{10.51}$$

ここに，自由度 df は式 (10.7) で定義されている．

ここで，表 10.2 のデータを，表 10.7 と表 10.8 に示した 2 種類の inconsistency model で，STATA の「mvmeta」を用いて解析してみよう．その際，異質性の試験間分散共分散に等分散・等相関を仮定した場合と無構造を仮定した場合の 2 通りを適用する．STATA「mvmeta」を利用したプログラムを下に示す．

STATA mvmeta プログラム：多変量メタ回帰モデル

```
//SECOND STAGE OF ANALYSIS
mat P3 = 0.5 * (I(3) + J(3,3,1))
//Fit inconsistency model
tab design, gen(des)

// Inconsistency model I: 等分散・等相関仮定
mvmeta y S, bscov(prop P3) eq(y3: des2 ///
des4 des6, y4:des2 des5 des7 des8)
//* Wald test of consistency
test [y3] des2 des4 des6 ///
[y4] des2 des5 des7 des8
// Inconsistency model I: 無構造仮定
mvmeta y S, bscov(uns) eq(y3: des2 ///
des4 des6, y4:des2 des5 des7 des8)
//* Wald test of consistency
test [y3] des2 des4 des6 ///
[y4] des2 des5 des7 des8

// Inconsistency model II: 等分散・等相関仮定
mvmeta y S, bscov(prop P3) eq(y2:des3, ///
y3: des4 des6, y4:des2 des5 des7 des8)
```

```
//* Wald test of consistency
test [y2] des3 [y3] des4 des6 ///
[y4] des2 des5 des7 des8
// inconsistency model II. 無構造仮定 (収束せず)
mvmeta y S, bscov(uns) eq(y2:des3, ///
y3: des4 des6, y4:des2 des5 des7 des8)
//* Wald test of consistency
test [y2] des3 [y3] des4 des6 ///
[y4] des2 des5 des7 des8
```

STATA プログラムの解説

* Inconsistency model I では, 表 10.7 に示すように, 交互作用項を治療群 C (y3) のデザイン 2, 4, 6 (des2, des4, des6) と治療群 D (y4) のデザイン 2, 5, 7, 8 (des2, des5, des7, des8) に入れているので mvmeta 文の中に eq(y3: des2 des4 des6, y4:des2 des5 des7 des8) と表現する.
* 一致性の Wald 検定の指定は test [y3] des2 des4 des6 [y4] des2 des5 des7 des8 などと表現する.

2種類の inconsistency model で等分散・等相関と無構造を仮定した結果の一部を囲みの下に示すが, inconsistency model II で無構造を仮定した結果は, 制限付き最尤推定値が収束しなかったので省略した. 等分散・等相関を仮定した場合の異質性の標準偏差の推定値はモデルにかかわらず同じ値 $\hat{\tau} = 0.743$ であり, 一致性の検定結果も, 同じ結果 $\chi_7^2 = 5.11, p = 0.6464$ であり, 一致性を否定できる根拠はない. 一方, 無構造を仮定した inconsistency model I での一致性の検定結果は類似の $\chi_7^2 = 5.62, p = 0.5850$ であった. いずれにしても, 表 10.2 のデータでは一致性を強く否定できる根拠はない.

STATA mvmeta: 等分散を仮定した inconsistency model I の出力の一部

```
Multivariate meta-analysis
Variance-covariance matrix = proportional P3
Method = reml                              Number of dimensions    = 3
```

```
Restricted log likelihood = -45.784749    Number of observations =   24
------------------------------------------------------------------------
             |   Coef.    Std. Err.    z    P>|z|   [95% Conf. Interval]
-------------+----------------------------------------------------------
y2           |
       _cons |  .3303063   .4673639   0.71   0.480   -.5857102   1.246323
-------------+----------------------------------------------------------
y3           |
        des2 |  -.71905    1.301908  -0.55   0.581   -3.270742   1.83264
        des4 |  -.346177    .881486  -0.39   0.695   -2.073858   1.381504
        des6 |  -.871515   1.29466   -0.67   0.501   -3.409001   1.665971
       _cons |  1.050622   .849639   1.24   0.216   -.6146412   2.715884
-------------+----------------------------------------------------------
y4           |
        des2 |  .427499    1.302286   0.33   0.743   -2.124935   2.979933
        des5 |  3.394356   1.889812   1.80   0.072   -.3096075   7.098319
        des7 |  1.245528   1.322899   0.94   0.346   -1.347306   3.838362
        des8 |  1.164252   1.068283   1.09   0.276   -.9295438   3.258047
       _cons |  .128161    .882231   0.15   0.884   -1.600982   1.857304
------------------------------------------------------------------------
Estimated between-studies SDs and correlation matrix:
           SD          y2         y3          y4
y2   .74300465          1          .           .
y3   .74300465         .5          1           .
y4   .74300465         .5         .5           1

. //* Wald test of consistency
          chi2(  7) =     5.11
        Prob > chi2 =   0.6464
```

STATA mvmeta: 無構造を仮定した inconsistency model I の出力の一部

```
Multivariate meta-analysis
Variance-covariance matrix = unstructured
Method = reml                           Number of dimensions  =   3
Restricted log likelihood = -44.932262  Number of observations =  24
------------------------------------------------------------------------
             |   Coef.    Std. Err.    z    P>|z|   [95% Conf. Interval]
-------------+----------------------------------------------------------
```

```
y2           |
       _cons |    .2282151    .2472017      0.92    0.356    -.2562913     .7127215
-------------+----------------------------------------------------------------
y3           |
        des2 |   -.8229711    1.477147     -0.56    0.577    -3.718126     2.072184
        des4 |   -.3312684    .9533533     -0.35    0.728    -2.199807      1.53727
        des6 |   -.9752707    1.470795     -0.66    0.507    -3.857976     1.907434
       _cons |    1.052423    .9185718      1.15    0.252    -.7479443     2.852791
-------------+----------------------------------------------------------------
y4           |
        des2 |    .3237842    1.705973      0.19    0.849    -3.019861     3.667429
        des5 |    3.392693    2.104418      1.61    0.107    -.7318894     7.517276
        des7 |    1.141921    1.721705      0.66    0.507    -2.232558       4.5164
        des8 |    1.217708    .8557362      1.42    0.155    -.4595041      2.89492
       _cons |    .1297071    1.098555      0.12    0.906    -2.023422     2.282836
------------------------------------------------------------------------------
Estimated between-studies SDs and correlation matrix:
            SD           y2          y3          y4
y2     .2331966           1           .           .
y3    .82114131   -.90256208           1           .
y4    .99028972   -.99574148    .86259526           1

. //* Wald test of consistency
         chi2(  7) =     5.62
        Prob > chi2 =   0.5850
```

STATA mvmeta: 等分散を仮定した inconsistency model II の出力の一部

```
Multivariate meta-analysis
Variance-covariance matrix = proportional P3
Method = reml                              Number of dimensions    =    3
Restricted log likelihood = -45.785963     Number of observations  =   24
------------------------------------------------------------------------------
             |      Coef.   Std. Err.       z    P>|z|    [95% Conf. Interval]
-------------+----------------------------------------------------------------
y2           |
        des3 |   -.7184088     1.30004     -0.55    0.581    -3.26644     1.829622
       _cons |    1.048456    1.213086      0.86    0.387    -1.329148     3.42606
-------------+----------------------------------------------------------------
```

```
y3       |
   des4  |  -.3456353    .8806232    -0.39    0.695    -2.071625    1.380355
   des6  |  -.1530376    1.220245    -0.13    0.900    -2.544673    2.238598
   _cons |   1.050061    .8487411     1.24    0.216    -.6134412    2.713563
---------+--------------------------------------------------------------
y4       |
   des2  |   1.146005    1.183551     0.97    0.333    -1.173712    3.465722
   des5  |   3.394662    1.889635     1.80    0.072    -.3089548    7.098279
   des7  |   1.963702    1.488734     1.32    0.187     -.954163    4.881568
   des8  |   1.164012    1.068062     1.09    0.276    -.9293503    3.257375
   _cons |   .1278546    .8819241     0.14    0.885    -1.600685    1.856394
------------------------------------------------------------------------
Estimated between-studies SDs and correlation matrix:
            SD           y2          y3          y4
   y2   .74292045         1           .           .
   y3   .74292045         .5          1           .
   y4   .74292045         .5          .5          1

. //* Wald test of consistency
.          chi2(  7) =     5.11
        Prob > chi2 =    0.6463
```

10.6　Bayesianモデル

ここでは，WinBUGS, OpenBUGS を利用して解析する Bayesian モデルを紹介する[*1]．Bayesian モデルは，前節までの STATA の「mvmeta」を利用した方法（頻度者のアプローチ，frequentist approach）に比べると，そこで必要となった前処理 (1) data augmentation, (2) 欠測データの処理, (3) 頻度0への対応は必要ない．ただ，推定には，MCMC を利用した Markov 連鎖の長い乱数列の収束のチェックが必要となる．また，複雑なモデルになると収束しない場合もあるので慎重なコーディングも必要である．

[*1]　Bayesian モデルについては，第5章でも簡単に紹介しているが，その理論と WinBUGS, OpenBUGS のコーディング，実行方法，Markov 連鎖の収束診断などの詳細は，専門書，例えば，丹後・Becque (2011)，マニュアルなどを参考にされたい．

10.6.1 White et al. の一致性を仮定したモデル

ここでは，White et al. (2012) の「一致性を仮定したモデル（consistency model）」（式 (10.28) – (10.30)）で，かつ，試験間分散共分散構造に**等分散・等相関**（compound symmetry）を仮定した Bayesian モデルを適用してみよう．その WinBUGS プログラム[*1)]を，プログラム本体，データの配置，初期値の設定に分けて，下の囲みの中に示した．

<u>**WinBUGS プログラム: White et al. (2012) の consistency model**</u>

```
model{
for(i in 1:S) {
  eff.study[i, offt[i], offb[i]] <- eff.des[offt[i]] - eff.des[offb[i]]
                                   + RE[i, offt[i]] - RE[i, offb[i]]
  eff.study[i, offb[i], offb[i]]  <- 0 }
  eff.des[1]<- 0
  eff.study[1, 4 , 1] <- eff.des[4] + RE[1, 4] - RE[1, 1]
  eff.study[2, 4 , 2] <- eff.des[4] - eff.des[2] + RE[2, 4] - RE[2, 2]
# Random effects for heterogeneity
for(i in 1:S) {
   RE[i,1] <- 0
   RE[i,2:T] ~ dmnorm(zero[], Prec[,]) }
# Prec is the inverse of the structured heterogeneity matrix
for(i in 1:(T-1)) { for(j in 1:(T-1)){
   Prec[i,j] <- 2*(equals(i,j)-1/T)/(tau*tau) } }
for(i in 1: A) {
   logit(p[i]) <- mu[study[i]] + eff.study[study[i],t[i],b[i]]
   r[i] ~ dbin(p[i],n[i]) }
# Priors
for(i in 1:S) {
   mu[i] ~ dnorm(0,0.01) }
tau ~ dunif(0,2)
for(i in 2:T){
   eff.des[i] ~  dnorm(0, 0.01) }
dBC<- eff.des[3] - eff.des[2]
dBD<- eff.des[4] - eff.des[2]
dCD<- eff.des[4] - eff.des[3]
}
```

[*1)] White et al. (2012) に掲載されているプログラムを修正したもの．

WinBUGS プログラム: データ入力と初期値設定 (その1)

<Data>

```
list( S=24, T=4, A=50,
offb=c(1,2,1,1,1, 1,1,1,1,1, 1,1,1,1,1, 1,1,1,1,1, 2,2,3,3),
offt =c(3,3,2,2,2, 3,3,3,3,3, 3,3,3,3,3, 3,3,3,3,4, 3,4,4,4),
zero=c(0,0,0))

study[ ]  t[ ]  b[ ]  r[ ]  n[ ]
 1  1    1    9   140
 1  3    1   23   140
 1  4    1   10   138
 2  2    2   11    78
 2  3    2   12    85
 2  4    2   29   170
 3  1    1   79   702
 3  2    1   77   694
 4  1    1   18   671
 4  2    1   21   535
 5  1    1    8   116
 5  2    1   19   146
 6  1    1   75   731
 6  3    1  363   714
 7  1    1    2   106
 7  3    1    9   205
 8  1    1   58   549
 8  3    1  237  1561
 9  1    1    0    33
 9  3    1    9    48
10  1    1    3   100
10  3    1   31    98
```

WinBUGS プログラム: データ入力と初期値設定 (その2)

```
11  1    1    1    31
11  3    1   26    95
12  1    1    6    39
```

```
12 3   1  17    77
13 1   1  95  1107
13 3   1 134  1031
14 1   1  15   187
14 3   1  35   504
15 1   1  78   584
15 3   1  73   675
16 1   1  69  1177
16 3   1  54   888
17 1   1  64   642
17 3   1 107   761
18 1   1   5    62
18 3   1   8    90
19 1   1  20   234
19 3   1  34   237
20 1   1   0    20
20 4   1   9    20
21 2   2  20    49
21 3   2  16    43
22 2   2   7    66
22 4   2  32   127
23 3   3  12    76
23 4   3  20    74
24 3   3   9    55
24 4   3   3    26
END

<Initial values>

list(tau=1.0,
mu=c(-1,-1,-1,-1,-1,  0,0,0,0,0,  0,0,0,0,0,  0,0,0,0,0,  0,0,0,0))

list(tau=0.5,
mu=c(0,0,0,0,0,  0,0,0,0,0,  0,0,0,0,0,  0,0,0,0,0,  0,0,0,0))
```

WinBUGS プログラムの解説

* WinBUGS プログラムでは，治療法 A, B, C, D に対して番号 1, 2, 3, 4 を当てている．
* S は試験の数，T は治療法の数，A は試験内対照群との比較の総数．

10.6 Bayesian モデル

* study[i], t[i], b[i] はそれぞれ，データ入力の際の試験 i の番号，非対照群の番号，対照群の番号.
* r[i], n[i] は試験 i の禁煙成功例数，サンプルサイズ.
* offb[i] は試験 i の対照治療群の番号，offt[i] は試験 i の非対照群の番号. 非対照群の数が二つある場合には，小さい方の値.
* eff.study[i,j,b] $(b, j = 1, \ldots, 4)$ は式 (10.17) の μ_i^{bX} $(b, X = A, \ldots, D)$ を表す.
* eff.des[j] $(j = 1, \ldots, 4)$ は式 (10.17) の j の値に対応する治療群 X の μ^{AX} を表す.
* (RE[i,2], RE[i,3], RE[i,4]) は，式 (10.18) の $(\beta_i^{AB}, \beta_i^{AC}, \beta_i^{AD})$ を表す.
* dmnorm(mean, Sinv) は平均ベクトル mean，分散共分散 S（の逆行列 Sinv）にしたがう多変量正規分布.
* Prec[i,j] は式 (10.40) の等分散・等相関行列 Σ の逆行列を表す. つまり

$$\Sigma^{-1} = \frac{1}{\tau^2}\begin{pmatrix} 1 & \frac{1}{2} & \cdots & \frac{1}{2} \\ \frac{1}{2} & 1 & \cdots & \frac{1}{2} \\ \vdots & \vdots & \ddots & \vdots \\ \frac{1}{2} & \frac{1}{2} & \cdots & 1 \end{pmatrix}^{-1} = \frac{2}{\tau^2}\begin{pmatrix} 1-\frac{1}{T} & -\frac{1}{T} & \cdots & -\frac{1}{T} \\ -\frac{1}{T} & 1-\frac{1}{T} & \cdots & -\frac{1}{T} \\ \vdots & \vdots & \ddots & \vdots \\ -\frac{1}{T} & -\frac{1}{T} & \cdots & 1-\frac{1}{T} \end{pmatrix}$$

となるので，WinBUGS プログラムでは

```
RE[i, 2:T] ~ dmnorm(zero[], Prec[,])
Prec[i,j] <- 2 * (equal(i,j) - 1/T) / (tau*tau)
```

とコード化している. tau は τ の意味である.
* logit(p[i]) <- mu[study[i]] + eff.study[study[i],t[i],b[i]] は式 (10.16) のロジスティック回帰モデルである.
* mu[i] ~ dnorm(0,0.01) は式 (10.16) の α_i の事前分布に平均 0，分散 100 の正規分布を仮定している.
* dBC<- eff.des[3] - eff.des[2] は μ^{BC} の推定値に一致性の等式を利用して $\mu^{AC} - \mu^{AB}$ の推定値を代入している. dBD, dCD も同様である.

プログラムの実行においては，解の収束のチェックのために，2種類の初期値を設定した．図 10.3 に，一部のパラメータの Gibbs sampling による 100000 個の乱数列のヒストグラム，つまり，推定された密度関数 (density)，収束の状況を示す 2 種類のプロット，(1) 自己相関 (auto cor)，(2) Brooks-Gelman-Rubin 診断 (bgr diag) を示した．これらの図の見方は専門書に譲るが，ほぼ良好な収束状況が観察できる．なお，初期値依存性の強い最初の 30000 個の乱数列は捨てている（この乱数列を burn-in sample と呼ぶ）．図に示されている density がパラメータの事後分布であり，この分布の特性を表す基本統計量 (stats) を表 10.9 に示した．それぞれのパラメータ（治療効果，τ）の推定値としては，mean を，$[2.5\%, 97.5\%]$ の範囲を 95% 信用区間 (credible interval) として用いる．

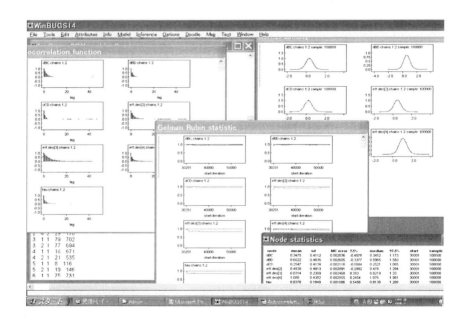

図 10.3 White et al. (2012) の「一致性を仮定したモデル」の WinBUGS の Markov 連鎖収束診断チェック用の機能 bgr diag, density, auto cor の結果の表示

表 10.9 WinBUGS による，White et al. の consistency model の推定結果．なお，burn-in-sample は 30000 で，DIC=326.694 である

	node	mean	sd	MC error	2.5%	median	97.5%	start	sample
μ^{AB}	eff.des[2]	0.4839	0.4013	0.002891	−0.299	0.478	1.294	30001	100000
μ^{AC}	eff.des[3]	0.8314	0.2389	0.002468	0.383	0.822	1.33	30001	100000
μ^{AD}	eff.des[4]	1.086	0.4382	0.002855	0.2454	1.076	1.981	30001	100000
μ^{BC}	dBC	0.3475	0.4112	0.002836	−0.4578	0.345	1.173	30001	100000
μ^{BD}	dBD	0.6022	0.4835	0.00260	−0.3377	0.597	1.583	30001	100000
μ^{CD}	dCD	0.2547	0.4134	0.002116	−0.5504	0.2521	1.085	30001	100000
τ	tau	0.8378	0.1849	0.001086	0.5458	0.8138	1.268	30001	100000

10.6.2 White et al. の不一致性を表現したモデル

ここでは，表 10.8 に示す inconsistency model II に対する White et al. (2012) の方法（等分散・等相関仮定）の WinBUGS プログラム[*1]を紹介する．WinBUGS プログラムとしては，式 (10.13) – (10.15) をコード化することになるが，さらに表 10.8 に示す交互作用項の推定を追加する必要がある．

WinBUGS プログラム（その 1）: White et al. (2012) の Inonsistency model

```
model{
for(i in 1:S) {
 eff.study[i, offt[i] , offb[i]] <- eff.des[offd[i], offt[i]] +
                                    RE[i, offt[i]] - RE[i, offb[i]]
 eff.study[i, offb[i], offb[i]] <- 0
}
 eff.study[1, 4 , 1] <- eff.des[1,4] + RE[1, 4] - RE[1, 1]
 eff.study[2, 4 , 2] <- eff.des[2,4] + RE[2, 4] - RE[2, 2]
# Random effects for heterogeneity
for(i in 1:S) {
   RE[i,1] <- 0
   RE[i,2:T] ~ dmnorm(zero[], Prec[,])
}
# Prec is the inverse of the structured heterogeneity matrix
for(i in 1:(T-1)) {
   for(j in 1:(T-1)){
       Prec[i,j] <- 2*(equals(i,j)-1/T)/(tau*tau)
   }
```

[*1] White et al. (2012) に掲載されているプログラムの一部改変．

```
}
for(i in 1: A) {
    logit(p[i]) <- mu[study[i]] + eff.study[study[i],t[i],b[i]]
    r[i] ~ dbin(p[i],n[i])}
# Priors
for(i in 1:S) {
    mu[i] ~ dnorm(0,0.01)
}
tau ~ dunif(0,2)
for(i in 1:ND) {
    eff.des[i, Dt[i]] ~ dnorm(0, 0.01)
}
    eff.des[1, 4] ~ dnorm(0, 0.01)
    eff.des[2, 4] ~ dnorm(0, 0.01)
# Define inconsistency parameters
w[1]<- eff.des[2,4] - eff.des[2,3] + eff.des[1,3] - eff.des[1,4]   #wAD2
w[2]<- eff.des[3,2] - eff.des[1,3] + eff.des[2,3]                  #wAB3
w[3]<- eff.des[4,3] - eff.des[1,3]                                 #wAC4
w[4]<- eff.des[5,4] - eff.des[1,4]                                 #wAD5
w[5]<- eff.des[6,3] - eff.des[2,3]                                 #wAC6
w[6]<- eff.des[7,4] - eff.des[2,3] + eff.des[1,3] - eff.des[1,4]   #wAD7
w[7]<- eff.des[8,4] + eff.des[1,3] - eff.des[1,4]                  #wAD8
}
```

WinBUGS プログラム（その2）：White *et al.* (2012) の Inonsistency model

```
Data

list( S=24, T=4, A=50, ND=8,
offb=c(1,2,1,1,1, 1,1,1,1,1, 1,1,1,1,1, 1,1,1,1,1, 2,2,3,3),
offt=c(3,3,2,2,2, 3,3,3,3,3, 3,3,3,3,3, 3,3,3,3,4, 3,4,4,4),
offd=c(1,2,3,3,3, 4,4,4,4,4, 4,4,4,4,4, 4,4,4,4,5, 6,7,8,8),
Dt=  c(3,3,2,3,4, 3,4,4),
zero=c(0,0,0))
```

WinBUGS プログラムの解説

ここでは，前項の consitency model のプログラムと違う点，新しい点を解

説する.
* eff.study[i,j,b] $(b, j = 1, \ldots, 4)$ は式 (10.14) の μ_{di}^{bX} $(b, X = A, \ldots, D)$ を表す.
* eff.des[d,j] は式 (10.14) の $\mu_d^{AX} - \mu_d^{Ab} = (\mu^{AX} + w_d^{AX}) - (\mu^{Ab} + w_d^{Ab})$ を表す. ただし, $w_d^{AX} = w_d^{Ab} = 0$ の場合も含む.
* offd[i] は試験 i の試験デザイン d $(= 1, \ldots, 8)$.
* Dt[d] は試験デザイン d に対する非対照治療群の番号の最小値.
* 交互作用項を試験デザインの順に w[d], d=1,...,8 とおく. 表 10.8 に示す交互作用項との関係では $\boldsymbol{w} = (w_2^{AD}, w_3^{AB}, w_4^{AC}, w_5^{AD}, w_6^A, w_7^{AD}, w_8^{AD})$ の順と対応する. その推定法であるが, 異なる試験デザインにおいて, 交互作用を含めた基本的な等式

$$\mu_{d_1}^{AC} = \mu_{d_2}^{AB} + \mu_{d_3}^{BC} \tag{10.52}$$

を利用して計算する. 以下にいくつか例をあげる.

1) w[2]=w_3^{AB} の推定

治療効果 μ^{AC} は「design ACD」の AC (eff.des[1,3]) で, $\mu^{BC} = \mu^{AC} - \mu^{AB}$ は「design BCD」の BC (eff.des[2,3]) で正しく推定できるので,「design AB」の AB の治療効果 $\mu^{AB} + w_3^{AB}$ (eff.des[3,2]) に含まれる交互作用項 w[2] は結局
w[2] <- eff.des[3,2] - eff.des[1,3] + eff.des[2,3] と推定できる.

2) w[3]=w_4^{AC} の推定

治療効果 μ^{AC} は「design ACD」の AC (eff.des[1,3]) であるので「design AC」の AC(eff.des[4,3]) から eff.des[1,3] を引くことにより, w[3]<- eff.des[4,3] - eff.des[1,3] と推定できる.

3) w[1]=w_2^{AD} の推定

治療効果 μ^{AD} は「design ACD」の AD (eff.des[1,4]) であるので eff.des[2,4] - eff.des[1,4] は $w_2^{AD} - \mu^{AB}$ となる. 一方, μ^{AB} は eff.des[1,3] - eff.des[2,3] で推定できるので, w_2^{AD}, すなわち, w[1] は eff.des[2,4] - eff.des[1,4] + eff.des[1,3] -

表 10.10 WinBUGS による White *et al.* の inconsistency model II の推定結果. なお, burn-in sample は 30000 で, DIC=325.0 である

node	mean	sd	MC error	2.5%	median	97.5%	start	sample
eff.des[1,3]	1.059	1.033	0.0226	−1.041	1.063	3.104	30001	100000
eff.des[1,4]	0.1347	1.037	0.0188	−1.927	0.1383	2.168	30001	100000
eff.des[2,3]	0.0375	1.026	0.0186	−1.96	0.0253	2.098	30001	100000
eff.des[2,4]	0.2578	1.001	0.0230	−1.672	0.2405	2.300	30001	100000
eff.des[3,2]	0.3539	0.558	0.0139	−0.724	0.342	1.499	30001	100000
eff.des[4,3]	0.8082	0.288	0.0092	0.2823	0.795	1.429	30001	100000
eff.des[5,4]	7.546	3.903	0.1283	1.886	6.857	17.07	30001	100000
eff.des[6,3]	−0.1497	1.019	0.0147	−2.174	−0.1433	1.883	30001	100000
eff.des[7,4]	1.072	1.004	0.0214	−0.927	1.071	3.040	30001	100000
eff.des[8,4]	0.1795	0.772	0.0118	−1.384	0.1914	1.688	30001	100000
tau	0.9128	0.231	0.0048	0.5633	0.8776	1.469	30001	100000
w[1] AD2	1.145	1.466	0.0213	−1.748	1.144	4.081	30001	100000
w[2] AB3	−0.667	1.556	0.0314	−3.762	−0.6721	2.418	30001	100000
w[3] AC4	−0.251	1.068	0.0243	−2.36	−0.2542	1.914	30001	100000
w[4] AD5	7.411	4.019	0.1292	1.311	6.772	17.15	30001	100000
w[5] AC6	−0.187	1.441	0.0238	−3.037	−0.1842	2.653	30001	100000
w[6] AD7	1.99	1.793	0.0305	−1.575	2.017	5.537	30001	100000
w[7] AD8	1.104	1.275	0.0185	−1.443	1.112	3.609	30001	100000

eff.des[2,3] で推定できる.

推定結果 (stats) は表 10.10 に示す. また, Frequentist's approach と同様に, 式 (10.51) の一致性の Wald 検定と同様な検定 (Wald like test for consistency) を計算してみよう. それには, WinBUGS を実行する際に,「Correlation tool」の「node」に w を入れ「matrix」をチェックすると, w の相関行列が得られる (表 10.11). これと w の標準誤差 (WinBUGS の statistics では sd) を利用すると分散共分散行列 Cov($\widehat{w}$) が得られるので, 式 (10.51) の Bayesian version が計算できる. 結果は

$$\widehat{w}^t \text{Cov}(\widehat{w})^{-1} \widehat{w} = 4.81$$

であった. 統計ソフト STATA の mvmeta の検定では

$$\widehat{w}^t \text{Cov}(\widehat{w})^{-1} \widehat{w} = 5.11 \, (p=0.65)$$

であり, 類似の結果が得られている.

表 10.12 には, 禁煙治療の効果を評価した 24 の介入試験のデータに対して, これまで適用してきた等分散・等相関を仮定した consistency model と

表 10.11 WinBUGS による Inconsistency model の w の相関行列

	w[1]	w[2]	w[3]	w[4]	w[5]	w[6]	w[7]
w[1]	1.0	−0.4855	−0.3594	0.08047	0.2578	−0.259	0.5688
w[2]	−0.4855	1.0	0.6455	0.05801	−0.4667	−0.1869	−0.2537
w[3]	−0.3594	0.6455	1.0	0.1192	−0.02956	0.03	−0.377
w[4]	0.08047	0.05801	0.1192	1.0	−0.00583	−0.00539	0.09839
w[5]	0.2578	−0.4667	−0.0295	−0.00583	1.0	0.2422	−0.00252
w[6]	−0.259	−0.1869	0.03	−0.00539	0.2422	1.0	−0.02699
w[7]	0.5688	−0.2537	−0.377	0.09839	−0.00251	−0.02699	1.0

表 10.12 禁煙治療の効果を評価した 24 の介入試験のデータ：等分散・等相関を仮定した White et al. (2012) の Consistency model と Inconsistency model の推定値の比較．REML は data augmentation method (h=0.01, p=0.1) で，Bayes は Bayesian モデルの事後平均

パラメータ	Consistency model		Inconsistency model II	
	REML	Bayes	REML	Bayes
μ^{AB}	0.398	0.484	1.048	1.021
μ^{AC}	0.702	0.831	1.050	1.059
μ^{AD}	0.866	1.086	0.128	0.135
τ: Heterogeneity	0.674	0.738	0.743	0.913
w[1]:w_2^{AD}			1.146	1.145
w[2]:w_3^{AB}			−0.718	−0.667
w[3]:w_4^{AC}			−0.346	−0.251
w[4]:w_5^{AD}			3.394	7.411
w[5]:w_6^{AC}			−0.153	−0.187
w[6]:w_7^{AD}			1.963	1.990
w[7]:w_8^{AD}			1.164	1.105
一致性の Wald 検定 (χ_7^2)			5.11	4.81

Inconsistency model II（表 10.8 のモデル）の結果の比較を掲載した．ここで，試験デザインと治療との間の交互作用を考慮したモデルでの

1) μ^{AB} は eff.des[1,3]-eff.des[2,3],
2) μ^{AC} は eff.des[1,3],
3) μ^{AD} は eff.des[1,4]

であることに注意したい．ほぼ，類似の結果が得られている．ただ，w[4] つまり w_5^{AD} の推定値では，REML=3.394, Bayes=7.411 と 2 倍程度の違いがでているが，これは，REML の解析において試験 20 (「design AD」) の対照治療群で禁煙成功例が 0 であったので，すべてのセルに 0.5 を加えて解析した影響である．

10.6.3 Lu-Ades の一致性を仮定したモデル

Lu and Ades (2009) は一致性を仮定した基本モデル（式 (10.8) – (10.11)）の試験間分散共分散 $(\tau^{bX})^2$ に (a)「等分散・等相関 (compound symmetry)」を仮定したモデル，つまり，$\tau^{bX} = \tau$ としたモデルと，(b)「無構造」(unstructured) を仮定した 2 種類の Bayesian モデルを提案している．

(a) 等分散・等相関モデル

等分散・等相関を仮定したモデルの WinBUGS プログラムを下の囲みの中に示す．このプログラムは White et al. のそれより簡単であるので詳細な解説は省略するが，治療効果 μ^{AX} は治療群 X に対応する番号 j の d[j] である．

WinBUGS プログラム: Lu-Ades consistency model（等分散・等相関）

```
model{
for(i in 1:50) {
logit(p[i])<-mu[study[i]]+ delta[i] * (1-equals(t[i],b[i]))
r[i]~dbin(p[i],n[i])
rh[i]<-n[i]*p[i]
delta[i] ~ dnorm(md[i], prec)
md[i] <- d[t[i]] - d[b[i]] }
for(j in 1:24){ mu[j]~dnorm(0,.0001) }
d[1]<-0
for (k in 2:4) {d[k] ~ dnorm(0,.001) }
tau<-1/sqrt(prec)
prec~dgamma(0.001,0.001)
dBC<- d[3] - d[2]
dBD<- d[4] - d[2]
dCD<- d[4] - d[3]
}

# initial
list(
d=c(NA,0,0,0),
prec=1,
mu=c(0,0,0,0,0, 0,0,0,0,0, 0,0,0,0,0,
0,0,0,0,0, 0,0,0,0)
)

# initial
```

10.6 Bayesian モデル

```
list(
d=c(NA,-1,-1,-1),
prec=0.5,
mu=c(-1,-1,-1,-1,-1,  0,0,0,0,0, 0,0,0,0,0, 0,0,0,0,0, 0,0,0,0,0)
)
```

プログラムの実行においては，解の収束のチェックのために，ここでも2種類の初期値を設定した．図10.4に，一部のパラメータのGibbs samplingによる100000個の乱数列のヒストグラム，つまり，推定された密度関数（density），収束の状況を示す2種類のプロット，(1) 自己相関（auto cor），(2) Brooks-Gelman-Rubin 診断（bgr diag）を示した．ほぼ良好な収束状況が観察できる．なお，ここでも，初期値依存性の強い最初の30000個の乱数列を「burn-in

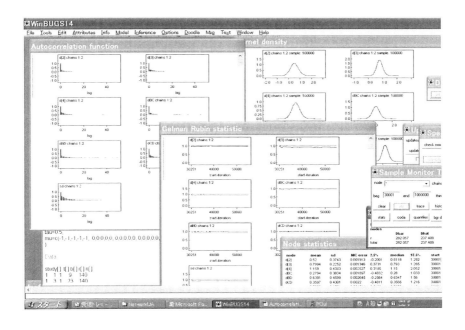

図 10.4 Lu-Ades (2009) の consistency model（等分散・等相関）の WinBUGS のマルコフ連鎖収束診断チェック用の機能 bgr diag, density, auto cor の結果の表示

表 10.13 WinBUGS による，Lu and Ades (2009) の consistency model（等分散・等相関）の推定結果．なお，burn-in sample は 30000 で，DIC=326.706 である

	node	mean	sd	MC error	2.5%	median	97.5%	start	sample
μ^{AB}	d[2]	0.52	0.3743	0.001913	-0.2001	0.5118	1.282	30001	100000
μ^{AC}	d[3]	0.7994	0.2252	0.001346	0.3731	0.793	1.265	30001	100000
μ^{AD}	d[4]	1.159	0.4383	0.002527	0.3185	1.15	2.052	30001	100000
μ^{BC}	dBC	0.2794	0.3834	0.001897	-0.4832	0.28	1.033	30001	100000
μ^{BD}	dBD	0.6391	0.4599	0.002645	-0.2564	0.6347	1.56	30001	100000
μ^{CD}	dCD	0.3597	0.4301	0.0022	-0.4811	0.3566	1.216	30001	100000
τ	tau	0.7888	0.1701	0.001514	0.5186	0.7678	1.18	30001	100000

sample」として捨てている．図に示されている density がパラメータの事後分布であり，この分布の特性を表す基本統計量（stats）を表 10.13 に示した．治療効果，τ の推定結果は White et al. の結果（表 10.9）と大きく変わらない．また，モデルの適合度を示す尺度の一つである DIC の値は 326.706 であり，White et al. の 326.694 とほぼ同じである．

(b) 無構造モデル

無構造を仮定した Bayesian モデルではそれぞれの分散 $(\tau^{bX})^2$ の事前分布の指定の仕方に工夫が必要であるが，Lu and Ades (2009) は以下に示す方法を提案した．統計学の初心者はこの項はスキップしてもよい．

試験 i に含まれる三つの治療群 $b, X, Y \in \mathcal{S}_i$ に対しては

$$\mu_i^{XY} = \mu_i^{bY} - \mu_i^{bX}$$

であるので，

$$\mu^{XY} = \mu^{bY} - \mu^{bX}$$
$$(\tau^{XY})^2 = (\tau^{bY})^2 + (\tau^{bX})^2 - 2\rho^{XY(b)}\tau^{bY}\tau^{bX}$$
$$\rho^{XY(b)} = \mathrm{Cor}(\mu_i^{bX}, \mu_i^{bY})$$

となり，次の τ に関する三角不等式（triangle inequalities），つまり，「τ に関する一致性の条件」(Lu and Ades, 2009) が得られる：

$$|\tau^{bY} - \tau^{bX}| < \tau^{XY} < \tau^{bY} + \tau^{bX} \tag{10.53}$$

ただし，等分散モデル $(\tau^{bX})^2 = \tau^2$ の場合は $\rho^{XY(b)} = 1/2$ となり，τ に関す

る一致性の条件は明らかに満足することがわかる．一方で，

$$\mu_i^{AX} = \log \frac{p_i^X}{1-p_i^X} - \log \frac{p_i^A}{1-p_i^A}$$

であるから，

$$(\tau^{bX})^2 = \mathrm{Var}\left(\log \frac{p_i^X}{1-p_i^X} - \log \frac{p_i^b}{1-p_i^b}\right)$$

$$= (\sigma^b)^2 + (\sigma^X)^2 - 2\eta^{bX}\sigma^X\sigma^b \qquad (10.54)$$

と表現できる．ここで，

$$(\sigma^X)^2 = \mathrm{Var}\left(\log \frac{p_i^X}{1-p_i^X}\right)$$

$$\eta^{bX} = \mathrm{Cor}\left(\log \frac{p_i^X}{1-p_i^X}, \log \frac{p_i^b}{1-p_i^b}\right)$$

である．つまり，式(10.54)の下で，三角不等式(10.53)が成立することがわかる．したがって，分散に関する無構造モデル（unstructured model）を考える場合には，式(10.54)の要素で構成される分散共分散行列 $\boldsymbol{\Omega}$ に事前分布を考えればよいことがわかる：

$$\boldsymbol{\Omega} = \begin{pmatrix} (\sigma^A)^2 & \eta^{AB}\sigma^A\sigma^B & \eta^{AC}\sigma^A\sigma^C & \cdots & \eta^{AX}\sigma^A\sigma^X \\ \eta^{AB}\sigma^A\sigma^B & (\sigma^B)^2 & \eta^{BC}\sigma^B\sigma^C & \cdots & \eta^{BX}\sigma^B\sigma^X \\ \eta^{AC}\sigma^A\sigma^C & \eta^{BC}\sigma^B\sigma^C & (\sigma^C)^2 & \cdots & \eta^{CX}\sigma^C\sigma^X \\ \vdots & \vdots & \vdots & \ddots & \vdots \\ \eta^{AX}\sigma^A\sigma^X & \eta^{BX}\sigma^X\sigma^B & \eta^{CX}\sigma^X\sigma^C & \cdots & (\sigma^X)^2 \end{pmatrix}$$

しかし，事前分布の指定は，$\boldsymbol{\Omega}$ が非負定値（nonnegative definite）となるように指定する必要がある．そこで，次の変形を考える：

$$\boldsymbol{\Omega} = \boldsymbol{V}^{\frac{1}{2}} \boldsymbol{R} \boldsymbol{V}^{\frac{1}{2}}$$

ここに

$$\boldsymbol{V}^{\frac{1}{2}} = \begin{pmatrix} \sigma^A & 0 & 0 & \cdots & 0 \\ 0 & \sigma^B & 0 & \cdots & 0 \\ 0 & 0 & \sigma^C & \cdots & 0 \\ \vdots & \vdots & \vdots & \ddots & \vdots \\ 0 & 0 & 0 & \cdots & \sigma^X \end{pmatrix}$$

$$\boldsymbol{R} = \begin{pmatrix} 1 & \eta^{AB} & \eta^{AC} & \cdots & \eta^{AX} \\ \eta^{AB} & 1 & \eta^{BC} & \cdots & \eta^{BX} \\ \eta^{AC} & \eta^{BC} & 1 & \cdots & \eta^{CX} \\ \vdots & \vdots & \vdots & \ddots & \vdots \\ \eta^{AX} & \eta^{BX} & \eta^{CX} & \cdots & 1 \end{pmatrix}$$

さらに，相関行列のCholesky分解（Cholesky decomposition）(Pinheiro and Bates, 1996) を採用した．

$$\boldsymbol{R} = \boldsymbol{L}^t \boldsymbol{L}, \quad \boldsymbol{R}_{ij} = \sum_k \boldsymbol{L}_{ki} \boldsymbol{L}_{kj}$$

$\boldsymbol{L}$ は上三角行列で，次のように表現される：

$$\boldsymbol{L}(T=2) = \begin{pmatrix} 1 & \cos(\phi_{12}) \\ 0 & \sin(\phi_{12}) \end{pmatrix}$$

$$\boldsymbol{L}(T=3) = \begin{pmatrix} 1 & \cos(\phi_{12}) & \cos(\phi_{13}) \\ 0 & \sin(\phi_{12}) & \sin(\phi_{13})\cos(\phi_{23}) \\ 0 & 0 & \sin(\phi_{13})\sin(\phi_{23}) \end{pmatrix}$$

$$\boldsymbol{L}(T=4) = \begin{pmatrix} 1 & \cos(\phi_{12}) & \cos(\phi_{13}) & \cos(\phi_{14}) \\ 0 & \sin(\phi_{12}) & \sin(\phi_{13})\cos(\phi_{23}) & \sin(\phi_{14})\cos(\phi_{24}) \\ 0 & 0 & \sin(\phi_{13})\sin(\phi_{23}) & \sin(\phi_{14})\sin(\phi_{24})\cos(\phi_{34}) \\ 0 & 0 & 0 & \sin(\phi_{14})\sin(\phi_{24})\sin(\phi_{34}) \end{pmatrix}$$

つまり，$\boldsymbol{\Omega}$ への事前分布は $\boldsymbol{V}$ と $\boldsymbol{L}$ の角度 ϕ_{ij} への事前分布を通して次のように設定する．

10.6 Bayesian モデル

$$\frac{1}{(\sigma^X)^2} \sim Gamma(0.001, 0.001) \tag{10.55}$$

$$\phi_{ij} \sim \text{Uniform}\left(0, \frac{\pi}{2}\right) \tag{10.56}$$

ここで，角度の範囲が第一象限 $(0, \frac{\pi}{2})$ としているのは，異なる治療法の効果間に正の相関を仮定しているからである．次の囲みにこの WinBUGS プログラムを示した．この方法は少々統計学の専門家向きなので，解説は省略しよう．

プログラムの実行方法は前節の等分散・等相関モデルと同様である．図 10.5 に，一部のパラメータの Gibbs sampling による 100000 個の乱数列のヒストグラム，つまり，推定された密度関数 (density)，収束の状況を示す 2 種類のプロット，(1) 自己相関 (auto cor)，(2) Brooks-Gelman-Rubin 診断 (bgr diag) を示した．ほぼ良好な収束状況が観察できる．パラメータの推定結果 (stats) を表 10.14 に示した．治療効果，τ の推定値は等分散・等相関モデルとほとんど変わらないが，試験間分散 τ^{XY} が少々変化し，また，モデルの適合度を示す尺度の一つである DIC の値は 326.041 とほんの少々改善している．

2.2 PC-I model (Lu and Ades, 2009)：WinBUGS, thin=10, bgr diag, density, auto cor

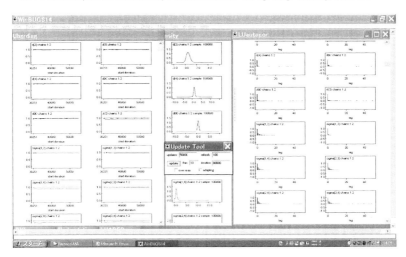

図 10.5 Lu-Ades model (unstructured) の WinBUGS の Markov 連鎖収束診断チェック用の機能 bgr diag, density, auto cor の結果の表示

表 10.14 WinBUGS による，Lu and Ades (2009) の consistency model（無構造）の推定結果．なお，burn-in sample は 30000 で，DIC=326.041 である

	node	mean	sd	MC error	2.5%	median	97.5%	start	sample
μ^{AB}	d[2]	0.5339	0.3428	0.00172	-0.06647	0.5128	1.253	30001	100000
μ^{AC}	d[3]	0.7914	0.2404	7.936E-4	0.334	0.7844	1.29	30001	100000
μ^{AD}	d[4]	1.181	0.4542	0.001744	0.3753	1.168	2.069	30001	100000
μ^{BC}	dBC	0.2575	0.3312	0.001587	-0.375	0.2489	0.9237	30001	100000
μ^{BD}	dBD	0.6472	0.4406	0.001782	-0.1201	0.6276	1.545	30001	100000
μ^{CD}	dCD	0.3897	0.4277	0.001622	-0.3973	0.387	1.202	30001	100000
τ^{AB}	tau[1,2]	0.7144	0.3641	0.002266	0.07663	0.72	1.46	30001	100000
τ^{AC}	tau[1,3]	0.8927	0.2172	7.92E-4	0.56	0.8622	1.402	30001	100000
τ^{AD}	tau[1,4]	0.9657	0.5305	0.003044	0.1796	0.8948	2.161	30001	100000
τ^{BC}	tau[2,3]	0.4548	0.3503	0.002156	0.0387	0.369	1.266	30001	100000
τ^{BD}	tau[2,4]	0.5521	0.6165	0.003939	0.04028	0.3663	2.134	30001	100000
τ^{CD}	tau[3,4]	0.5579	0.5961	0.003846	0.03829	0.39	2.026	30001	100000

WinBUGS プログラム（その 1）：Lu-Ades model（無構造）

```
model{
for(i in 1:50) {
    r[i]~dbin(p[i],n[i])
    rh[i]<-n[i]*p[i]
    dev[i] <- 2* (r[i] * (log(r[i]) - log(rh[i]))
       + (n[i]-r[i])*(log(n[i]-r[i]) - log(n[i]-rh[i])))
    logit(p[i])<-mu[study[i]]+ delta[i] * (1-equals(t[i],b[i]))
    delta[i] ~ dnorm(md[i],prec[b[i],t[i]])
    md[i] <- d[t[i]] - d[b[i]]
}
#
for(j in 1:24){ mu[j]~dnorm(0,.0001) }
d[1]<-0
dBC<- d[3] - d[2]
dBD<- d[4] - d[2]
dCD<- d[4] - d[3]
for (k in 2:4) {d[k] ~ dnorm(0,.001) }
for(j in 1:3){
    prec[j,j]<-1
    for(k in (j+1):4){
        v[k,j]<-v[j,k]
        tau[j,k]<-sqrt(v[j,k])
```

```
            prec[j,k]<-1/v[j,k]
            prec[k,j]<-prec[j,k]
        }
}
for(k in 1:4){
      tau.a[k]~dgamma(0.001,0.001)
      v.a[k]<-1/tau.a[k]
      sd.a[k]<-sqrt(v.a[k])
}
pi.half<-1.5708
for(i in 1:3){
     for(j in (i+1):4){
          g[j,i]<-0
          a[i,j]~dunif(0, pi.half)
          rho[i,j]<-inprod(g[, i],g[, j])
          v[i,j]<-v.a[i]+v.a[j]-2*rho[i,j]*sd.a[i]*sd.a[j]
     }
}
```

WinBUGS プログラム（その2）：Lu-Ades model（無構造）

```
g[1,1]<-1
g[1,2]<-cos(a[1,2])
g[2,2]<-sin(a[1,2])
g[1,3]<-cos(a[1,3])
g[2,3]<-sin(a[1,3])*cos(a[2,3])
g[3,3]<-sin(a[1,3])*sin(a[2,3])
g[1,4]<-cos(a[1,4])
g[2,4]<-sin(a[1,4])*cos(a[2,4])
g[3,4]<-sin(a[1,4])*sin(a[2,4])*cos(a[3,4])
g[4,4]<-sin(a[1,4])*sin(a[2,4])*sin(a[3,4])
sumdev <- sum(dev[])
}

# initial
list(
d=c(NA,0,0,0), tau.a=c(1,1,1,1),
a=structure(.Data=c(NA, 0.7854, 0.7854, 0.7854, NA,NA, 0.7854,
 0.7854, NA,NA,NA,0.7854), .Dim=c(3,4)),
```

```
mu=c(0,0,0,0,0, 0,0,0,0,0, 0,0,0,0,0, 0,0,0,0,0, 0,0,0,0) )

list(
d=c(NA,0,0,0), tau.a=c(0.5,1,1, 1.5),
a=structure(.Data=c(NA, 0.7854, 0.7854, 0.7854, NA,NA, 0.7854,
0.7854, NA,NA,NA,0.7854), .Dim=c(3,4)),
mu=c(-1,-1,-1,-1, 0,0,0,0,0, 0,0,0,0,0, 0,0,0,0,0, 0,0,0,0) )
```

最後に,表 10.15 に一致性を仮定した 5 種類のモデルの治療効果の推定値とその 95% 信頼区間 (confidence interval), 信用区間 (credible interval) を示した.なお, White et al. の STATA の mvmeta プログラムは対照治療群 A に対する治療効果しか出力されないので,他の治療効果の推定に関しては,ここでは省略したが,治療群 B, C をそれぞれ対照群と設定しなおしてプログラムを実行することにより推定できることに注意したい.

表 10.15 禁煙治療の効果を評価した 24 の介入試験のデータの解析:一致性を仮定したモデル (consistency models) の方法別,治療効果オッズ比の推定値と 95% 信頼(信用)区間

	Frequentist		Bayesian		
	等分散・等相関	無構造	等分散・等相関		無構造
	White et al.	White et al.	White et al.	Lu and Ades	Lu and Ades
OR^{AB}	1.49(0.78, 2.85)	1.39(0.77, 2.53)	1.62(0.74, 3.64)	1.68 (0.82, 3.60)	1.71(0.94, 3.50)
OR^{AC}	2.02(1.37, 2.98)	1.98(1.29, 3.03)	2.30(1.47, 3.78)	2.22(1.45, 3.54)	2.21(1.40, 3.63)
OR^{AD}	2.38(1.14, 4.97)	2.31(1.12, 4.73)	2.96(1.28, 7.25)	3.19(1.37, 7.78)	3.26(1.46, 7.92)
OR^{BC}			1.42(0.63, 3.23)	1.32(0.62, 2.89)	1.29(0.69, 2.52)
OR^{BD}			1.83(0.71, 4.87)	1.89(0.77, 4.75)	1.91(0.89, 4.69)
OR^{CD}			1.29(0.58, 2.96)	1.43(0.62, 3.37)	1.48(0.67, 3.43)

11

メタ・アナリシスの統計理論

本章では，第 3 章で紹介した代表的なメタ・アナリシスの統計手法がどのように導かれたかを説明する．数理統計学の基礎知識が要求されるので，統計学の初心者は本章をスキップしてほしい．

11.1 漸近的正規近似に基づく方法

一般に，実験（曝露）群（E: experimental group, exposed group）の治療成績（曝露リスク）を対照（非曝露）群（C: control group, unexposed group）の治療成績（曝露リスク）と比較する指標（有効率の差，オッズ比など）の大きさ effect size を θ とし，メタ・アナリシスの対象となる研究の数が K 個あるとする．各研究からコピーあるいは計算した effect size の推定値を

$$(\widehat{\theta}_1, \widehat{\theta}_2, \ldots, \widehat{\theta}_K) \tag{11.1}$$

としよう．各研究でのサンプルサイズが大きければ，$\widehat{\theta}$ には漸近的に最良な最尤推定量を考えることができる（例えば，2×2 分割表でのそれぞれのセルで 5 例以上）．そこで，適当な変換 $f(\theta)$ により漸近的正規近似

$$f(\widehat{\theta}_i) \mid \theta_i,\, s_i^2 \overset{\text{asymp}}{\sim} N(f(\theta_i),\, s_i^2), \quad i = 1,\, 2,\, \ldots,\, K \tag{11.2}$$

が仮定できる状況を考える．ここで，s_i^2 は $f(\widehat{\theta}_i)$ の漸近分散で既知とするが，後の議論のために

$$w_i = \frac{1}{s_i^2}, \quad i = 1, \ldots, K \tag{11.3}$$

と**重み**(weight)を表す変数 w_i を導入しておく.

11.1.1 母数モデル

さて,式 (11.2) の条件において,一つの自然なメタ・アナリシスでの帰無仮説は,

$$H_0 : \theta_1 = \cdots = \theta_K = \theta \tag{11.4}$$

であろう.このモデルは,各研究結果は同一の effect size θ をもつ点で**均質性**(homogeneity)を仮定した方法と言える.言い換えれば,未知の effect size θ を推定すべき母数として各研究結果がその回りに分布している確率変数であるという**母数モデル**(fixed-effects model)である.

帰無仮説 H_0 の下では $f(\theta)$ の対数尤度 $l(f(\theta)) = l(f(\theta) \mid f(\widehat{\theta_i}), s_i^2)$ は

$$l(f(\theta)) \propto Q = \sum_{i=1}^{K} \left(\frac{f(\widehat{\theta_i}) - f(\theta)}{s_i} \right)^2 = \sum_{i=1}^{K} w_i (f(\widehat{\theta_i}) - f(\theta))^2 \tag{11.5}$$

となるので,$f(\theta)$ の漸近的最尤推定量は

$$\widehat{f(\theta)}_{\mathrm{AMLE}} = \frac{\sum_{i=1}^{K} f(\widehat{\theta_i}) w_i}{\sum_{i=1}^{K} w_i} \tag{11.6}$$

となる.つまり,

母数モデルでの推定

$$\widehat{\theta}_{\mathrm{AMLE}} = f^{-1}\left(\frac{\sum_{i=1}^{K} f(\widehat{\theta_i}) w_i}{\sum_{i=1}^{K} w_i} \right), \tag{11.7}$$

$$95\%CI : f^{-1}\left(\widehat{f(\theta)}_{\mathrm{AMLE}} \pm 1.96 \sqrt{\frac{1}{\sum_{i=1}^{K} w_i}} \right) \tag{11.8}$$

となる．なぜなら

$$\mathrm{Var}(f(\widehat{\theta})_{\mathrm{AMLE}}) = \frac{1}{\sum_{i=1}^{K} w_i} \tag{11.9}$$

が成立する．この推定量を第3章では「**漸近分散法**」と呼んで $\widehat{\theta}_{\mathrm{V}}$ と表現している．ところで，

$$\begin{aligned}
Q &= \sum_{i=1}^{K} \left(\frac{f(\widehat{\theta}_i) - f(\theta)}{s_i^2} \right)^2 = \sum_{i=1}^{K} w_i (f(\widehat{\theta}_i) - f(\theta))^2 \overset{\mathrm{asymp}}{\sim} \chi_K^2 \\
&= \underbrace{\sum_{i=1}^{K} w_i (f(\widehat{\theta}_i) - f(\widehat{\theta})_{\mathrm{AMLE}})^2}_{\chi_{K-1}^2} + \underbrace{\sum_{i=1}^{K} w_i (f(\widehat{\theta})_{\mathrm{AMLE}} - f(\theta))^2}_{\chi_1^2}
\end{aligned} \tag{11.10}$$

と分解できる．前者の統計量は帰無仮説 H_0 の検定，つまり，各研究での治療効果の**均質性**（homogeneity）の検定統計量である．メタ・アナリシスでは研究の**統合可能性**（combinability）の検定とも言う．後者は均質性の仮定の下で $H_0 : \theta = \theta_0$ の検定統計量になる．特に，「効果がない」とする帰無仮説 $H_0 : f(\theta) = 0$ の有意性検定に興味がある．

母数モデルでの検定

均質性の検定 $\Rightarrow Q_1 = \sum_{i=1}^{K} w_i \left(f(\widehat{\theta}_i) - f(\widehat{\theta})_{\mathrm{AMLE}} \right)^2 \sim \chi_{K-1}^2$

$$\tag{11.11}$$

有意性の検定 $\Rightarrow Q_2 = \dfrac{\left(\sum_{i=1}^{K} w_i f(\widehat{\theta}_i) \right)^2}{\sum_{i=1}^{K} w_i} \sim \chi_1^2$

$$\tag{11.12}$$

11.1.2 変量モデル

母数モデルでは θ_i は共通と考えたが,これは現実を少々単純化しすぎたモデルであり,現実には各研究結果 $\widehat{\theta_i}$ は本質的にはある程度の差がある(プロトコールの違い,患者の違い,地域の違い,研究者の違いなど)と考える方が自然であろう.そこで,この異質性(heterogeneity)をモデル化した一つの自然なモデルとして

$$f(\theta_i) \mid \theta, \tau^2 \sim N(f(\theta), \tau^2), \quad i=1, 2, \ldots, K \qquad (11.13)$$

という**変量モデル**(random-effects model)を考えることができる.この仮定の下では,式 (11.2) は

$$f(\widehat{\theta_i}) \mid \theta_i, s_i^2, \tau^2 \overset{\text{asymp}}{\sim} N(f(\theta_i), s_i^2+\tau^2), \quad i=1, 2, \ldots, K \qquad (11.14)$$

と置き換えられる.変量モデルでは $f(\theta),\tau^2$ の周辺尤度を最大化する**制限付き最尤推定量**(REML, restricted maximum likelihood estimator)を考えるのが自然である.その対数尤度 $l(f(\theta), \tau^2) = l(f(\theta), \tau^2 \mid f(\widehat{\theta_i}), s_i^2)$ は

$$l(f(\theta), \tau^2) \propto \sum_{i=1}^{K} \left(\frac{(f(\widehat{\theta_i})-f(\theta))^2}{s_i^2+\tau^2} + \log(s_i^2+\tau^2) \right) + \log \left(\sum_{i=1}^{K} \frac{1}{s_i^2+\tau^2} \right) \qquad (11.15)$$

となるので,重み変数を

$$w_i(\tau) = \frac{1}{s_i^2+\tau^2}, \quad i=1,\ldots,K \qquad (11.16)$$

とおくと,

変量モデルでの推定

$$\widehat{\theta}_{\text{REML}} = f^{-1}\left(\frac{\sum_{i=1}^{K} f(\widehat{\theta_i}) w_i(\widehat{\tau})}{\sum_{i=1}^{K} w_i(\widehat{\tau})} \right) \qquad (11.17)$$

$$95\% CI : f^{-1}\left(f(\widehat{\theta})_{\text{REML}} \pm 1.96 \sqrt{\frac{1}{\sum_{i=1}^{K} w_i(\widehat{\tau})}} \right) \qquad (11.18)$$

となる．ここで，$\widehat{\tau}^2$ は次の非線形方程式の解となる：

$$\frac{\sum_{i=1}^{k} w_i^2(\widehat{\tau}^2)}{\sum_{i=1}^{k} w_i(\widehat{\tau}^2)} = \sum_{i=1}^{K}\{w_i(\widehat{\tau}^2) - w_i^2(\widehat{\tau}^2)(f(\widehat{\theta}_i) - f(\widehat{\theta}_{\text{REML}}))^2\} \quad (11.19)$$

これは繰り返し収束計算が必要である．一方，均質性の検定統計量 Q_1 を利用したモーメント法を適用すると，より繰り返し計算の必要がない推定値が得られる．先ほどの分解の逆を考えると

$$Q_1 = \sum_{i=1}^{K} w_i (f(\widehat{\theta}_i) - f(\widehat{\theta})_{\text{AMLE}})^2$$
$$= \sum_{i=1}^{K} w_i (f(\widehat{\theta}_i) - f(\theta))^2 - \left(\sum_{i=1}^{K} w_i\right) (f(\widehat{\theta})_{\text{AMLE}} - f(\theta))^2$$

となるから

$$E(Q_1) = \sum_{i=1}^{K} w_i \text{Var}(f(\widehat{\theta}_i)) - \left(\sum_{i=1}^{K} w_i\right) \text{Var}(f(\widehat{\theta})_{\text{AMLE}})$$
$$= \sum_{i=1}^{K} w_i \left(\frac{1}{w_i} + \tau^2\right) - \left(\frac{1}{\sum_{i=1}^{K} w_i} + \frac{\tau^2 \sum_{i=1}^{K} w_i^2}{\left(\sum_{i=1}^{K} w_i\right)^2}\right) \left(\sum_{i=1}^{K} w_i\right)$$
$$= (K-1) + \tau^2 \left(\sum_{i=1}^{K} w_i - \frac{\sum_{i=1}^{K} w_i^2}{\sum_{i=1}^{K} w_i}\right) \quad (11.20)$$

となる．つまり，モーメント推定量が次式で計算できる．

$$\widehat{\tau}^2 = \max\left\{0, \frac{Q_1 - (K-1)}{\sum_{i=1}^{K} w_i - \left(\sum_{i=1}^{K} w_i^2\right)\Big/\left(\sum_{i=1}^{K} w_i\right)}\right\} \quad (11.21)$$

これが DerSimonian and Laird (1986) の方法である．もし，$\widehat{\tau}^2 = 0$ の場合は母数モデルに一致する．これは $Q_1 < K-1$ のときに起こるが，それは $\tau^2 = 0$ のとき $E(Q_1) = K-1$ であるから母数モデルが選ばれて妥当な結果である．

11.1.3 異質性の尺度

Higgins and Thompson (2002) は，均質性の検定が検出力が低いこと，異質性の大きさである τ^2 の解釈が素人には容易ではないことなどから，解釈の

容易な異質性の尺度（measure of heterogeneity）として次の指標 I^2 を提案している：

$$I^2 = \frac{Q_1 - (K-1)}{Q_1}, \quad (0 \leq I^2 < 100\ \%) \tag{11.22}$$

この I^2 の値は推定値の研究間の全体のバラツキの大きさ Q_1 に占める異質性の大きさ τ^2 の割合（%）を推定している尺度である：

$$I^2 = \frac{Q_1 - (K-1)}{(K-1) + \{Q_1 - (K-1)\}} = \frac{\widehat{\tau}^2}{\widetilde{\sigma}^2 + \widehat{\tau}^2}\ (\%)$$

ここに，$\widetilde{\sigma}^2$ は式 (2.13) の誤差の分散の推定値である．

11.1.4 Bayesian モデル

式 (11.13) の変量モデルをもう一度考えてみよう．

$$f(\theta_i) \mid \theta,\ \tau^2 \sim N(f(\theta),\ \tau^2), \quad i = 1,\ 2,\ldots,K$$

このモデルでは，パラメータ θ, τ^2（超パラメータ（hyperparameters）と言う）は定数と考えており，その不確実性を考慮していない．それを考慮するためには full Bayes 法を適用すればよい．例えば，超パラメータの事前分布として無情報事前分布（noninformative prior distribution）

$$f(\theta) \sim N(0,\ a), \quad a = 100\ (\text{程度}) \tag{11.23}$$

$$1/\tau^2 \sim Gamma(a,\ a), \quad a = 0.001\ (\text{程度}) \tag{11.24}$$

とする．ここに，$Gamma(a,\ b)$ はガンマ分布でその確率密度関数は

$$g(x \mid a,\ b) = \frac{b^a}{\Gamma(a)} x^{a-1} \exp(-bx) \propto x^{a-1} \exp(-bx) \tag{11.25}$$

$$\mathrm{E}(X) = \frac{a}{b}, \quad \mathrm{Var}(X) = \frac{a}{b^2} \tag{11.26}$$

である．そうすると，$\{f(\theta),\ f(\theta_1),\ldots,f(\theta_K),\ \tau^2\}$ に関する事後分布は

$$p(f(\theta), f(\theta_i), \tau^2 \mid \widehat{\theta}_i, s_i^2) \propto \prod_{i=1}^{n} p(f(\widehat{\theta}_i) \mid \theta_i, s_i^2) p(f(\theta_i) \mid \theta, \tau^2) p(f(\theta)) p(\tau^2)$$

となり，例えば $f(\theta)$ の full Bayes 推定量は

Bayesian モデルでの推定

$$\widehat{\theta}_{\mathrm{B}} = f^{-1}\left(\int f(\theta)\left\{\int \prod_{i=1}^{n} p(f(\widehat{\theta}_i) \mid \theta_i, s_i^2) p(f(\theta_i) \mid \theta, \tau^2) \cdot\right.\right.$$
$$\left.\left. p(f(\theta))p(\tau^2) df(\theta_1)\cdots df(\theta_K) d\tau^2 \right\} df(\theta)\right) \quad (11.27)$$

$$95\%CI : f^{-1}\left(\widehat{f(\theta)}_{\mathrm{B}} \pm 1.96\sqrt{\mathrm{Var}^*(\widehat{f(\theta)}_{\mathrm{B}})}\right) \quad (11.28)$$

で与えられる．ここに，上記の積分計算が解析的に評価できないときには，MCMC（Markov chain Monte Carlo）法を利用して数値的に評価するのが簡単である（例えば，丹後 (2000) 参照）．その際，$\mathrm{Var}^*(\widehat{f(\theta)}_{\mathrm{B}})$ は θ の Markov 連鎖の乱数列の分布の分散として推定する．$f(\theta_i)$, τ^2 それぞれの full Bayes 推定量も同様に計算できる（5.3 節参照）．

11.1.5 研究デザインと効果・リスク指標

a. 割合

まず，表 11.1 に示すような**閉じた前向き研究**（closed cohort study）における effect size として，効果の割合あるいはリスク差（RD, risk difference），リスク比（RR, risk ratio），オッズ比（OR, odds ratio）について考えよう．

$$RD_i = p_{1i} - p_{0i} \quad (11.29)$$

表 11.1 臨床試験 or 閉じた前向き追跡調査集団（closed cohort）における原因と結果の K 個の研究結果の 2×2 分割表（$i=1,\ldots,K$）

原因	ある事象の発生		計
	あり（割合）	なし（割合）	
治療群（曝露群）	$a_i(p_{1i})$	$b_i(1-p_{1i})$	n_{1i}
対照群（非曝露群）	$c_i(p_{0i})$	$d_i(1-p_{0i})$	n_{0i}
計	m_{1i}	m_{0i}	n_i

$$RR_i = \frac{p_{1i}}{p_{0i}} \tag{11.30}$$

$$OR_i = \frac{p_{1i}/(1-p_{1i})}{p_{0i}/(1-p_{0i})} \tag{11.31}$$

表 11.1 のデータの尤度は二つの二項分布の積であるからその対数尤度は，定数部分を除くと，

$$l(p_{1i},\ p_{0i},\ n_{1i},\ n_{0i}) = \sum_{i=1}^{K} \{a_i \log p_{1i} + b_i \log(1-p_{1i})$$
$$+ c_i \log p_{0i} + d_i \log(1-p_{0i})\} \tag{11.32}$$

となる．したがって，この研究デザインでは，パラメータ p_{1i}, p_{0i} の最尤推定量が単純な割合 a_i/n_{1i}, c_i/n_{0i} であり，漸近的正規近似が可能な統計量は次のようになる．なお，分散の計算にあたっては次の漸近的近似式を利用する．

$$\mathrm{Var}(\widehat{f(\theta)}) \approx \left(\frac{\partial f(\theta)}{\partial \theta}\right)^2 \mathrm{Var}(\widehat{\theta}) \tag{11.33}$$

1) **割合の差**（proportion or risk difference）

$$\widehat{\theta}_i = \widehat{p}_{1i} - \widehat{p}_{0i}$$
$$= \frac{a_i}{n_{1i}} - \frac{c_i}{n_{0i}} \tag{11.34}$$

$$f(\widehat{\theta}_i) = \widehat{\theta}_i \tag{11.35}$$

$$w_i = (\mathrm{Var}(\widehat{\theta}_i))^{-1}$$
$$= \left(\frac{\widehat{p}_{1i}(1-\widehat{p}_{1i})}{n_{1i}} + \frac{\widehat{p}_{0i}(1-\widehat{p}_{0i})}{n_{0i}}\right)^{-1}$$
$$= \left(\frac{a_i b_i}{n_{1i}^3} + \frac{c_i d_i}{n_{0i}^3}\right)^{-1} \tag{11.36}$$

2) **割合の比**（proportion or risk ratio）

$$\widehat{\theta}_i = \frac{\widehat{p}_{1i}}{\widehat{p}_{0i}} = \frac{a_i}{n_{1i}} \bigg/ \frac{c_i}{n_{0i}} \tag{11.37}$$

$$f(\widehat{\theta}_i) = \log \widehat{\theta}_i \tag{11.38}$$

$$w_i = (\mathrm{Var}(\log(\widehat{\theta}_i)))^{-1}$$

$$= (\text{Var}(\log \widehat{p}_{1i}) + \text{Var}(\log \widehat{p}_{0i}))^{-1}$$

$$= \left(\frac{\widehat{p}_{1i}(1-\widehat{p}_{1i})}{n_{1i}\widehat{p}_{1i}^2} + \frac{\widehat{p}_{0i}(1-\widehat{p}_{0i})}{n_{1i}\widehat{p}_{0i}^2} \right)^{-1} \quad (11.39)$$

$$= \left(\frac{b_i}{a_i n_{1i}} + \frac{d_i}{c_i n_{0i}} \right)^{-1} \quad (11.40)$$

3) オッズ比 (odds ratio)

$$\widehat{\theta}_i = \frac{\widehat{p}_{1i}(1-\widehat{p}_{0i})}{\widehat{p}_{0i}(1-\widehat{p}_{1i})} = \frac{a_i d_i}{b_i c_i} \quad (11.41)$$

$$f(\widehat{\theta}_i) = \log \widehat{\theta}_i \quad (11.42)$$

$$w_i = (\text{Var}(\log(\widehat{\theta}_i)))^{-1}$$

$$= \left(\text{Var}\left(\log \frac{\widehat{p}_{1i}}{1-\widehat{p}_{1i}} \right) + \text{Var}\left(\log \frac{\widehat{p}_{0i}}{1-\widehat{p}_{0i}} \right) \right)^{-1}$$

$$= \left(\frac{1}{n_{1i}\widehat{p}_{1i}(1-\widehat{p}_{1i})} + \frac{1}{n_{0i}\widehat{p}_{0i}(1-\widehat{p}_{0i})} \right)^{-1} \quad (11.43)$$

$$= \left(\frac{1}{a_i} + \frac{1}{b_i} + \frac{1}{c_i} + \frac{1}{d_i} \right)^{-1} \quad (11.44)$$

b. 率

次に，表 11.2 に示すような**開いた前向き研究**（open cohort study）における effect size としてある事象の発生率 r（incidence rate）の差（IRD, rate difference），比（IRR, rate ratio）を考える．

$$IRD_i = r_{1i} - r_{0i} \quad (11.45)$$

$$IRR_i = \frac{r_{1i}}{r_{0i}} \quad (11.46)$$

この研究デザインでは，例えば，観測発生数 a_i は発生率 r_{1i} と人年 t_{1i} から計算される期待発生数 $r_{1i}t_{1i}$ をもつ Poisson 分布を仮定する．表 11.2 のデー

表 11.2 開いた前向き追跡調査集団（open cohort）における原因と結果の K 個の研究結果の 2×2 分割表（$i = 1, \ldots, K$. 人年が分母となる点が表とは異なる）

原因	ある事象の発生数（発生率）	人年, person time
治療群（曝露群）	$a_i(r_{1i})$	t_{1i}
対照群（非曝露群）	$c_i(r_{0i})$	t_{0i}
計	m_{1i}	t_i

タの尤度は二つの Poisson 分布の積であるからその対数尤度は，定数部分を除くと，

$$l(r_{1i}, r_{0i}, t_{1i}, t_{0i}) = \sum_{i=1}^{K} \{-r_{1i}t_{1i} + a_i \log(r_{1i}t_{1i}) \\ -r_{0i}t_{0i} + c_i \log(r_{0i}t_{0i})\} \quad (11.47)$$

となる．この場合，a_i/t_{1i}, c_i/t_{0i} が r_{1i}, r_{0i} の最尤推定量であるため，漸近的正規近似が可能な統計量は次のようになる．

1) 率の差（rate difference）

$$\widehat{\theta}_i = \frac{a_i}{t_{1i}} - \frac{c_i}{t_{0i}} \quad (11.48)$$

$$f(\widehat{\theta}_i) = \widehat{\theta}_i \quad (11.49)$$

$$w_i = \left(\frac{a_i}{t_{1i}^2} + \frac{c_i}{t_{0i}^2}\right)^{-1} \quad (11.50)$$

2) 率の比（rate ratio）

$$\widehat{\theta}_i = \frac{a_i}{t_{1i}} \bigg/ \frac{c_i}{t_{0i}} \quad (11.51)$$

$$f(\widehat{\theta}_i) = \log \widehat{\theta}_i \quad (11.52)$$

$$w_i = \left(\frac{1}{a_i} + \frac{1}{c_i}\right)^{-1} \quad (11.53)$$

c. 平均値

さて，表 11.3 に示すような等分散が仮定できる平均値を比較する研究においては，次の二つの effect size を考えるのが自然である．つまり，**平均値の差**（AD, absolute difference）と**平均値を標準化した差**（STD, standardized difference）である．

$$AD_i = \mu_{1i} - \mu_{0i} \quad (11.54)$$

表 11.3 等分散を仮定した平均値の比較の観測値と母数 $(i = 1, \ldots, K)$

原因	例数	平均値	不偏分散
治療群（曝露群）	n_{1i}	$\bar{X}_{1i}(\mu_{1i})$	$s_{1i}^2(\sigma_i^2)$
対照群（非曝露群）	n_{0i}	$\bar{X}_{0i}(\mu_{0i})$	$s_{0i}^2(\sigma_i^2)$

11.1 漸近的正規近似に基づく方法

$$STD_i = \frac{\mu_{1i} - \mu_{0i}}{\sigma_i} \tag{11.55}$$

単純な平均値の差 AD_i の場合には，共通の分散 σ_i^2 の推定値としてプールされた値

$$s_i^2 = \frac{(n_{1i}-1)s_{1i}^2 + (n_{0i}-1)s_{0i}^2}{n_{1i} + n_{01} - 2} \tag{11.56}$$

を利用することにより

$$\widehat{\theta}_i = \bar{X}_{1i} - \bar{X}_{0i} \tag{11.57}$$

$$f(\widehat{\theta}_i) = \widehat{\theta}_i \tag{11.58}$$

$$w_i = \left(\left(\frac{1}{n_{1i}} + \frac{1}{n_{0i}}\right)s_i^2\right)^{-1} \tag{11.59}$$

となる．一方，標準化された差 STD_i の場合には

$$\widehat{\theta}_i = \frac{\bar{X}_{1i} - \bar{X}_{0i}}{s_i} \tag{11.60}$$

を利用するのが自然であるが，正確な計算が少々厄介となる．つまり，

$$\tilde{n}_i = \left(\frac{1}{n_{1i}} + \frac{1}{n_{0i}}\right)^{-1} \tag{11.61}$$

とおくと，$\sqrt{\tilde{n}_i}\widehat{\theta}_i$ が非心度 $\sqrt{\tilde{n}_i}\theta_i$ の非心 t 分布（自由度 $n_{1i} + n_{0i} - 2$）にしたがい，その漸近的な期待値，分散は

$$E(\widehat{\theta}_i) = \frac{4(n_{1i}+n_{0i}) - 12}{4(n_{1i}+n_{0i}) - 9} \cdot \theta_i \tag{11.62}$$

$$\mathrm{Var}(\widehat{\theta}_i) = \frac{n_{1i}+n_{0i}}{n_{1i}n_{0i}} + \frac{\theta_i^2}{2(n_{1i}+n_{0i}-4)} \tag{11.63}$$

となる．実用的には

$$f(\widehat{\theta}_i) = \widehat{\theta}_i \tag{11.64}$$

$$w_i = \left(\frac{n_{1i}+n_{0i}}{n_{1i}n_{0i}} + \frac{\theta_i^2}{2(n_{1i}+n_{0i})}\right)^{-1} \tag{11.65}$$

とすればよいだろう．正確な期待値，分散は Hedges and Olkin (1985) を参照されたい．

11.2 エフィシェント・スコアを利用した方法

ここでも，前節と同様に $f(\theta_i)$ の対数尤度を考えるのであるが，説明の簡便性の観点から，以下では $f(\theta)$ を θ として，$\theta (\Leftarrow f(\theta))$ の対数尤度関数 $l(\theta)$ を考えることにする．まず，

1) 真値は $\theta = \theta_0$
2) $l'(\theta) = \frac{\partial l(\theta)}{\partial \theta} = 0$ の解を $\theta = \widehat{\theta}$

としよう．$l'(\widehat{\theta})$ を $\theta = \theta_0$ の回りで Taylor 展開すると

$$l'(\widehat{\theta}) = l'(\theta_0) + (\widehat{\theta} - \theta_0) \left.\frac{\partial}{\partial \theta} l'(\theta)\right|_{\theta = \theta^*} \tag{11.66}$$

となる．ここで，θ^* は $\widehat{\theta}$ と θ_0 の間にある．最尤推定量の漸近的一致性

$$\widehat{\theta} \xrightarrow{\text{asymp}} \theta_0$$

から

$$\theta^* \xrightarrow{\text{asymp}} \theta_0$$

となる．また，対数尤度関数，その1次微分，2次微分とも独立な変量の平均であるので，サンプルサイズが大きくなると大数の法則によりそれぞれの期待値に収束するが，2次微分の収束が速い．これらのことから

$$l'(\widehat{\theta}) \stackrel{\text{asymp}}{=} l'(\theta_0) + (\widehat{\theta} - \theta_0) E\left(\left.\frac{\partial}{\partial \theta} l'(\theta)\right|_{\theta = \theta_0} \right) \tag{11.67}$$

となる．一方，

$$\text{efficient score}: U(\theta_0) = l'(\theta_0) \tag{11.68}$$

$$\text{Fisher information}: I(\theta_0) = -E\left(\left.\frac{\partial}{\partial \theta} l'(\theta)\right|_{\theta = \theta_0} \right) \tag{11.69}$$

となるから

$$\widehat{\theta} \stackrel{\text{asymp}}{=} \theta_0 + \frac{U(\theta_0)}{I(\theta_0)} \tag{11.70}$$

と推定される．これより，帰無仮説 $H_0 : \theta = \theta_0$ の漸近的検定が

11.2 エフィシェント・スコアを利用した方法

$$(\widehat{\theta} - \theta_0)^2 I(\theta_0) = \frac{U(\theta_0)^2}{I(\theta_0)} \sim \chi_1^2 \tag{11.71}$$

で与えられる．ところで最尤推定量は Newton-Raphson 法により，

$$\widehat{\theta}^{(k+1)} = \widehat{\theta}^{(k)} + \frac{U(\widehat{\theta}^k)}{I(\widehat{\theta}^{(k)})} \tag{11.72}$$

で推定できるので，式 (11.70) で $\theta_0 = 0$ とした近似推定量は最尤推定量への $\theta = 0$ からの "first step" であり，漸近的に一致性を有する推定量である：

$$\widehat{\theta}_{\text{score}} \stackrel{\text{asymp}}{=} \frac{U(0)}{I(0)} \tag{11.73}$$

つまり，ここでは，式 (11.2) に対応するものとして，θ を $f(\theta)$ に戻して，

$$f(\widehat{\theta}_i) \mid \theta_i,\ I(0)_i \stackrel{\text{asymp}}{\sim} N(f(\theta_i),\ I^{-1}(0)_i), \quad i = 1,\ 2, \ldots, K \tag{11.74}$$

と仮定できる．

11.2.1 オッズ比

式 (11.31) のオッズ比 θ_i の推定問題において

$$f(\theta_i) = \log \theta_i = \log \left\{ \frac{p_{1i}/(1-p_{1i})}{p_{0i}/(1-p_{0i})} \right\} \tag{11.75}$$

$$= \phi_{1i} - \phi_{0i} \tag{11.76}$$

ここに

$$\phi_{ji} = \log \frac{p_{ji}}{1-p_{ji}} \tag{11.77}$$

としたとき，各研究の尤度 L_i は，定数部分を除いて

$$L_i = p_{1i}^{a_i}(1-p_{1i})^{b_i} p_{0i}^{c_i}(1-p_{0i})^{d_i} \tag{11.78}$$

$$= (1+\exp(\phi_{1i}))^{-(a_i+b_i)}(1+\exp(\phi_{0i}))^{-(c_i+d_i)}$$

$$\exp\{a_i f(\theta_i) + (a_i+c_i)\phi_{0i}\} \tag{11.79}$$

となる．つまり，パラメータ $(\theta_i,\ \phi_{0i})$ の**十分統計量**（sufficient statistic）は $(a_i,\ m_{1i} = a_i + c_i)$ であるから，局外母数 ϕ_{0i} の影響を受けない θ_i の推測に

は m_{1i} を与えたときの条件付き推測を行えばよいことがわかる．つまり，それは超幾何分布で与えられる．条件付き尤度は

$$\text{Cond.L}_i(f(\theta_i)) = \frac{P_i(a_i)\exp(a_i f(\theta_i))}{\sum_x P_i(x)\exp(xf(\theta_i))} \quad (11.80)$$

ここで，$P_i(x)$ は超幾何分布

$$P_i(x) = \frac{\binom{n_{1i}}{x}\binom{n_{0i}}{m_{1i}-x}}{\binom{n_i}{m_{1i}}} \quad (11.81)$$

である．対数尤度 $l_i(f(\theta_i))$ は，定数部分を除いて

$$l_i(f(\theta_i)) = a_i f(\theta_i) + \log\left\{\sum_x P_i(x)\exp(xf(\theta_i))\right\} \quad (11.82)$$

となるから，$\theta_i = 1$ つまり，$f(\theta_i) = 0$ で評価したエフィシェント・スコア，Fisher 情報量はそれぞれ，

$$\begin{aligned}
U(0)_i &= \left.\frac{\partial l}{\partial f(\theta_i)}\right|_{f(\theta_i)=0} \\
&= a_i - \sum_x x P_i(x) \\
&= a_i - \frac{n_{1i}m_{1i}}{n_i} = O_i - E_i
\end{aligned} \quad (11.83)$$

$$\begin{aligned}
I(0)_i &= -E\left(\left.\frac{\partial^2 l}{\partial^2 f(\theta_i)}\right|_{f(\theta_i)=0}\right) \\
&= \sum_x x^2 P_i(x) - \left(\sum_x x P_i(x)\right)^2 \\
&= \frac{n_{1i}n_{0i}m_{10}m_{0i}}{n_i^2(n_i-1)} = V_i = w_i
\end{aligned} \quad (11.84)$$

で与えられる．したがって，式 (11.73) より

$$f(\widehat{\theta_i}) = \frac{O_i - E_i}{V_i}, \quad w_i = V_i$$

として式 (11.6) に代入すると

$$f(\widehat{\theta})_{\text{score}} = \frac{\sum_{i=1}^{K}(O_i - E_i)}{\sum_{i=1}^{K} V_i} \qquad (11.85)$$

で与えられる．式 (11.7) – (11.8) の母数モデルの推定量 $f(\widehat{\theta})_{\text{MLE}}$ のところを $f(\widehat{\theta})_{\text{score}}$ に置き換えて得られる推定方法が Peto の方法（Yusuf, Peto et al., 1985）である．

Peto の方法

$$\widehat{\theta}_{\text{score}} = \exp\left(\frac{\sum_{i=1}^{K}(O_i - E_i)}{\sum_{i=1}^{K} V_i}\right) \qquad (11.86)$$

$$95\%CI \; : \; \exp\left(\frac{\sum_{i=1}^{K}(O_i - E_i)}{\sum_{i=1}^{K} V_i} \pm 1.96\sqrt{\frac{1}{\sum_{i=1}^{K} V_i}}\right) \; (11.87)$$

有意性の検定の式 (11.12) に代入すると

$$\text{有意性の検定}: Q_2 = \frac{\left[\sum_{i=1}^{K}(O_i - E_i)\right]^2}{\sum_{i=1}^{K} V_i} \sim \chi_1^2 \qquad (11.88)$$

となり，これは，連続修正項のない Mantel-Haenszel 検定 (1959) に他ならない．実は，この Mantel-Haenszel 検定は帰無仮説

$$H_0 : \theta_1 = \cdots = \theta_K = \theta \qquad (11.89)$$

の下での有意性検定を，エフィシェント・スコアによる検定として導かれる．つまり，

$$l(f(\theta)) = \sum_{i=1}^{K}\left(a_i f(\theta) + \log\left\{\sum_x P_i(x)\exp(xf(\theta))\right\}\right) \; (11.90)$$

となるから，$\theta = 1$ つまり，$f(\theta) = 0$ で評価したエフィシェント・スコア，Fisher 情報量はそれぞれ，

$$U(0) = \left.\frac{\partial l}{\partial f(\theta)}\right|_{f(\theta)=0}$$

$$= \sum_{i=1}^{K} \left(a_i - \frac{n_{1i}m_{1i}}{n_i} \right) = \sum_{i=1}^{K} (O_i - E_i) \qquad (11.91)$$

$$I(0) = \sum_{i=1}^{K} -E\left(\left. \frac{\partial^2 l}{\partial^2 f(\theta)} \right|_{f(\theta)=0} \right)$$

$$= \sum_{i=1}^{K} \left(\frac{n_{1i}n_{0i}m_{10}m_{0i}}{n_i^2(n_i-1)} \right) = \sum_{i=1}^{K} V_i \qquad (11.92)$$

で与えられる.つまり,$H_0 : \theta = 1$ のエフィシェント・スコア検定は

$$\frac{U(0)^2}{I(0)} = \frac{\left[\sum_{i=1}^{K}(O_i - E_i) \right]^2}{\sum_{i=1}^{K} V_i} \sim \chi_1^2 \qquad (11.93)$$

となる.

均質性の検定は式 (11.11) に代入して

$$Q_1 = \sum_{i=1}^{K} V_i \left(\frac{O_i - E_i}{V_i} - \frac{\sum_{i=1}^{K}(O_i - E_i)}{\sum_{i=1}^{K} V_i} \right)^2 \sim \chi_{K-1}^2 \qquad (11.94)$$

となる.

11.3 最尤推定法

前節までは,サンプルサイズが大きい前提の下で,繰り返し計算の必要のない代表的な方法を解説してきた.ここでは,**一般化線形モデル**(GLIM, generalized linear model)が市販の統計ソフトでも利用可能となったことから GLIM を利用した最尤推定量(反復収束法が必要)を解説する.表 11.1 の記号 p_{ik}, $k = 1, 2, \ldots, K$ を利用し,**連結関数**(link function)を $g(\cdot)$ とし,それぞれの effect size に応じて

$$g(p) = \begin{cases} p & \text{リスク差} \\ \log p & \text{リスク比} \\ \log\{p/(1-p)\} & \text{オッズ比} \end{cases} \qquad (11.95)$$

とすると，それぞれの effect size の最尤推定量は次の GLIM で推定できる．

$$g(p_{ij}) = \mu + \alpha_i + \beta_j \quad (\alpha_0 = 0, \ \beta_1 = 0)$$
$$(i = 0, 1; \ j = 1, \ldots, K) \tag{11.96}$$

ここに p_{ij} は i 番目の研究，j 番目の治療群におけるある事象の発生割合，α_i は i 番目の治療群の効果，β_j は j 番目の研究の効果である．一意解を得るために通常は変数それぞれの第 1 カテゴリーの値を 0 とおく．このとき，

$$\widehat{\theta}_{\mathrm{MLE}} = \begin{cases} \hat{\alpha}_1 & \text{リスク差} \\ \exp(\hat{\alpha}_1) & \text{リスク比，オッズ比} \end{cases} \tag{11.97}$$

と effect size が推定される．共変量の調整モデルは

$$g(p_{ij}) = \mu + \alpha_i + \beta_j + (\text{共変量}) \tag{11.98}$$

とすればよい．オッズ比の例は 5.4 節（添え字の記号が異なることに注意）を参照されたい．

11.4 Mantel-Haenszel の方法

本節では疫学研究で交絡因子の調整（共通オッズ比の推定）に頻繁に適用されている Mantel-Haenszel の方法 (1959) を紹介する．この方法の導かれ方は決して数学的ではなく，Mantel の天性のセンスによるものである．それぞれの研究でのサンプルサイズが十分大きければ前節までの最尤推定量が最良である（漸近的一致性，分散最小）．しかし，サンプルサイズが小さくなるにつれて最尤推定量はバイアスが大きくなることが知られている．しかし，Mantel-Haenszel 推定量はそのようなことがなく，漸近的一致性は保たれているなどの統計学的性質が優れているのでそのような場合には薦められる．

11.4.1 オッズ比

まずオッズ比を考えよう．表 11.1 の記号を利用して

$$\widehat{\theta}_i = \frac{\widehat{p}_{1i}(1-\widehat{p}_{0i})}{\widehat{p}_{0i}(1-\widehat{p}_{1i})} = \frac{a_i d_i}{b_i c_i} \tag{11.99}$$

前節では対数変換後の重みを計算して重み付き平均を計算したが，Mantel-Haenszel (1959) はオッズ比自身の重み付き平均を求めている．

$$\widehat{OR}_{\mathrm{MH}} = \frac{\sum_{i=1}^{K} w_i \widehat{\theta}_i}{\sum_{i=1}^{K} w_i} = \frac{\sum_{i=1}^{K} a_i d_i / n_i}{\sum_{i=1}^{K} b_i c_i / n_i} \quad (11.100)$$

ここでの重みは

$$w_i = \frac{b_i c_i}{n_i} \quad (11.101)$$

と設定している．問題はなぜ「この重み」を選択したかということで後に多くの統計学者がこの問題に取り組んでいる．一つの自然な考え方はオッズ比の漸近分散を計算することであろう．それは，式 (11.33), (11.43) から

$$\mathrm{Var}(\widehat{\theta}_i) = \theta_i^2 \left(\frac{1}{n_{1i} p_{1i}(1 - p_{1i})} + \frac{1}{n_{0i} p_{0i}(1 - p_{0i})} \right) \quad (11.102)$$

となる．帰無仮説 $H_0 : \theta_i = 1$ の下では $p_{1i} = p_{0i} = p_i$ であるので

$$\mathrm{Var}(\widehat{\theta}_i) = \frac{n_i}{n_{1i} n_{0i} p_i (1 - p_i)} = \frac{1}{w_i} \quad (11.103)$$

となる．ここで p_i を対照群，$(1-p_i)$ を実験群のデータ，すなわち，c_i/n_{0i}, b_i/n_{1i} で推定すると Mantel-Haeszel 推定量となるのである．さて，その性質の良い信頼区間は，Robins et al. (1986) により $\log \widehat{OR}_{\mathrm{MH}}$ の分散を計算することによって与えられた．

$$\mathrm{Var}(\log \widehat{OR}_{\mathrm{MH}}) = \frac{\sum_{i=1}^{K} P_i R_i}{2 \left(\sum_{i=1}^{K} R_i \right)^2} + \frac{\sum_{i=1}^{K} (P_i S_i + Q_i R_i)}{2 \sum_{i=1}^{K} R_i \sum_{i=1}^{K} S_i} + \frac{\sum_{i=1}^{K} Q_i S_i}{2 \left(\sum_{i=1}^{K} S_i \right)^2}$$
$$(11.104)$$

ここに

$$\begin{aligned} P_i &= (a_i + d_i)/n_i \\ Q_i &= (b_i + c_i)/n_i \\ R_i &= a_i d_i / n_i \\ S_i &= b_i c_i / n_i \end{aligned} \quad (11.105)$$

である．したがって，95%信頼区間は

$$\exp\left\{\log \widehat{OR}_{\mathrm{MH}} \pm 1.96\sqrt{\mathrm{Var}(\log \widehat{OR}_{\mathrm{MH}})}\right\} \quad (11.106)$$

で計算できる．なお，均質性の検定は式(11.11)の最尤推定値 $f(\widehat{\theta})_{\mathrm{MLE}}$ の代わりに $\log \widehat{OR}_{\mathrm{MH}}$ を代入し，対数オッズ $\log \widehat{\theta}_i$ とその重みを利用した χ^2 検定で行えばよい．

11.4.2 割 合 の 比

次に割合の比，

$$\widehat{\theta}_i = \frac{a_i}{n_{1i}} \bigg/ \frac{c_i}{n_{0i}} \quad (11.107)$$

の漸近分散を求めると

$$\mathrm{Var}(\widehat{\theta}_i) = \theta_i^2 \left(\frac{1-p_{1i}}{n_{1i}p_{1i}} + \frac{1-p_{0i}}{n_{0i}p_{0i}}\right) \quad (11.108)$$

となる．帰無仮説 $H_0 : \theta_i = 1$ の下では $p_{1i} = p_{0i} = p_i$ であるので

$$\mathrm{Var}(\widehat{\theta}_i) = \frac{n_i}{n_{1i}n_{0i}}\frac{1-p_i}{p_i} = \frac{1}{w_i} \quad (11.109)$$

となる．ここで，これらの推定の仕方はいろいろあるが，$p_i \ll 1$ で対照群のデータのみで推定すると $\widehat{p}_i = c_i/n_{0i}$ であるから

$$\mathrm{Var}(\widehat{\theta}_i) = \frac{n_i}{c_i n_{1i}} = \frac{1}{w_i} \quad (11.110)$$

となる．この重み w_i を利用して重み付き平均を求めたのが割合の比に関するMantel-Haenszel 推定量である (Tarone, 1981; Nurminen, 1981)．

$$\widehat{RR}_{\mathrm{MH}} = \frac{\sum_{i=1}^{K} w_i \widehat{\theta}_i}{\sum_{i=1}^{K} w_i} = \frac{\sum_{i=1}^{K} a_i n_{0i}/n_i}{\sum_{i=1}^{K} c_i n_{1i}/n_i} \quad (11.111)$$

この分散は，Greenland and Robins (1985) により，やはり対数をとった推定量の分散として与えられている：

$$\mathrm{Var}(\log \widehat{RR}_{\mathrm{MH}}) = \frac{\sum_{i=1}^{K}(m_{1i}n_{1i}n_{0i}/n_i^2 - a_i c_i/n_i)}{\left(\sum_{i=1}^{K} \frac{a_i n_{0i}}{n_i}\right)\left(\sum_{i=1}^{K} \frac{c_i n_{1i}}{n_i}\right)} \quad (11.112)$$

したがって，95%信頼区間は

$$\exp\left\{\log\widehat{RR}_{\text{MH}} \pm 1.96\sqrt{\text{Var}(\log\widehat{RR}_{\text{MH}})}\right\} \tag{11.113}$$

で計算できる．なお，均質性の検定は式 (11.11) の最尤推定値 $f(\widehat{\theta})_{\text{MLE}}$ の代わりに $\log\widehat{RR}_{\text{MH}}$ を代入し，対数オッズ $\log\widehat{\theta}_i$ とその重みを利用した χ^2 検定で行えばよい．

11.4.3 割合の差

次に割合の差，

$$\widehat{\theta}_i = \frac{a_i}{n_{1i}} - \frac{c_i}{n_{0i}} \tag{11.114}$$

の漸近分散を求めると

$$\text{Var}(\widehat{\theta}_i) = \left(\frac{p_{1i}(1-p_{1i})}{n_{1i}} + \frac{p_{0i}(1-p_{0i})}{n_{0i}}\right) \tag{11.115}$$

となる．帰無仮説 $H_0 : \theta_i = 0$ の下では $p_{1i} = p_{0i} = p_i$ であるので

$$\text{Var}(\widehat{\theta}_i) = \frac{n_i}{n_{1i}n_{0i}}p_i(1-p_i) = \frac{1}{w_i} \tag{11.116}$$

となる．ここで，$p_1 = \cdots = p_K = p$ と仮定すると $p(1-p)$ は定数となるので

$$\text{Var}(\widehat{\theta}_i) = \frac{n_i}{n_{1i}n_{0i}} = \frac{1}{w_i} \tag{11.117}$$

となる．この重み w_i を利用して重み付き平均を求めたのが割合の差に関する Mantel-Haenszel 推定量である（Cochran, 1954）:

$$\widehat{RD}_{\text{MH}} = \frac{\sum_{i=1}^{K} w_i\widehat{\theta}_i}{\sum_{i=1}^{K} w_i} = \frac{\sum_{i=1}^{K}(a_in_{0i} - c_in_{1i})/n_i}{\sum_{i=1}^{K} n_{1i}n_{0i}/n_i} \tag{11.118}$$

この分散は，当初 Greenland and Robins (1985) により提案されたが，Sato (1989) により修正された:

$$\text{Var}(\widehat{RD}_{\text{MH}}) = \frac{\widehat{RD}_{\text{MH}}\left(\sum_{i=1}^{K} U_i\right) + \left(\sum_{i=1}^{K} V_i\right)}{\left(\sum_{i=1}^{K} n_{1i}n_{0i}/n_i\right)^2} \tag{11.119}$$

ここに,
$$U_i = \frac{n_{1i}^2 c_i - n_{0i}^2 a_i + n_{1i} n_{0i}(n_{0i} - n_{1i})/2}{n_i^2}$$
$$V_i = \frac{a_i(n_{0i} - c_i) + c_i(n_{1i} - a_i)}{2n_i}$$

である.したがって,95%信頼区間は
$$\widehat{RD}_{MH} \pm 1.96\sqrt{\text{Var}(\widehat{OR}_{MH})} \qquad (11.120)$$

で計算できる.なお,この場合の均質性の検定は与えられていない.

11.4.4 率の差と比

表 11.2 の記号を利用して考える.発生数が少なくなると不偏でなくなる最尤推定量に代わって不偏である Mantel-Haenszel 推定量を利用すべきである.それは Mantel-Haenszel 重み

$$w_{MHi} = t_{1i} t_{0i} / t_i$$

を利用した重み付き平均に他ならない.まず率の差は

$$\begin{aligned}\widehat{IRD}_{MH} &= \frac{\sum_{i=1}^K w_{MHi} \widehat{\theta}_i}{\sum_{i=1}^K w_{MHi}} \\ &= \frac{\sum_{i=1}^K t_{1i} t_{0i}(a_i/t_{1i} - c_i/t_{0i})/t_i}{\sum_{i=1}^K t_{1i} t_{0i}/t_i}\end{aligned} \qquad (11.121)$$

で定義され,その性質の良い分散推定量は

$$\text{Var}(\widehat{IRD}_{MH}) = \frac{\sum_{i=1}^K w_{MHi}^2(a_i/t_{1i}^2 + c_i/t_{0i}^2)}{\sum_{i=1}^K w_{MHi}^2} \qquad (11.122)$$

となる (Greenland and Robins, 1985).

率の比も同様であり,Mantel-Haenszel 重みと c_i/t_{0i} との積を重みとした重み付き平均である.

$$\widehat{IRR}_{MH} = \frac{\sum_{i=1}^K w_{MHi}(c_i/t_{0i}) \widehat{\theta}_i}{\sum_{i=1}^K w_{MHi}(c_i/t_{0i})}$$

$$= \frac{\sum_{i=1}^{K} a_i t_{0i}/t_i}{\sum_{i=1}^{K} c_i t_{1i}/t_i} \tag{11.123}$$

その性質の良い分散推定量は対数をとったものに対して

$$\widehat{\mathrm{Var}}(\log(\widehat{IRR}_{\mathrm{MH}})) = \frac{\sum_{i=1}^{K} m_{1i} t_{1i} t_{0i}/t_i^2}{\left(\sum_{i=1}^{K} a_i t_{0i}/t_i\right)\left(\sum_{i=1}^{K} c_i t_{1i}/t_i\right)} \tag{11.124}$$

で与えられている (Greenland and Robins, 1985). それぞれの信頼区間は前節と同様であるので省略しよう.

付録：R, S-Plus プログラム

　本書の事例のメタ・アナリシス（第3章と第5章）で使用したプログラム（統計ソフト R，あるいは，S-Plus で使用可能）は下記の website からダウンロードできます．ただし，データファイルが格納されているフォルダーの指定は適当に変更してください．また，各自の研究用データに合わせるには，プログラムの中の「parameters for figure」など，数か所の表示用の設定部分をデータに合わせて適当に修正する必要があります．

　　http://www.medstat.jp/downloadasMetaAnalysiscode.html
ダウンロードできるファイルのリストは以下のとおりです：

A. プログラムファイル

- `peto.s`
- `petoCum.s`
- `varor.s`
- `mhor.s`
- `mhorCum.s`
- `varrr.s`
- `varrd.s`
- `admean.s`
- `stdmean.s`
- `varorCum.s`
- `varrrCum.s`
- `varrdCum.s`
- `admeanCum.s`
- `stdmeanCum.s`
- `varorRM.s`
- `admeanRM.s`

B. データファイル

- `beta2.txt`（表 3.2, p.70）
- `normal.txt`（表 3.4, p.90）

文　　献

1) Albert, A. On the use and computation of likelihood ratios in clinical chemistry. *Clin Chem*, **28**, 1113–1119 (1982).
2) Altman, D.G. Statistics in medical journals: Some recent trends. *Statistics in Medicine*, **19**, 3275–3289 (2000).
3) Altman, D.G., De Stavola, B.L., Love, S.B., *et al.* Review of survival analyses published in cancer journals. *Br J Cancer*, **72**, 511–518 (1995).
4) Becker, B.J. Combining significance levels. In Cooper, H. and Hedges, L.V.(Eds.) *The Handbook of Research Synthesis*, 215–230, Russell Sage Foundation, New York (1994).
5) Beecher, H.K. The powerful placebo. *JAMA*, **159**, 1602–1606 (1955).
6) Begg, C.B. and Berlin, J.A. Publication bias: A problem in interpreting medical data. *J R Statist Soc A*, **151**, 419–463 (1988).
7) Begg, C.B. and Mazumdar, M. Operating characteristics of a rank correlation test for publication bias. *Biometrics*, **50**, 1088–1101 (1994).
8) Berlin, J.A., Laird, N.M., Sacks, H.S., *et al.* A comparison of statistical methods for combining event rates from clinical trials. *Statistics in Medicine*, **8**, 141–151 (1989).
9) Bland, J.M. and Altman, D.G. Regression towards the mean. *BMJ*, **308**, 1499 (1994).
10) Bland, J.M. and Altman, D.G. Some examples of regression towards the mean. *BMJ*, **309**, 780 (1994).
11) Brockwell, S.E. and Gordon, I.R. A comparison of statistical methods for meta-analysis. *Statistics in Medicine*, **20**, 825–840 (2001).
12) Breslow, N.E. and Day, N.E. *Statistical Methods in Cancer Research*, 1. The analysis of case-control studies. International Agency for Research on Cancer, Lyon (1980).
13) Cappelleri, J.C., Ioannidis, J.P.A., Schmid, C.H., *et al.* Large trials vs meta-analysis of smaller trials: How do their results compare? *JAMA*, **276**, 1332–1338 (1996).
14) Chalmers, I. and Altman, D.G. *Systematic Review*. BMJ Publishing, London (1995).
15) Cochran, W.G. Some methods for strengthening the common chi-square tests.

Biometrics, **10**, 417–451 (1954).
16) Cooper, H. and Hedges, L.V. *The Handbook of Research Synthesis*. Russell Sage Foundation, New York (1994).
17) Crowley, P., Chalmers, I. and Keirse, M.J.N.C. The effect of corticosteroid administration before preterm delivery: An overview of the evidence from controlled trials. *British Journal of Obstetrics and Gynaecology*, **97**, 11–25 (1990).
18) DeLong, E.R., DeLong, D.M. and Clarke-Pearson, D.L. Comparing the areas under two or more correlated receiver operating characteristic curves: A nonparametric approach. *Biometrics*, **44**, 837–845 (1988).
19) DerSimonian, R. and Laird, N. Meta-analysis in clinical trials. *Controlled Clinical Trials*, **7**, 177–188 (1986).
20) Devine, E.C. and Cook, T.D. A meta-analytic analysis of effects of psychoeducational intervention on length of postsurgical hospital stay. *Nurs Res*, **32**, 267–274 (1983).
21) Dickersin, K., Min, Y-I. and Meinert, C.L. Factors influencing publication of research results: Follow-up of applications submitted to two institutional review boards. *JAMA*, **267**, 374–378 (1992).
22) Duval, S. and Tweedie, R. A nonparametric "Trim and Fill" Method of accounting for publication bias in meta-analysis. *JASA*, **95**, 89–98 (2000a).
23) Duval, S. and Tweedie, R. Trim and fill: A simple funnel-plot-based method of testing and adjusting for publication bias in meta-analysis. *Biometrics*, **56**, 455–463 (2000b).
24) Early breast cancer trialists' collaborative group. Effects of adjuvant tamoxifen and of cytotoxic therapy on mortality in early breast cancer. *N Engl J Med*, **319**, 1681–1692 (1988).
25) Easterbrook, P.J., Berlin, J.A., Gopalan, R., et al. Publication bias in clinical research. *Lancet*, **337**, 867–872 (1991).
26) Egger, M. and Smith, G.D. Bias in location and selection of studies. *BMJ*, **316**, 61–66 (1998).
27) Egger, M., Smith, G.D. and Phillips, A.N. Meta-analysis: Principles and procedures. *BMJ*, **315**, 1533–1537 (1997a).
28) Egger, M., Smith, G.D., Schneider, M., et al. Bias in meta-analysis detected by a simple, graphical test. *BMJ*, **315**, 629–634 (1997b).
29) Egger, M., Zellweger, T. and Antes, G. Randomised trials in German-language journals. *Lancet*, **347**, 1047–1048 (1996).
30) Egger, M., Zellweger-Zahner, T., Schneider, M., et al. Language bias in randomised controlled trials published in English and German. *Lancet*, **350**, 326–329 (1997c).
31) Fisher, R.A. *Statistical Methods for Research Workers*, 4th ed. Oliver & Boyd, London (1932).
32) Gail, M. and Simon, R. Testing for qualitative interactions between treatment effects and patient subsets. *Biometrics*, **41**, 361–372 (1985).

33) Gart, J. On the combination of relative risks. *Biometrics*, **18**, 601–610 (1962).
34) Galbraith, R.F. A note on graphical presentation of estimated odds ratios from several clinical trials. *Statistics in Medicine*, **7**, 889–894 (1988).
35) Glantz, S.A. *Primer of Biostatistics*, 3rd ed. McGraw-Hill (1992).
36) Glass, G. Primary, secondary and meta-analysis of research. *Educ Res*, **5**, 3–8 (1976).
37) Gleser, L.J. and Olkin, I. Stochastically dependent effect sizes. In Cooper, H. and Hedges, L.V. (eds.) *The Handbook of Research Synthesis*, 340–355, Russel Sage Foundation, New York (1994).
38) Greenland, S. Quantitative methods in the review of epidemiologic literature. *Epidemiologic Reviews*, **9**, 1–30 (1987).
39) Greenland, S. A critical look at some popular meta-analytic methods. *Am J Epidemiol*, **140**, 290–296 (1994a).
40) Greenland, S. Quality scores are useless and potentiallly misleading. *Am J Epidemiol*, **140**, 300–301 (1994b).
41) Greenland, S. Can meta-anlysis be salvaged? *Am J Epidemiol*, **140**, 783–787 (1994c).
42) Greenland, S. and Longnecker, M.P. Methods for trend estimation from summarized dose-response data, with applications to meta-analysis. *Am J Epidemiol*, **135**, 1301–1309 (1992).
43) Greenland, S. and Robins, J.M. Estimation of a common effect parameter from sparse follow-up data. *Biometrics*, **41**, 55–68 (1985).
44) Greenland, S. and Salvan, A. Bias in the one-step method for pooling study results. *Statistics in Medicine*, **9**, 247–252 (1990).
45) Gregoire, G., Derderian, F. and Lorier, J.L. Selecting the language of the publications included in a meta-analysis: Is there a tower of babel bias? *J Clin Epidemiol*, **48**, 159–163 (1995).
46) Gruppo Italiano per lo Studio della Streptochinasi nell'Infarto Miocardico (GISSI). Effectiveness of intravenous thrombolytic treatment in acute myocardial infarction. *Lancet*, **1**, 397–402 (1986).
47) Guyatt, G.H., Oxman, A.D., Ali, M., *et al*. Laboratory diagnosis of iron-deficiency anemia: An overview. *J General Internal Medicine*, **7**, 145–153 (1992).
48) Hahn, S., Williamson, P.R., Hutton, J.L., *et al*. Assessing the potential for bias in meta-analysis due to selective reporting of subgroup analyses within studies. *Statistics in Medicine*, **19**, 3325–3336 (2000).
49) Hasselblad, V. Meta-analysis of multi-treatment studies. *Medical Decision Making*, **18**, 37–43 (1998).
50) Hasselblad, V. and Hedges, L.V. Meta-analysis of screening and diagnostic tests. *Psychologial Bulletin*, **117**, 167–178 (1995).
51) Hauck, W.W. The large sample variance of the Mantel-Haenszel estimator of a common odds ratio. *Biometrics*, **35**, 817–819 (1979).
52) Hedges, L.V. and Olkin, I. *Statistical Methods for Meta-Analysis*. Academic Press,

London (1985).
53) Higgins, J.P.T., Jackson, D., Barrett, J.K., et al. Consistency and inconsistency in network meta-analysis: Concepts and models for multi-arm studies. *Research Synthesis Methods*, **3**, 98–110 (2012).
54) Higgins, J.P.T. and Thompson, S.G. Quantifying heterogeneity in meta-analysis. *Statistics in Medicine*, **21**, 1539–1558 (2002).
55) Higgins, J.P.T., Thompson, S.G. and Spiegelhalter, D.J. A re-evaluation of random-effects meta-analysis. *Journal of the Royal Statistical Society, Series A*, **172**, 137–159 (2009).
56) Higgins, J.P.T. and Whitehead, A. Borrowing strength from external trials in a meta-analysis. *Statistics in Medicine*, **15**, 2733–2749 (1996).
57) Hillner, B.E. and Smith, T.J. Efficacy and cost effectiveness of adjuvant chemotherapy in women with node-negative breast cancer. *N Engl J Med*, **324**, 160–168 (1991).
58) Hsieh, F.Y. Sample size tables for logistic regression. *Statistics in Medicine*, **8**, 795–802 (1989).
59) Ioannidis, J.P.A., Cappelleri, J.C., and Lau, J. Issues in comparisons between meta-analyses and large trials. *JAMA*, **279**, 1089–1093 (1998).
60) Irwig, L., Macaskill, P., Glasziou, P., et al. Meta-analytic methods for diagnostic test accuracy. *Journal of Clinical Epidemiology*, **48**, 119–130 (1995).
61) Irwig, L., Tosteson, A.N.A., Gatsonis, C., et al. Guidelines for meta-analyses evaluating diagnostic tests. *Annals of Internal Medicine*, **120**, 667–676 (1994).
62) ISIS-2 Collaborative Group. Randomised trial of intravenous streptokinase, oral aspirin, both, or neither among 17,187 cases of suspected acute myocardial infarction: ISIS-2. *Lancet*, **2**, 349–360 (1988).
63) Iyengar, S. and Greenhouse, J.B. Selection models and the file drawer problem. *Stat Sci*, **3**, 109–135 (1988).
64) Jackson, D., Riley, R. and White, I.R. Multivariate meta-analysis: Potential and promise. *Statistics in Medicine*, **30**, 2481–2498 (2011).
65) Jackson, D., White, I.R. and Thompson, S.G. Extending DErSimonian and Larid's methodology to preform multivariate random-effects meta-analyses. *Statistics in Medicine*, **29**, 1282–1297 (2010).
66) Jaeschke, R., Guyatt, G. and Sackett, D.L. Users' guides to the medical literature. *JAMA*, **271**, 389–391 (1994).
67) Jeng, G.T., Scott, J.R. and Burmeister, L.F. A comparison of meta-analytic results using literature vs individual patient data – paternal cell immunization for recurrent miscarriage. *JAMA*, **274**, 830–836 (1995).
68) Jones, M.P., O'Gorman, T.W., Lemke, J.H., et al. A monte carlo investigation of homogeneity tests of the odds ratio under various sample size configurations. *Biometrics*, **45**, 171–181 (1989).
69) Kenward, M.G., Roger, J.H. Small sample inference for fixed effects from restricted maximum likelihood. *Biometrics*, **53**, 983–997 (1997).

70) Lau, J., Antman, E.M., Silva, J.J., *et al.* Cumulative meta-analysis of therapeutic trials for myocardial infarction. *N Engl J Med*, **327**, 248–254 (1992).
71) Lau, J., Ioannidis, J.P.A. and Schmid, C.H. Summing up evidence: One answer is not always enough. *Lancet*, **351**, 123–127 (1998).
72) Law, M.R., Thompson, S.G. and Wald, N.J. Assessing possible hazards of reducing serum cholesterol. *BMJ*, **308**, 373–379 (1994).
73) Leizorovicz, A., Haugh, M.C. and Boissel, J-P. Meta-analysis and multiple publication of clinical trial reports. *Lancet*, **340**, 1102–1103 (1992).
74) Liberati, A., Altman, D.G., Tetzlaff, J., *et al.* The PRISMA Statement for Reporting Systematic Reviews and Meta-Analyses of Studies That Evaluate Health Care Interventions: Explanation and Elaboration. *BMJ*, **339**, b2700 (2009).
75) De Lorgeril, M. Commentary on the clinical management of metabolic syndrome: Why a healthy lifestyle is important. *BMC Medicine*, **10**, 139 (2012).
76) Lu, G. and Ades, A.E. Combination of direct and indirect evidence in mixed treatment comparisons. *Statistics in Medicine*, **23**, 3105–3124 (2004).
77) Lu, G. and Ades, A.E. Assessing evidence inconsistency in mixed treatment comparisons. *Journal of American Statistical Association*, **101**, 447–459 (2006).
78) Lu, G. and Ades, A.E. Modelling between-trial variance structure in mixed treatment comparisons. *Biostatistics*, **10**, 792–805 (2009).
79) Lumley, T. Network meta-analysis for indirect treatment comparisons. *Statistics in Medicine*, **21**, 2313–2324 (2002).
80) Macaskill, P., Walter, S.D. and Irwig, L. A comparison of methods to detect publication bias in meta-analysis. *Statistics in Medicine*, **20**, 641–654 (2001).
81) Mantel, N. and Haenszel, W. Statistical aspects of the analysis of data from retrospective studies of disease. *Journal of the National Cancer Institute*, **22**, 719–748 (1959).
82) McIntosh, M.W. The population risk as an explanatory variable in research synthesis of clinical trials. *Statistics in Medicine*, **15**, 1713–1728 (1996).
83) McIntosh, H.M. and Olliaro, P. Artemisinin derivatives in the treatment of severe malaria (Cochrane Review). In *The Cochrane Library*, Issue 3. Oxford: Update Software (1998).
84) Michaelis, J., Keller, B., Haaf, G., *et al.* Incidence of childhood malignancies in the vicinity of West German nuclear power plants. *Cancer Causes and Control*, **3**, 255–263 (1992).
85) Moher, D., Fortin, P., Jadad, A.R., *et al.* Completeness of reporting of trials published in languages other than English: Implications for conduct and reporting of systematic reviews. *Lancet*, **347**, 363–366 (1996).
86) Morgenstern, H. Uses of ecologic analysis in epidemiologic research. *AJPH*, **72**, 1336–1344 (1982).
87) Moses, L.E., Shapiro, D. and Littenberg, B. Combining independent studies of a diagnostic test into a summary ROC curve: Data-analytic approaches and some additional considerations. *Statistics in Medicine*, **12**, 1293–1316 (1993).

88) Normand, S.L.T. Tutorial in biostatistics meta-analysis: Formulating, evaluating, combining, and reporting. *Statistics in Medicine*, **18**, 321–359 (1999).
89) Nurminen, M. Asymptotic efficiency of general noniterative estimators of common relative risk. *Biometrika*, **68**, 525–530 (1981).
90) Orwin, R. A fail-safe N for effect size in meta-analysis. *J Ed Statist*, **8**, 157–159 (1983).
91) Parmar, M.K.B., Torri, V. and Stewart, L. Extracting summary statistics to perform meta-analyses of the published literature for survival endpoints. *Statistics in Medicine*, **17**, 2815–2834 (1998).
92) Paul, S.R. and Donner, A. A comparison of tests of homogeneity of odds ratios in K 2 * 2 tables. *Statistics in Medicine*, **8**, 1455–1468 (1989).
93) Pearson, K. Report on certain enteric fever inoculation statistics. *BMJ*, **2**, 1243–1246 (1904).
94) Peto, R. and Pike, M.C. Conservatism of the approximation in the logrank test for survival data or tumor incidence data. *Biometrics*, **29**, 579–584 (1973).
95) Pinheiro, J.C. and Bates, D.M. Unconstrained parameterisations for variance – covariance matrices. *Statistics and Computing*, **6**, 289–296 (1996).
96) Raudenbush, S.W. Magnitude of teacher expectancy effects of pupil IQ as a function of the credibility of expectancy induction: A synthesis of findings from 18 experiments. *Journal of Educational Psychology*, **76**, 85–97 (1984).
97) Ravnskov, U. Cholesterol lowering trials in coronary heart disease: Frequency of citation and outcome. *BMJ*, **305**, 15–19 (1992).
98) Riley, R.D., Abrams, K.R., Lambert, P.C., et al. An evaluation of bivariate random-effects meta-analysis for the joint synthesis of two correlated outcomes. *Statistics in Medicine*, **26** (2007).
99) Riley, R.D. Multivariate meta-analysis: The effect of ignoring within-study correlation. *Journal of the Royal Statistical Society, Series A*, **172**, 789–811 (2009).
100) Robins, J., Greenland, S. and Breslow, N.E. A general estimator for the variance of the mantel-haenszel odds ratio. *Am J Epidemiol*, **124**, 719–723 (1986).
101) Rosenthal, R. The file drawer problem and tolerance for null results. *Psychol Bull*, **86**, 638–641 (1979).
102) Rossouw, J.E., Lewis, B. and Rifkind, B.M. The value of lowering cholesterol after myocardial infarction. *N Engl J Med*, **323**, 1112–1119 (1990).
103) Rutter, C.M. and Gatsonis, C.A. A hierarchical regression approach to meta-analysis of diagnostic test accuracy evaluations. *Statistitics in Medicine*, **20**, 2865–2884 (2001).
104) Sackett, D.L., Richardson, W.S., Rosenberg, W., et al. *Evidence-Based Medicine*, Churchill Livingstone, a division of Harcourt Brace and Company Limited (1997).
105) Sato, T. On the variance estimator for the Mantel-Haenszel risk difference(letter). *Biometrics*, **45**, 1323–1324 (1989).
106) Schmid, C.H., Lau, J., McIntosh, M.W., et al. An empirical study of the effect of the control rate as a predictor of treatment efficacy in meta-analysis of clinical

trials. *Statistics in Medicine*, **17**, 1923–1942 (1998).
107) Shapiro, S. Meta-analysis/shmeta-analysis. *Am J Epidemiol*, **140**, 771–778 (1994).
108) Sharp, S.J., Thompson, S.G. and Altman, D.G. The relation between treatment benefit and underlying risk in meta-analysis. *BMJ*, **313**, 735–738 (1996).
109) Shepherd, J., Cobbe, S.M., Ford, I., et al. Prevention of coronary heart disease with pravastatin in men with hypercholesterolemia. West of Scotland Coronary Prevention Study Group. *N Engl J Med*, **333**, 1301–1307 (1995).
110) Simes, R.J. Confronting publication bias: A cohort design for meta-analysis. *Statistics in Medicine*, **6**, 11–29 (1987).
111) Spiegelhalter, D.J., Thomas, A., Best, N., et al. *BUGS: Bayesian Inference Using Gibbs Sampling*, version 0.50. Technical Report, Medical Research Council Biostatistics Unit, Institute of Public Health, Cambridge University (1995).
112) Stern, J.M. and Simes, R.J. Publication bias: Evidence of delayed publication in a cohort study of clinical research projects. *BMJ*, **315**, 640–645 (1997).
113) Stewart, L.A. and Parmar, M.K. Meta-analysis of the literature or of individual patient data: Is there a difference? *Lancet*, **341**, 418–422 (1993).
114) Tandon, S., Tudur-Smith, C., Riley, R.D., et al. A systematic review of p53 as a prognostic factor of survival in squamous cell carcinoma of the four main anatomical subsites of the head and neck. *Cancer Epidemiology, Biomarkers and Prevention*, **19**, 574–587 (2010).
115) Tarone, R.E. On summary estimators of relative risk. *J Chron Dis*, **34**, 463–468 (1981).
116) Taubes, G. Special News Report: Epidmiology faces its limits. *Science*, **269**, 164–169 (1995).
117) The recurrent miscarriage immunotherapy trialists group. Worldwide collaborative observational study and meta-analysis on allogenic leukocyte immunotherapy for recurrent spontaneous abortion. *Am J Reprod Immunol*, **32**, 55–72 (1994).
118) Thompson, S.G. Controversies in meta-analysis: The case of the trials of serum cholesterol reduction. *Statistical Methods in Medical Research*, **2**, 173–192 (1993).
119) Thompson, S.G. Why sourcs of heterogeneity in meta-analysis should be investigated. *BMJ*, **309**, 1351–1355 (1994).
120) Thompson, S.G., Smith, T.C. and Sharp, S.J. Investigating underlying risk as a source of heterogeneity in meta-analysis. *Statistics in Medicine*, **16**, 2741–2758 (1997).
121) Tippett, L.H.C. *The Methods of Statistics*. William & Norgate, London (1931).
122) Tosteson, A.N.A. and Begg, C.B. A general regression methodology for ROC curve estimation. *Medical Decision Making*, **8**, 204–215 (1988).
123) Tramer, M.R., Reynolds, D.J.M., Moore, R.A., et al. Impact of covert duplicate publication on meta-analysis: A case study. *BMJ*, **315**, 635–640 (1997).
124) Tsiatis, A.A. The asymptotic joint distribution of the efficient scores test for the proportional hazards model calculated over time. *Biometrika*, **68**, 311–315 (1981).

125) Tudur, C., Williamson, P.R., Khan, S., *et al.* The value of the aggregate data approach in meta-analysis with time-to-event outcomes. *J R Statist Soc A*, **164**, 357–370 (2001).
126) Turner, R.M., Omar, R.Z., Yang, M., *et al.* A multilevel model framework for meta-analysis of clinical trials with binary outcomes. *Statistics in Medicine*, **19**, 3417–3432 (2000).
127) Walter, S.D. Variation in baseline risk as an explanation of heterogeneity in meta-analysis. *Statistics in Medicine*, **16**, 2883–2900 (1997).
128) White, I.R. Multivariate random-effects meta-analysis. *The Stata Journal*, **9**, 40–56 (2009).
129) White, I.R., Barrett, J.K., Jackson, D., *et al.* Consistency and inconsistency in network meta-analysis: model estimation using multivariate meta-regression. *Research Synthesis Methods*, **3**, 111–125 (2012).
130) Whitehead, A. and Whitehead, J. A general parametric approach to the meta-analysis of randomized clinical trials. *Statistics in Medicine*, **10**, 1665–1677 (1991).
131) Yamaoka, K. and Tango, T. Efficacy of lifestyle education to prevent type 2 diabetes: A meta-analysis of randomized controlled trials. *Diabetes Care*, **28**, 2780–2786 (2005).
132) Yamaoka, K. and Tango, T. Effects of lifestyle modification on metabolic syndrome: a systematic review and meta-analysis. *BMC Medicine*, **10**, 138 (2012).
133) Yusuf, S., Peto, R., Lewis, J., *et al.* Beta blockade during and after myocardial infarction: An overview of the randomized trials. *Progress in Cardiovascular Diseases*, **27**, 335–371 (1985).
134) Woolf, B. On estimating the relationship between blood group and disease. *Annals of Human Genetics*, **19**, 251–253 (1955).
135) 丹後俊郎. 統計モデル入門. 医学統計学シリーズ第 2 巻, 第 9 章 Bayes 推測, 第 10 章 Markov chain Monte Carlo 法. 朝倉書店 (2000).
136) 丹後俊郎, Taeko Becque. ベイジアン統計解析の実際. 医学統計学シリーズ第 9 巻, 朝倉書店 (2011).
137) 山岡和枝, 安達美佐, 渡辺満利子, 丹後俊郎. ライフスタイル改善の実践と評価 — 生活習慣病発症・重症化の予防に向けて. 統計ライブラリー, 朝倉書店 (2015).

索　引

A

absolute difference　55, 236
AD　236
adjust　23
analysis of covariance　17, 163
area under curve　150
AUC　150

B

Bayesian model　52
Bayesian モデル　41, 52, 154, 207
Begg の順位相関　130
between-study variance covariance matrix　172
bias　16
blinding　17
bridging study　160
burn-in sample　116

C

case-control study　21, 22
citation bias　59
closed cohort study　22, 233
coherence　182
cohort study　22
combinability　50, 229
combine　45

compound symmetry　195, 208, 218
conditional logistic regression　58
confound　16
confounding bias　16
confounding factors　16, 67, 121
consistency　182, 184
consistency equation　185
consistency model　188, 208
control group　227
correlation coefficient　104
cost-effectiveness analysis　40
Cox proportional hazard model　17, 102
Cox 比例ハザードモデル　17, 102
cross sectional study　22
cumulative meta-analysis　9
cut-off point　145

D

data augmentation　191
decision making　40
DerSimonian-Laird の方法　41, 78, 83, 87, 93, 98
design-by-treatment interaction　186, 200
direct comparison　184
Duval-Tweedie 法　137

E

EBHP　40

260　　　　　　　　　索　引

EBM　28, 37
EBN　41
effect size　50, 60
Egger の方法　62, 130
epidemiological study　21
ethnic factors　161
evidence　2
evidence-based health policy　40
evidence-based medicine　28, 37
evidence-based nutrition　41
experimental group　227
exposed group　227
extrinsic　161

F

false negative　146
false positive　146
file-drawer problem　133
Fisher の方法　108
fixed-effects model　228
frequentist　52
funnel　60

G

GCP　160
generalized linear model　242
Gibbs sampling　116
GLIM　242

H

hazard ratio　54, 101
heterogeneity　111, 172, 182, 186, 194, 230
homogeneity　228, 229
hyperparameters　113, 232

I

imputation　129

impute　137
imputed value　137
incidence rate study　54, 235
incoherence　182
inconsistency　182, 185
inconsistency model　187, 188, 200, 213
indirect comparison　185
information bias　23
intention-to-treat　17, 122
interim analysis　122
interviewer bias　23
intrinsic　161
inverse normal method　108

L

likelihood ratio for the positive result　147
likelihood ratio of test　38
link function　165, 242
log-rank 検定　102
logistic regression analysis　17

M

Macaskil et al. の回帰法　131
Mantel-Haenszel 検定　241
Mantel-Haenszel の方法　10, 76, 243
Markov chain Monte Carlo　113
masking　17
MCMC 法　113
measure of heterogeneity　51, 231
measurement errors　23
media bias　24
meta-analysis　1
meta-regression analysis　122
minimization　17
mixed treatments comparisons　181
multiple treatments meta-analysis　181
multivariate meta-analysis　171
multivariate meta-regression model　201

N

narrative review 35
negative predictive value 37, 147
network meta-analysis 181
Newton-Raphson 法 112, 239
NNT 20
non-response 23
noninformative prior 113
noninformative prior distribution 232
number needed to treat 20

O

observational study 22
odds ratio 50, 52, 233, 235
open cohort study 22, 54, 235

P

PD 161
Peto の方法 5, 68, 241
pharmacodynamics 161
pharmacokinetics 161
PK 161
placebo 3
pool 45
positive predictive value 37, 147
posteriori distribution 52
prevalence 39
prior distribution 52
PRISMA statement 63
proportion or risk difference 234
proportion or risk ratio 234
publication bias 8, 129

Q

qualitative interaction 50
quantitative interaction 50
QUOROM statement 63

R

random 3
random-effects model 51, 172, 186
randomized controlled trial 14
rate difference 54, 235, 236
rate ratio 54, 235, 236
RCT 5, 14
recall bias 23
receiver operating characteristic curve 38, 149
REML 111, 173, 230
restricted maximum likelihood estimator 111, 173, 230
risk 19
risk difference 20, 52, 233
risk ratio 52, 233
ROC 曲線 38, 149

S

selection bias 16, 23
selective reporting 57
sensitivity 37, 146
sensitivity analysis 6, 122
Simpson のパラドックス 49
specificity 37, 146
standardized difference 55, 236
STD 236
stratified analysis 122
stratified randomization 17
subgroup analysis 122
sufficient statistic 239
summary ROC curve 151
synthesize 45
systematic review 26, 35

T

test for consistency 203
test for heterogeneity 50

test for homogeneity　50
test for homogeneity test for heterogeneity　6
tetrachoric correlation　1
The Cochrane Collaboration　26
Trim-fill アルゴリズム　141
true negative　146
true positive　146

U

unexposed group　227
unstructured model　195, 218, 221

V

variance-based method　73

W

weighted mean　46
within-study correlation coefficient　172
within-study variance covariance matrix　172

ア 行

穴埋め　129

意思決定分析　40
異質性　51, 111, 172, 182, 186, 194, 230, 231
　——の尺度　51, 231
一致性　182, 184
　——の検定　203
　——の等式　185
　——のないモデル　187
　——を仮定したモデル　188, 189, 191, 208, 218
一般化線形モデル　242
陰性尤度比　147
陰性予測値　37, 147

引用バイアス　59

疫学研究　21
エビデンス　2
エフィシェント・スコア　240

横断研究　22
オッズ比　50, 52, 68, 148, 233, 235, 243
オープンコホート　22
重み付き平均　46

カ 行

外因性　161
回答拒否　23
カットオフ値　145, 148
　——の推定値　159
観察研究　22
間接比較　185
感度　37, 146
感度分析　6, 122

偽陰性　146
記述的レビュー　35
逆正規法　108
偽陽性　146
共分散分析　17, 163
曲線下面積　150
均質性　228, 229
　——の検定　6, 50

クローズドコホート　22

ケース・コントロール研究　21, 22
研究間分散共分散行列　172
研究内相関係数　172
研究内分散共分散行列　172

効果の大きさ　50, 60
交互作用　50
　試験デザインと治療との間の——　186, 200

公表バイアス　8, 129
交絡　16
交絡因子　16, 67, 121
　——によるバイアス　16
コクラン共同計画　26
コホート研究　22
根拠
　——に基づく健康政策　40
　——に基づく医療　37

　　サ　行

最小化法　17
サブ・グループ解析　122

事後分布　52
システマティック・レビュー　26, 35
事前分布　52
実験群　227
質的交互作用　50
四分相関係数　1
遮蔽化　17
十分統計量　239
条件付きロジスティック回帰モデル　58
情報バイアス　23
書類引き出し問題　133
真陰性　146
信用区間　43, 113, 116, 118, 158, 159, 212, 226
真陽性　146

正規線形モデル　190
制限付き最尤推定量　111, 173, 230
整合性　182
漸近分散法　73, 81, 86, 229
全数検索　55
選択的に報告する　57
選択バイアス　16, 23

相関係数　104
層別解析　122
層別無作為化　17

測定誤差　23

　　タ　行

対照群　227
対数ハザード比　102, 103, 170, 171, 178, 179
多変量メタ・アナリシス　171, 191
多変量メタ回帰モデル　201

中間解析　122
調整　23
超パラメータ　113, 232
直接比較　184

データの補強　191

統計解析の方法　122
統合　45
統合 ROC 曲線　151, 153, 154, 156, 158
統合可能性　50, 229
等分散・等相関　208, 218
等分散・等相関仮定　213
等分散・等相関モデル　195, 218
特異度　37, 146

　　ナ　行

内因性　161

ネットワーク・メタ・アナリシス　181

　　ハ　行

曝露群　227
ハザード比　54, 101, 170, 171

非曝露群　227
費用効果分析　40
標準化された平均値の差　96, 98
頻度論者　52

不一致性 182, 185
　──を表現したモデル 188, 189, 200, 213
不整合性 182
プラセボ 3
ブリッジング試験 160

平均値
　──の差 55, 89, 90, 93, 236
　──を標準化した差 55, 89, 236
変量モデル 41, 51, 172, 186

報道バイアス 24
母数モデル 41, 228

マ 行

前向き研究 235
　閉じた── 233
　開いた── 54

見かけの差 16
見なし値 137
民族的要因 161

無構造 218
無構造モデル 195, 220, 221
無作為 3
無作為化比較試験 5, 14
無情報事前分布 113, 232

メタ・アナリシス 1
メタ回帰分析 122
メタボリックシンドローム 41
面接バイアス 23

盲検化 17

ヤ 行

薬物動態試験 161
薬物力学動態試験 161

尤度比 38
有病率 39

陽性尤度比 147
陽性予測値 37, 147

ラ 行

ライフスタイル改善 41, 44

リコール・バイアス 23
リスク 19, 52
リスク差 20, 52, 233
リスク比 52, 233
率
　──の差 236, 247
　──の比 236, 247
量的交互作用 50
リンク関数 165

累積メタ・アナリシス 9, 41

連結関数 242

漏斗 60
ロジスティック回帰分析 17, 188

ワ 行

割合
　──の差 234, 246
　──の比 234, 245

著者略歴

丹後 俊郎（たんご としろう）

1950年　北海道に生まれる
1975年　東京工業大学大学院理工学研究科修了
　　　　国立保健医療科学院・技術評価部部長を経て
現　在　医学統計学研究センター長
　　　　医学博士

医学統計学シリーズ 4
新版 メタ・アナリシス入門
エビデンスの統合をめざす統計手法　　　定価はカバーに表示

2002年 4 月 10 日　初版第 1 刷
2014年 7 月 20 日　　第 13 刷
2016年 2 月 20 日　新版第 1 刷
2024年 12 月 25 日　　第 6 刷

著者　丹　後　俊　郎
発行者　朝　倉　誠　造
発行所　株式会社 朝　倉　書　店
　　　　東京都新宿区新小川町 6-29
　　　　郵便番号 162-8707
　　　　電　話 03(3260)0141
　　　　ＦＡＸ 03(3260)0180
　　　　https://www.asakura.co.jp

〈検印省略〉

©2016〈無断複写・転載を禁ず〉　印刷・製本　デジタルパブリッシングサービス

ISBN 978-4-254-12760-7　C 3341　　　Printed in Japan

JCOPY ＜出版者著作権管理機構 委託出版物＞

本書の無断複写は著作権法上での例外を除き禁じられています．複写される場合は，
そのつど事前に，出版者著作権管理機構（電話 03-5244-5088, FAX 03-5244-5089,
e-mail: info@jcopy.or.jp）の許諾を得てください．

好評の事典・辞典・ハンドブック

数学オリンピック事典	野口 廣 監修	B5判 864頁
コンピュータ代数ハンドブック	山本 慎ほか 訳	A5判 1040頁
和算の事典	山司勝則ほか 編	A5判 544頁
朝倉 数学ハンドブック［基礎編］	飯高 茂ほか 編	A5判 816頁
数学定数事典	一松 信 監訳	A5判 608頁
素数全書	和田秀男 監訳	A5判 640頁
数論＜未解決問題＞の事典	金光 滋 訳	A5判 448頁
数理統計学ハンドブック	豊田秀樹 監訳	A5判 784頁
統計データ科学事典	杉山高一ほか 編	B5判 788頁
統計分布ハンドブック（増補版）	蓑谷千凰彦 著	A5判 864頁
複雑系の事典	複雑系の事典編集委員会 編	A5判 448頁
医学統計学ハンドブック	宮原英夫ほか 編	A5判 720頁
応用数理計画ハンドブック	久保幹雄ほか 編	A5判 1376頁
医学統計学の事典	丹後俊郎ほか 編	A5判 472頁
現代物理数学ハンドブック	新井朝雄 著	A5判 736頁
図説ウェーブレット変換ハンドブック	新 誠一ほか 監訳	A5判 408頁
生産管理の事典	圓川隆夫ほか 編	B5判 752頁
サプライ・チェイン最適化ハンドブック	久保幹雄 著	B5判 520頁
計量経済学ハンドブック	蓑谷千凰彦ほか 編	A5判 1048頁
金融工学事典	木島正明ほか 編	A5判 1028頁
応用計量経済学ハンドブック	蓑谷千凰彦ほか 編	A5判 672頁

価格・概要等は小社ホームページをご覧ください．